Martina M. Koller

Statistik für Pflege- und andere Gesundheitsberufe

Martina M. Koller

Statistik

für Pflege- und andere Gesundheitsberufe

3., überarbeitete Auflage

facultas

Martina M. Koller

ist Soziologin mit dem Schwerpunkt quantitative Methoden und Statistik. Neben ihrer Forschungs- und Beratungstätigkeit ist sie Vortragende an der Universität Wien und mehreren Fachhochschulen.

Eine geschlechtergerechte Schreibweise wird in diesem Buch vorwiegend durch die Verwendung der Schreibung mit Stern * realisiert. Ist eine korrekte, alle Endungen berücksichtigende Schreibung auf diese Weise nicht möglich oder erfordert sie Ergänzungen, die den Lesefluss hemmen, so wird – stellvertretend für beide Geschlechter – die männliche Form gewählt.

Bibliografische Information der Deutschen Nationalbibliothek

Die Deutsche Nationalbibliothek verzeichnet diese Publikation in der Deutschen Nationalbibliografie; detaillierte bibliografische Daten sind im Internet über http://dnb.dnb.de abrufbar.

3. Auflage 2022

Facultas Verlag, A-1050 Wien
Umschlagfoto: © WavebreakmediaMicro – fotolia.com
Satz: Martina M. Koller
Druck: Facultas Verlags- und Buchhandels AG
Printed in Austria
ISBN 978-3-7089-2251-5
e-ISBN 978-3-99111-603-5

INHALTSVERZEICHNIS

EINLEITUNG **7**

I. DATENERHEBUNG UND -AUFBEREITUNG

ODER „WIE MAN ZU DATEN KOMMT UND MIT IHNEN UMGEHT" 11

1 DATENERHEBUNG **13**

1.1 STICHPROBENZIEHUNG 13
1.2 BERECHNUNG DER STICHPROBENGRÖẞE 24
1.3 FRAGEBOGENKONSTRUKTION 30
1.4 PRETEST 43

2 DATENEINGABE **47**

2.1 CODIERUNG DER FRAGEN UND ANTWORTEN 47
2.2 DATENEINGABE IN SPSS 49
2.3 EXKURS: BENUTZERDEFINIERTE VOREINSTELLUNGEN IN SPSS 54

3 DATENAUFBEREITUNG UND DATENKONTROLLE **55**

3.1 DATENKONTROLLE 55
3.2 DATENTRANSFORMATION 58
3.3 DATENIMPORT 68
3.4 EXPORT VON SPSS-OUTPUTS 70
3.5 DATENSELEKTION 71

II. DESKRIPTIVE STATISTIK

ODER „WIE BESCHREIBE ICH MEINE STICHPROBE?" 75

4 HÄUFIGKEITSAUSZÄHLUNGEN **77**

4.1 EINFACHE HÄUFIGKEITEN IN SPSS 78
4.2 KREUZTABELLEN 84

5 STATISTISCHE KENNZAHLEN **89**

5.1 LAGEMAẞE 89
5.2 STREUUNGSMAẞE 95
5.3 FORMMAẞE 101
5.4 DARSTELLUNG STATISTISCHER KENNZAHLEN IN SPSS 104

6 GRAFIKEN ... 109
6.1 Allgemeine Hinweise zur Arbeit mit Grafiken ... 109
6.2 Spezielle Grafiken ... 112
6.3 Grafiken in SPSS ... 116
III. SCHLIEẞENDE STATISTIK
ODER „WELCHE ZUSAMMENHÄNGE/UNTERSCHIEDE GELTEN FÜR DIE GRUNDGESAMTHEIT?" ... 121
7 ÜBERBLICK ÜBER DIE WICHTIGSTEN TESTVERFAHREN DER SCHLIEẞENDEN STATISTIK ... 123
8 KONFIDENZINTERVALLE ... 125
8.1 Konfidenzintervall für den Anteilswert ... 127
8.2 Konfidenzintervall für den Mittelwert ... 130
9 DIE LOGIK VON SIGNIFIKANZTESTS ... 134
10 CHI-QUADRAT-TEST ... 139
10.1 Logik des Chi-Quadrat-Tests ... 140
10.2 Beispiel in SPSS ... 147
11 NORMALVERTEILUNGSTESTS ... 152
12 TESTS FÜR GRUPPENVERGLEICHE ... 156
12.1 Vergleichstest für unabhängige Stichproben ... 157
12.2 Vergleichstests für abhängige Stichproben ... 174
12.3 Vergleichstests für mehr als zwei Gruppen ... 186
13 KORRELATIONSANALYSE ... 208
13.1 Korrelation nach Pearson ... 208
13.2 Korrelation nach Spearman ... 218
14 LINEARE REGRESSION ... 223
15 AUSBLICK ... 238
IV. ANHANG ... 241
16 LITERATURVERZEICHNIS ... 242
17 ABBILDUNGSVERZEICHNIS ... 244
18 TABELLENVERZEICHNIS ... 248
19 STICHWORTVERZEICHNIS ... 250

Einleitung

Dieses Buch richtet sich an Personen, die im Gesundheitsbereich tätig sind, aber auch an jene, die ein besonderes Interesse an Forschung im Gesundheitswesen haben. Statistik, beziehungsweise quantitative Forschung im Allgemeinen, ist neben der qualitativen Forschung eine wesentliche Möglichkeit, Pflege- und Gesundheitswissen weiterzuentwickeln (Mayer, 2019). Die Kenntnis von statistischen Methoden ist dabei nicht nur · die Gesundheits- oder Pflegeforschung von Relevanz, sondern auch für den Alltag Pflegekräften oder Menschen in anderen Gesundheitsberufen. Das Studium von ratur, das ein wichtiger Teil der regelmäßigen Fortbildung ist, erfordert ein Ver- s statistischer Begriffe, um Ergebnisse richtig interpretieren zu können. Daher Kenntnisse in diesem Bereich ein wesentlicher Faktor, der zu einer Professionalisie- der Pflege im Speziellen und im Gesundheitswesen im Allgemeinen beitragen wig, 2009).

k" kann man als ein Bündel von Werkzeugen bezeichnen, das dann verwendet venn es darum geht, quantitatives Datenmaterial zu analysieren. Das bedeutet, statistische Verfahren im Rahmen des quantitativen Forschungsprozesses an jener e stehen, an der die Datenerhebung abgeschlossen ist und die vorliegenden Daten sgewertet bzw. interpretiert werden müssen.

Allerdings täuscht diese Verortung der Statistik am Ende des Forschungsprozesses darüber hinweg, dass vom Beginn jeder Studie an die statistischen Auswertungsmöglichkeiten mitbedacht werden müssen. Schon bei der Formulierung von Forschungsfragen und Hypothesen sollte beachtet werden, ob diese später auch mithilfe von statistischen Verfahren untersucht werden können. Vor allem aber bei der Konstruktion von quantitativen Erhebungsinstrumenten (z. B. Fragebogen) sind Kenntnisse der Grundlagen der Statistik ungemein wichtig. Denn liegen die Daten erst einmal vor, bestimmen sie, welche statistischen Verfahren durchgeführt werden können und welche aufgrund der Datenqualität ausscheiden. Überlegungen zu den statistischen Verfahren sind daher schon bei der Fragebogenkonstruktion ungemein wichtig.

Es handelt sich beim vorliegenden Buch um ein Manual, also um ein Handbuch. Diesen Anspruch möchte ich auch zu erfüllen versuchen, indem der Leserin und dem Leser das Handwerkszeug geliefert werden soll, um mit statistischen Verfahren sinnvoll umgehen zu können. Der Bereich der „Statistik" ist ein unglaublich weites Feld, in dem schon viele Autor*innen umfassende Bücher geschrieben haben. Trotzdem oder mitunter auch gerade deswegen löst das Wort „Statistik" bei vielen häufig ein Gefühl der Skepsis oder Unsicherheit aus. Dies hat möglicherweise auch damit zu tun, dass die Basis für statistische Verfahren mathematische Vorgänge sind, die oft als sehr komplex und unverständlich empfunden werden. Ich unternehme daher den Versuch, die Statistik von dem abstrakten, mathematischen Niveau, auf dem sie sich oft bewegt, herunterzubre-

Das Buch gliedert sich in folgende Hauptkapitel:

1) Datenerhebung und -aufbereitung

Obwohl das Hauptaugenmerk des Buches auf statistischen Auswertungsmethoden liegt, sollen dennoch einige Schritte, die im Vorfeld einer Untersuchung zu setzen sind, überblicksmäßig dargestellt werden. Dazu zählen wichtige Regeln für die Fragebogenkonstruktion, die Bedeutung des Pretests, die Berechnung der Stichprobengröße oder das Datenmanagement. Der Grund dafür liegt darin, dass statistische Methoden zwar ein breites Spektrum an Möglichkeiten liefern, um mit Daten zu arbeiten, dass es dazu allerdings notwendig ist, dass die Datenqualität auch entsprechend gegeben ist, was durch die methodisch adäquate Vorarbeit sichergestellt werden kann.

2) Deskriptive Statistik

Das zweite Hauptkapitel beschäftigt sich mit den verschiedenen Methoden der beschreibenden Statistik. Hierbei geht es darum, die Ergebnisse in der gezogenen Stichprobe möglichst übersichtlich, z. B. in Form von Tabellen oder Grafiken, darzustellen. Weiters werden verschiedene statistische Kennzahlen, wie z. B. Mittelwert, Median, Standardabweichung etc. vorgestellt, die für die gezielte Beschreibung von erhobenen Daten verwendet werden können.

3) Schließende Statistik

Der Bereich der schließenden Statistik, oder auch Inferenzstatistik genannt, befasst sich mit statistischen Verfahren, die es ermöglichen, von Ergebnissen in der Stichprobe Schlüsse auf die Population zu ziehen bzw. die vor Beginn der Analyse aufgestellten wissenschaftlichen Hypothesen zu überprüfen. Hier ist das Konzept der Signifikanz zentral, das sich in allen vorgestellten Tests, wie z. B. im Chi-Quadrat-Test, im T-Test, in der Regression etc. wiederfinden wird.

I. Datenerhebung und -aufbereitung

oder „Wie man zu Daten kommt
und mit ihnen umgeht"

1 DATENERHEBUNG

Am Beginn eines Forschungsprojektes steht die wesentliche Frage: „Was möchte ich eigentlich wissen bzw. herausfinden?" Das klingt zwar zunächst banal, ist aber sehr häufig mit einem intensiven Prozess verbunden. Im Rahmen dieses Entwicklungsschrittes wird man sich in den meisten Fällen auch Gedanken darüber machen, auf welche Art und Weise man Antworten darauf finden kann, was von Interesse ist. Je nachdem, worum es in der Forschungsfrage geht, wird man sich für ein quantitatives oder qualitatives[1] methodisches Vorgehen entscheiden. Fällt die Entscheidung auf ein quantitatives Vorgehen, wird man zwangsläufig mit statistischen Methoden in Berührung kommen, da sie das Werkzeug darstellen, um aufgestellte Hypothesen zu überprüfen.

Der Titel dieses Buches lässt vermuten, dass es sich ausschließlich mit statistischen Auswertungsmethoden beschäftigt. Allerdings können statistische Verfahren nur so weit angewandt werden, wie die entsprechende Arbeit davor dies zulässt. So müssen etwa die Fragen in einem Fragebogen so gestellt sein, dass sie auch dabei helfen, die Forschungsfragen zu beantworten, bzw. müssen die Fragen das entsprechende Datenniveau vorweisen, damit bestimmte statistische Verfahren möglich sind. Daher ist es unglaublich wichtig, schon lange vor der eigentlichen Datenauswertung, nämlich von Beginn eines Forschungsprojektes an, die statistischen Möglichkeiten im Hinterkopf zu haben. Denn wurden die Daten bereits in einer – statistisch betrachtet – unzureichenden Art und Weise erfasst, ist es häufig zu spät, die Datenqualität noch zu verbessern. Daher sollen im Folgenden einige wesentliche Schritte beschrieben werden, die im Hinblick auf die statistische Analyse der späteren Daten durchgeführt werden sollten. Diese Arbeitsschritte sind die Stichprobenziehung, die Fragebogenkonstruktion und der Pretest.

1.1 Stichprobenziehung

Ein wesentlicher Schritt, der im Rahmen einer wissenschaftlichen Studie getan werden muss, ist die genaue Definition der sogenannten Grundgesamtheit (englisch *population*). Darunter versteht man alle Elemente, für die eine Forschungsfrage beantwortet werden soll. „Elemente" sind dabei in der Pflege- oder Gesundheitsforschung meist Personen, können aber auch z. B. Zeitungsartikel, Ausschnitte aus der Pflegedokumentation etc. sein. Die Grundgesamtheit ist also jene Gruppe von Personen, die hinsichtlich eines bestimmten Sachverhaltes beschrieben wird. Die Größe dieser Grundgesamtheit kann dabei sehr stark variieren, ausschlaggebend für den weiteren Forschungsweg ist unabhängig davon aber die exakte Definition. So kann z. B. festgelegt werden, dass die

[1] Im Rahmen des quantitativen Forschungsparadigmas wird mithilfe von verschiedenen Erhebungs- und Auswertungsmethoden versucht, Sachverhalte in Form von Zahlenmaterial messbar zu machen. Das qualitative Paradigma kommt hingegen dann zur Anwendung, wenn es darum geht, das Erleben von Phänomenen zu erforschen.

Population alle Patient*innen eines Krankenhauses im Jahr 2022 umfasst; genauso gut ist es aber auch möglich, alle Österreicher*innen ab 16 Jahren im Jahr 2022 als Grundgesamtheit zu definieren.

Der Optimalfall wäre in weiterer Folge, alle Elemente, die zur Grundgesamtheit zählen, auch in die Datenerhebung einzubeziehen, da man dadurch sehr genaue Ergebnisse erzielen würde, die ein exaktes Abbild der Population darstellen. Man müsste sich bei einer solchen Vollerhebung außerdem keine Gedanken über die Repräsentativität oder Hochrechnungen anhand der Ergebnisse machen.

Eine Vollerhebung kann allerdings nur in den seltensten Fällen erreicht werden. Eine erste Einschränkung auf dem Weg dazu ergibt sich in der Pflege- und Gesundheitsforschung häufig dadurch, dass die sogenannte Zielpopulation nicht mit der erreichbaren Population übereinstimmt. Die Zielpopulation sind alle Elemente, an denen man in einem Projekt interessiert ist. Die erreichbare Population hingegen sind jene Fälle, die für die Forschenden auch tatsächlich erreichbar sind. (Bartholomeyczik et al., 2008)

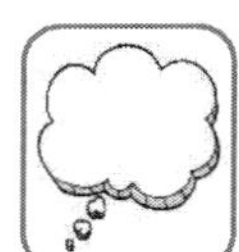

Sie möchten erforschen, wie hoch die Symptombelastung von Menschen mit einer Brustkrebserkrankung ist.

Zielpopulation: *an Brustkrebs erkrankte Menschen in Wien*

erreichbare Population: *Brustkrebs-Patient*innen, die in Krankenhäusern, Arztpraxen etc. in Wien behandelt werden.*

Es lassen sich aber auch noch weitere Gründe anführen, aus denen es in den meisten Fällen nicht möglich ist, im Rahmen einer wissenschaftlichen Untersuchung alle Personen der Grundgesamtheit zu erfassen (Bortz & Döring, 2016):

- eine **unendlich große** Grundgesamtheit (z. B. Vorkommen des Themas Gesundheit in allen täglich neu erscheinenden österreichischen Zeitungen und Zeitschriften)
- eine Grundgesamtheit, deren Elemente **nur teilweise bekannt** sind (z. B. der Gesundheitszustand aller spielsüchtigen Jugendlichen in Österreich)
- eine Grundgesamtheit, bei deren vollständiger Untersuchung die Personen zu stark **belastet** wären[2] (z. B. Untersuchung von Eltern, deren Kind an Krebs verstorben ist)
- eine Grundgesamtheit deren Untersuchung was Zeit, Kosten, Personal etc. betrifft **zu aufwändig** wäre (z. B. Zufriedenheit aller Patient*innen in österreichischen Krankenhäusern mit Pflege und medizinischer Betreuung)

[2] Zu ethischen Überlegungen in der Pflegeforschung finden Sie z. B. mehr in Mayer, 2019.

Treffen all diese Ausschlussgründe für eine Vollerhebung nicht zu und kann im Rahmen eines Forschungsprojektes eine solche angedacht werden (z. B. bei kleinen, begrenzten, vollständig bekannten Populationen, wie z. B. den Mitarbeiter*innen eines Krankenhauses), muss aber auch mit sogenannten Non-Response-Ausfällen gerechnet werden. Es wird immer Personen geben, die beim Versuch einer Vollerhebung nicht an einer Befragung teilnehmen möchten, was die Aussagekraft der erhobenen Daten deutlich schmälern kann.[3]

Da in den meisten Fällen keine Vollerhebung möglich ist, muss in vielen Forschungsprojekten auf eine Stichprobe zurückgegriffen werden. Es handelt sich dabei um eine Teilmenge der Grundgesamtheit, die erfasst wird. Untersuchungen in Form von Stichproben ermöglichen meist mit weniger Aufwand als bei Vollerhebungen detaillierte Messungen von vielen Merkmalen. Außerdem kommt hinzu, dass Merkmale, die einem starken zeitlichen Wandel unterliegen, in Form von Vollerhebungen so gut wie nicht erfassbar wären. Bei genauer Planung ist daher der Einsatz von Stichproben ein ideales Werkzeug, um eine ähnliche Präzision wie bei einer Vollerhebung zu erreichen. Der amerikanische Statistiker Andy Field vergleicht die Stichprobenziehung im Verhältnis zu einer Vollerhebung mit der Arbeit von Baumeister*innen (Field, 2018): Bevor zum Beispiel eine Brücke über einen Fluss tatsächlich gebaut wird, fertigen Baumeister*innnen ein kleines Modell aus Papier an, um einen Eindruck davon zu bekommen, wie die Brücke später in der Realität aussehen könnte. Ebenso verhält es sich auch mit einer Stichprobe. Verfügt man über eine gute Stichprobe, kann man auch seriöse Aussagen über die Grundgesamtheit machen, ohne eine Vollerhebung zu benötigen.

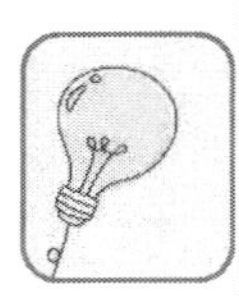

Grundgesamtheit (population)	Personen, über die eine Aussage gemacht werden soll
Vollerhebung	Untersuchung aller Personen der Grundgesamtheit
Stichprobe (sample)	Teilmenge der Grundgesamtheit, die befragt wird

Nun stellt sich allerdings die Frage, nach welchen Kriterien eine Stichprobe gezogen werden soll, um von einer „guten Stichprobe" sprechen zu können. Dieses Ziel kann dadurch erreicht werden, wenn die Stichprobe die Grundgesamtheit in möglichst vielen Aspekten gut widerspiegelt, also ein Miniaturbild der Population ist. Ist diese Bedingung erfüllt, spricht man von einer repräsentativen Stichprobe und hat die Möglichkeit, Rückschlüsse auf die Grundgesamtheit zu ziehen, wie die Abbildung unten zeigt.

[3] Mehr zum Thema Non-Response siehe auch im folgenden Kapitel (1.1.1) zum Thema Zufallsstichproben.

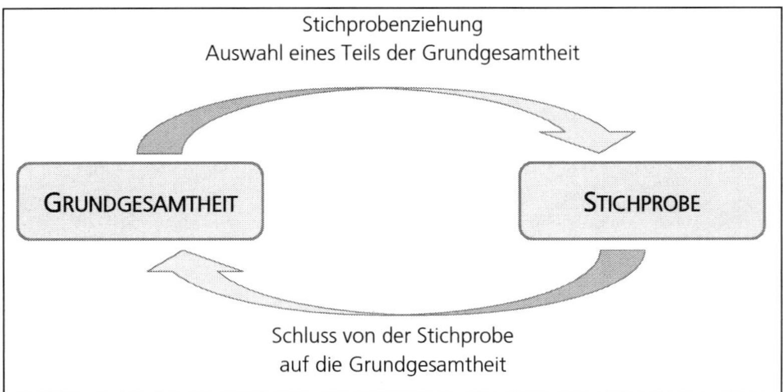

Abb. 1: Zusammenhang zwischen Grundgesamtheit und Stichprobe

Das Konzept der Repräsentativität wird vor allem in den Medien häufig dazu verwendet, die Bedeutsamkeit und Vertrauenswürdigkeit einer Studie zu untermauern. Oft liegt dabei auch der Irrtum vor, dass eine besonders große Stichprobe die Grundgesamtheit sehr gut repräsentiert. Hier ist es allerdings sehr wichtig, festzuhalten, dass sich im Falle einer verzerrten, nicht repräsentativen Auswahl mit der Größe der Stichprobe auch der Fehler vergrößert, den man macht. (Bortz & Döring, 2016)

Angenommen, Sie stellen sich an einem beliebigen Wochentag auf eine Einkaufsstraße und befragen so viele Personen wie möglich bezüglich Ihres Ernährungsverhaltens. Sie erhalten auf diese Weise sehr verzerrte Ergebnisse, da die Personen, die Sie dort antreffen, nicht repräsentativ für die österreichische Bevölkerung sind. Die Verzerrung wird umso größer, je mehr Personen Sie befragen.

Angenommen, Sie würden zufällig ausgewählte Personen aus dem Telefonbuch anrufen und sie nach ihrem Ernährungsverhalten befragen. Je mehr Personen Sie anrufen, desto genauer wird die Aussage, die Sie treffen.

Die absolute Repräsentativität der Stichprobe ist in der Praxis äußerst schwer zu erreichen, dementsprechende Aussagen, z. B. in Zeitungsberichten, sollten daher immer bewusst hinterfragt werden. Die beste Möglichkeit, die größtmögliche Repräsentativität einer Stichprobe zu erzielen, ist dann gegeben, wenn es sich um eine zufällig gezogene Auswahl handelt. Nur dann ist auch ein Schluss von der Stichprobe auf die Grundgesamtheit möglich. Daher wird in der Folge zwischen Varianten der Zufallsstichprobe und bewussten Auswahlverfahren unterschieden. Obwohl in der Statistik Zufallsstichproben aufgrund ihrer größeren Aussagekraft für die Grundgesamtheit einen höheren Stellenwert haben, sind in der Pflege- und Gesundheitsforschung bewusst gezogene Stichproben auch von hoher Relevanz, da sehr häufig die Voraussetzungen fehlen, um Personen zufällig auswählen zu können.

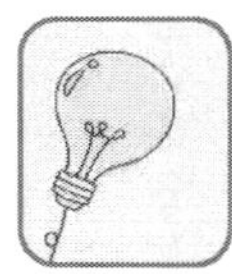

Zufallsstichprobe	alle Elemente haben die gleiche bzw. eine bekannte Chance, ausgewählt zu werden
Bewusste Auswahl	unbekannte Wahrscheinlichkeit, ausgewählt zu werden

1.1.1 Zufallsstichproben

Von Zufallsstichproben oder probabilistischen Stichproben spricht man dann, wenn die Wahrscheinlichkeit, in die Stichprobe zu kommen, bei allen Personen gleich hoch bzw. bekannt ist.

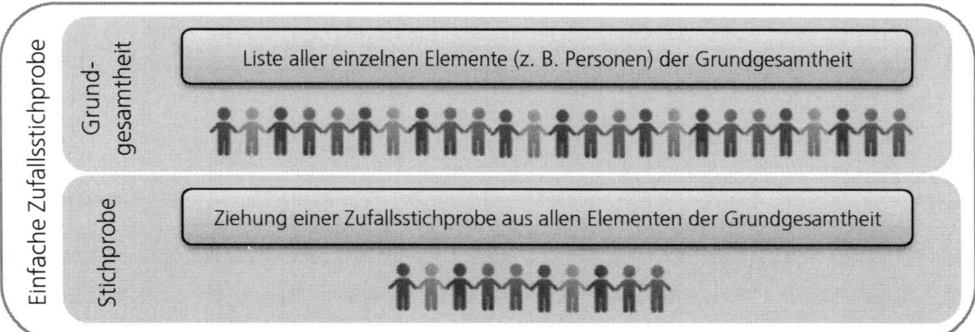

Abb. 2: Einfache Zufallsstichprobe

Die Idealform der Stichprobe im Sinne der Repräsentativität stellt die *einfache Zufallsstichprobe (random sample)* dar. Um eine solche Stichprobe ziehen zu können, ist es notwendig, eine Liste zu haben, die alle Elemente der Grundgesamtheit enthält. Das bedeutet, dass jede Person der Grundgesamtheit bekannt sein muss. Durch eine solche Auflistung aller Personen erhält jeder und jede die gleiche Chance, in die Stichprobe aufgenommen zu werden. Es entscheidet rein der Zufall, wer für die Stichprobe ausgewählt wird. Dies kann z. B. so vonstattengehen, dass die Personen jeweils eine Nummer erhalten und anschließend mittels Zufallszahlen ausgewählt werden. Eine mathematisch gesehen etwas weniger zufällige, aber dennoch häufig verwendete Variante ist es, aus der Gesamtliste z. B. jede hundertste Person auszuwählen. In diesem Fall spricht man dann von einer systematisch gebildeten Stichprobe.

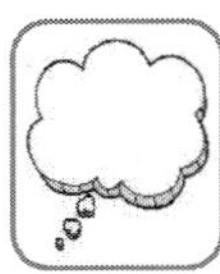

Sie wollen eine Befragung zum Thema Zukunftsvorstellungen für die Ausbildung zu Gesundheits- und Krankenpflegepersonal durchführen. Dazu sollen Vortragende in diesem Bereich an österreichischen Fachhochschulen befragt werden. Erhalten Sie eine Liste aller in Österreich in der Lehre Tätigen, können daraus zufällig 200 Personen ausgewählt werden.

Diese Beschreibung macht bereits deutlich, dass es in den seltensten Fällen – vor allem in der Pflege- und Gesundheitsforschung – möglich ist, eine reine, einfache Zufallsstichprobe zu ziehen, da so gut wie nie alle potenziellen Untersuchungsobjekte bekannt sind und damit auch nicht alle Personen die gleiche Wahrscheinlichkeit haben, in die Stichprobe zu fallen.

Außerdem wird man in der Praxis häufig mit dem Problem konfrontiert, dass man zwar versucht, eine möglichst saubere Zufallsstichprobe zu ziehen, es dann aber Personen gibt, die sich nicht an einer Befragung beteiligen. Hierbei unterscheidet man zwischen systematischen und unsystematischen Ausfällen (Schumann, 2019). Bei jeder Befragung werden einzelnen Personen nicht erreicht, weil z. B. die falsche Postadresse verwendet wurde oder ein anderer technischer Fehler vorliegt. Diese unsystematischen Ausfälle können als stichprobenneutral gesehen werden und werden das Untersuchungsergebnis kaum beeinflussen. Verzerrend auf das Ergebnis können hingegen systematische Ausfälle wirken. Studien haben z. B. eine Tendenz gezeigt, dass sich Personen, die freiwillig an Untersuchungen teilnehmen, in einigen Merkmalen von der Gesamtbevölkerung unterscheiden (z. B. höhere Bildung, höherer sozialer Status, mehr Frauen) (Bortz & Döring, 2016). Außerdem kann auch das Interesse am Thema beeinflussen, welche Personen sich häufiger an einer Befragung beteiligen.

Neben der oben beschriebenen einfachen Zufallsstichprobe, die außer in der Meinungsforschung nur in den seltensten Fällen verwendet werden kann, gibt es noch weitere Möglichkeiten, sich einer zufälligen Auswahl von Personen anzunähern.

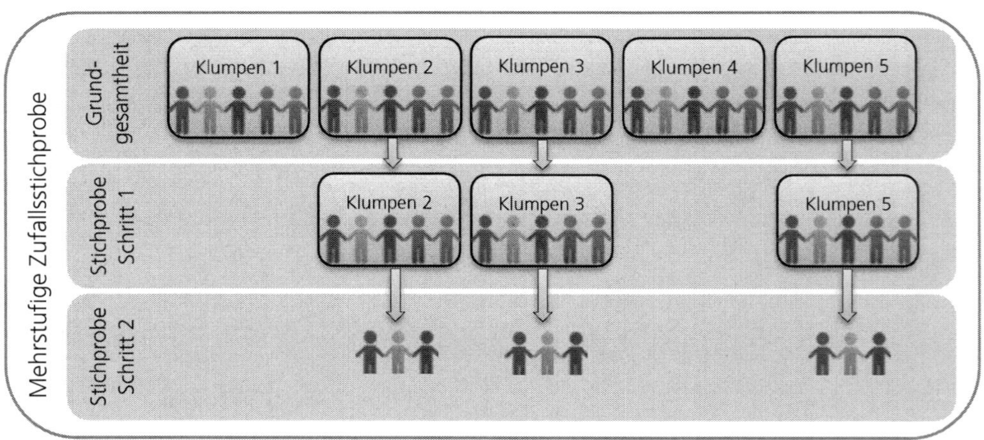

Abb. 3: Mehrstufige Zufallsstichprobe

In der Praxis eignet sich als Technik der Stichprobenziehung häufig die *mehrstufige Zufallsstichprobe (multi-level probability sample).* Diese kann dann verwendet werden, wenn aufgrund des Fehlens einer Liste aller Untersuchungselemente keine einfache Zufallsstichprobe gezogen werden kann. Als Voraussetzung muss die Annahme gelten, dass die Grundgesamtheit in Untergruppen unterteilt werden kann, in denen Personen zusammengefasst werden können. Diese Stichprobenziehung verläuft so, dass in mehreren Stufen Zufallsauswahlen getroffen werden. Das heißt, dass in einem ersten Schritt nicht einzelne Personen, sondern Gruppen von Personen (*Klumpen* oder englisch *cluster*) zufällig ausgewählt werden. Das können z. B. Krankenhäuser, Pflegeheime, Schulen, Bundesländer etc. sein. In einem zweiten Schritt werden dann aus den gewählten Klumpen zufällig Personen ausgewählt. So erfolgt eine Annäherung der zufälligen Auswahl einzelner Personen, auch wenn diese zu Beginn nicht bekannt sind.

Man könnte diese zweistufige Vorgehensweise auch auf ein drei- oder mehrstufiges Schema erweitern, indem nach der ersten zufälligen Auswahl von Klumpen nicht direkt Personen gezogen werden, sondern noch einmal Gruppen von Personen. Außerdem ist es möglich, bei einer mehrstufigen Stichprobenziehung bei der zufälligen Auswahl von Klumpen zu bleiben und nicht auf Ebene der einzelnen Personen auszuwählen.

*Das Ziel einer Untersuchung sei die Befragung von Schüler*innen hinsichtlich der Unterstützung von kranken Familienmitgliedern. Eine zweistufige Stichprobenziehung würde in diesem Fall bedeuten, dass Sie zunächst zufällig eine gewisse Anzahl von Schulen auswählen und in diesen gewählten Schulen dann zufällig eine gewisse Anzahl von Schüler*innen.*

*Eine Erweiterung auf eine dreistufige Stichprobenziehung würde bedeuten, dass zunächst Schulen zufällig ausgewählt werden, anschließend eine bestimmte Anzahl von Schulklassen, und im dritten Schritt eine Zufallsauswahl von Schüler*innen erfolgt.*

Von einer *Klumpenstichprobe (cluster sample)* spricht man dann, wenn aus der Grundgesamtheit nicht einzelne Personen, sondern Teilgruppen der Population (sogenannte *Klumpen*) zufällig ausgewählt und vollständig erfasst werden. Diese Stichprobe ist also ein Spezialfall der mehrstufigen Zufallsauswahl, da lediglich der erste Schritt der dort beschriebenen Auswahl erfolgt.

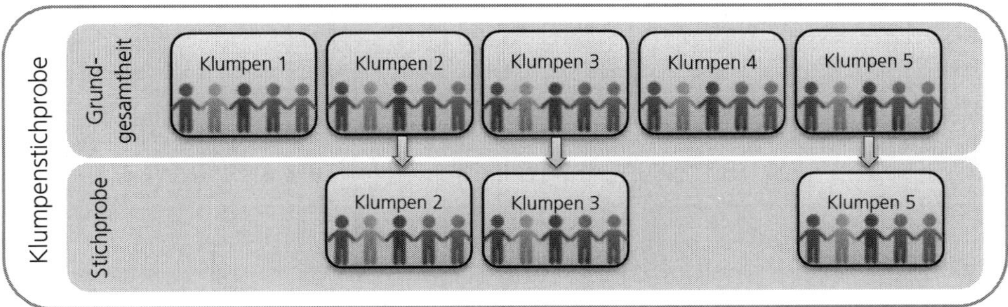

Abb. 4: Klumpenstichprobe

Eine Klumpenstichprobe ist meist deutlich einfacher umzusetzen als eine einfache Zufallsstichprobe, da nicht einzelne potenzielle Proband*innen bekannt sein müssen, sondern nur die größeren Untersuchungseinheiten, wie z. B. Krankenhäuser, Schulen oder auch Arztpraxen. Es ist hierbei nur wichtig, sicherzustellen, dass jede Person nur einem Klumpen angehört und jeder Klumpen die gleiche Wahrscheinlichkeit hat, gezogen zu werden.

*Für die Untersuchung von kognitiven Beeinträchtigungen von Betreuten in Pflegeheimen in Österreich wählen Sie zufällig 20 Pflegeheime in ganz Österreich aus und erheben die kognitive Leistungsfähigkeit aller Bewohner*innen in diesen Einrichtungen.*

Eine letzte Art der Zufallsstichprobe ist die *geschichtete Stichprobe* (*stratified sample*). Die Vorgehensweise sieht in diesem Fall vor, die Grundgesamtheit in Teilpopulationen (sogenannte *Schichten*) zu unterteilen, von denen man annimmt, dass sie etwas mit dem untersuchten Thema zu tun haben. Aus jeder der gebildeten Schichten wird eine zufällige Stichprobe an Personen gezogen und zu einer gemeinsamen Stichprobe zusammengefasst. Diese Art der Stichprobenziehung kann auch dann eingesetzt werden, wenn unterschiedliche Gruppen der Grundgesamtheit unterschiedlich stark in die Stichprobe einfließen sollen.

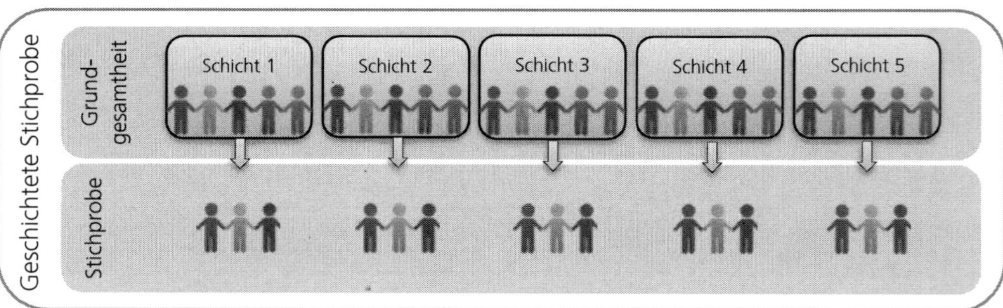

Abb. 5: Geschichtete Stichprobe

Schichtungsmerkmale können einerseits soziodemografische Merkmale wie Alter, Geschlecht oder Bildung sein. Personen können aber auch nach Merkmalen in Schichten eingeteilt werden, die für das zu untersuchende Thema eine besondere Relevanz haben (z. B. Pflegegeldstufen, Erkrankungen etc.)

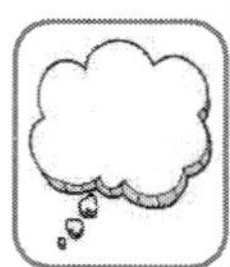

*Man möchte untersuchen, durch welche Personen aus dem privaten Umfeld Pflegegeldbezieher*innen in Österreich unterstützt werden. Dabei ist es für die Untersuchung relevant, dass aus allen Pflegegeldstufen ausreichend Personen bei der Befragung erfasst werden. Daher werden die Pflegegeldstufen als Schichten verwendet und aus jeder Schicht eine zufällige Auswahl an Pflegegeldbezieher*innen gezogen, die den Fragebogen dann an Angehörige weitergeben sollen.*

1.1.2 Bewusste Auswahl

In der Praxis, vor allem im Gesundheitsbereich, ist es sehr häufig nicht möglich, eine der zuvor beschriebenen Arten von Zufallsstichproben zu ziehen. Das liegt daran, dass man sehr oft z. B. Menschen mit speziellen Krankheiten befragen möchte, von denen man keine vollständigen Listen besitzt. Die folgenden Nicht-Zufallsstichproben stellen daher sehr häufig angewandte Möglichkeiten der Auswahl von Untersuchungsteilnehmer*innen dar. Natürlich muss man sich dabei bewusst sein, dass diese Stichproben weniger repräsentativ sind als Zufallsstichproben, also mehr von der Grundgesamtheit abweichen können. Außerdem ist es streng genommen nicht möglich, mit Stichproben dieser Art Schlüsse auf die Grundgesamtheit zu ziehen. Geht es allerdings ohnehin nur darum, zu beschreiben, wie verschiedene Aspekte in der Stichprobe verteilt sind, sind auch solche Stichprobentechniken von großem Nutzen (Schumann, 2019).

Die Tatsache, dass einfache Zufallsstichproben nur sehr schwer zu erreichen sind, bedeutet allerdings nicht, dass dadurch auch die Möglichkeit vollkommen verloren geht, Schlüsse von der Stichprobe auf die Grundgesamtheit zu ziehen. Ist keine Zufallsstichprobe gegeben, können die mathematischen Berechnungen trotzdem durchgeführt werden. Entscheidend ist aber die inhaltliche Überlegung, was aus den Ergebnissen geschlossen werden kann. Es muss dann überlegt werden, für welche Zielgruppe auch die Ergebnisse einer nicht zufällig gezogenen Stichprobe aussagekräftig sein könnten (Bortz & Döring, 2016).

Im Folgenden sollen drei verschiedene Arten von bewussten Erhebungen beschrieben werden:

Von einer *Gelegenheitserhebung* oder Ad-hoc-Stichprobe spricht man dann, wenn Personen ausgewählt werden, die im Moment gerade gut erreichbar bzw. leicht zugänglich sind. Häufig wird diese Erhebung in den Bereich der Zufallsstichprobe eingereiht, weil ja zufällig jene Personen befragt werden, die gerade da sind (Bortz & Döring, 2016), allerdings vergisst man dabei jene Personen, die eben gerade nicht anwesend sind. Auch diese sollten die gleichen Chancen haben, in die Stichprobe aufgenommen zu werden.

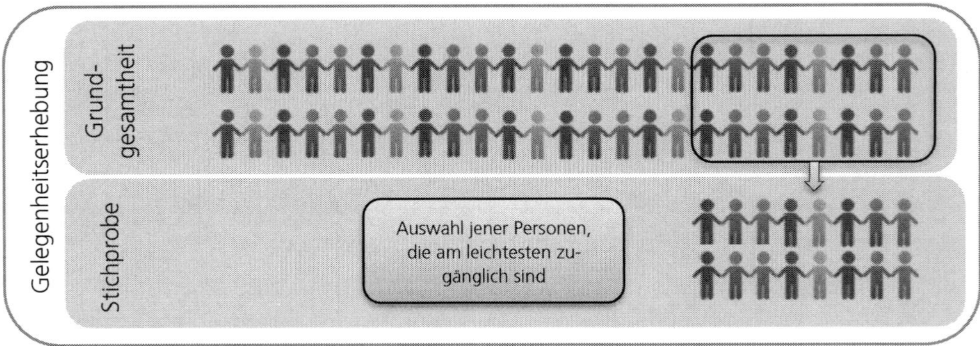

Abb. 6: Gelegenheitserhebung

Diese Stichprobenart ist in der Pflegeforschung sehr beliebt, da sie leicht zu handhaben und auch mit nur sehr geringen Kenntnissen der Grundgesamtheit anzuwenden ist (Mayer, 2019). Außerdem erleichtert diese Vorgehensweise den Zugang zu sehr speziellen Befragtengruppen, über die noch wenig bekannt ist.

*Sie wollen eine Untersuchung über die Bedürfnisse Angehöriger von Patient*innen mit einer Krebsdiagnose durchführen. Sie wählen für Ihre Befragung die nächsten 100 Angehörigen aus, die Sie auf der onkologischen Station eines Krankenhauses antreffen.*

Ein ähnliches Ziel verfolgt auch die *theoretische Stichprobe* oder gezielte Auswahl. Hier geht es allerdings noch stärker darum, besondere Gruppen von Personen mit einer Befragung zu erreichen, die möglicherweise auch nicht so leicht in öffentlichen Einrichtungen wie Krankenhäusern anzutreffen sind. Man sucht also ganz gezielt nach Personen, die zur Fragestellung der Untersuchung passen bzw. vielleicht auch eine sehr ungewöhnliche Gruppe repräsentieren. Diese Art der Stichprobenziehung findet sich auch sehr stark in der qualitativen Forschung.

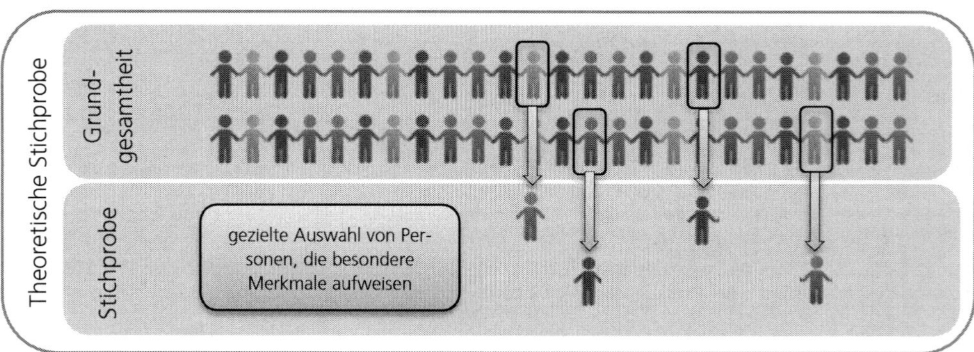

Abb. 7: Theoretische Stichprobe

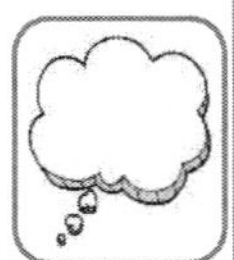

Man möchte eine Studie über ehemalige pflegende Kinder durchführen, die einen kranken Elternteil unterstützt haben. Dabei ist es nicht möglich, eine Zufallsstichprobe zu ziehen, da die Gesamtheit der pflegenden Kinder nicht erfasst ist. Eine gezielte Auswahl hingegen ermöglicht es, bewusst nach Personen zu suchen, die den gewünschten Kriterien entsprechen.

Bei einer *Quotenstichprobe* schließlich wählt man Personen nach zuvor festgesetzten Quoten aus. Es wird also vor Beginn der Stichprobenziehung festgelegt, wie sich die Personen bezüglich verschiedener Parameter wie z. B. Alter, Geschlecht etc. zusammensetzen sollen. Damit ist sichergestellt, dass gewisse Merkmale in der Stichprobe im gewünschten Ausmaß vorhanden sind. Dazu ist es allerdings notwendig, die Verteilung der Merkmale in der Grundgesamtheit, die man gerne abbilden möchte, zu kennen. Das Ziel kann aber auch darin bestehen, ein Merkmal gleichmäßig in der Stichprobe zu erfassen, unabhängig davon, wie es in der Grundgesamtheit verteilt ist.

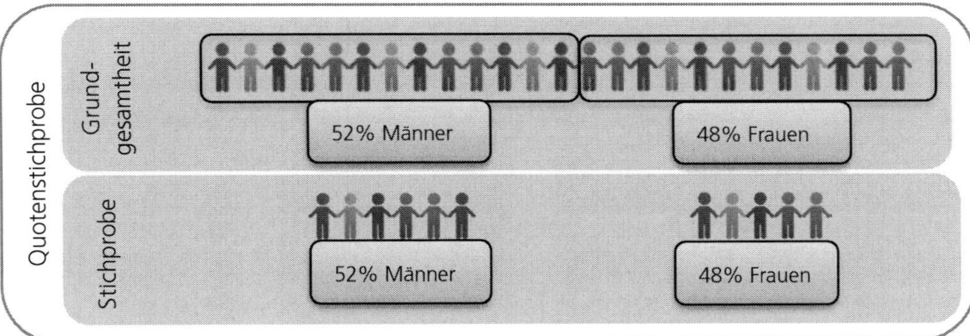

Abb. 8: Quotenstichprobe

Von manchen Autor*innen wird argumentiert, dass eine Quotenstichprobe in Bezug auf die Qualität einer Zufallsstichprobe sehr ähnlich ist, weil man ja versucht, die Quotenstichprobe durch die quotengetreue Erfassung verschiedener Merkmal der Grundgesamtheit sehr ähnlich zu machen (Schumann, 2019). Allerdings vergisst man dabei, dass der Nachteil im Vergleich zu einer Zufallsauswahl darin besteht, dass eben nur Quoten nach bestimmten Merkmalen gebildet werden und andere Merkmale möglicherweise verzerrt erfasst werden.

*Sie möchten die Belastung von Krebspatient*innen untersuchen. Dabei interessieren Sie sich besonders für Personen mit Brustkrebs, Lungenkrebs und Leukämie. Um über jede Gruppe eine Aussage treffen zu können, streben Sie eine Stichprobe an, in der jede Krebsart zu 33,3 % vertreten ist. Sie befragen demnach so lange Krebspatient*innen, bis jeweils ein Drittel der Befragten einer der genannten Krebsarten zugeordnet werden kann.*

1.2 Berechnung der Stichprobengröße

Wie schon weiter oben beschrieben, spielt die Größe der gezogenen Stichprobe eine wesentliche Rolle, wenn es darum geht, wie genau die Ergebnisse einer Erhebung sein sollen. Es gilt: Je größer die gezogene Stichprobe, desto genauer werden auch die Ergebnisse bzw. desto weniger Schwankungsbreite muss in Kauf genommen werden. Das gilt vor allem dann, wenn Stichproben zufällig gezogen werden und damit repräsentativ sind. Aber auch bei nicht zufällig gezogenen Stichproben kann davon ausgegangen werden, dass in einer größeren Stichprobe häufig weniger starke Verzerrungen auftreten.

Bei Forschungsprojekten ist es oft notwendig, vor der Stichprobenziehung zu bestimmen, wie groß der ideale Stichprobenumfang sein soll, was aber von sehr vielen Faktoren abhängt. Für diese Entscheidung spielt es einerseits eine Rolle, wie genau die erwarteten Ergebnisse sein sollen. Gleichzeitig dürfen auch die zur Verfügung stehenden Ressourcen für eine Untersuchung nicht außer Acht gelassen werden, die es meist nicht ermöglichen, zehntausende Personen zu befragen. Man muss also das richtige Gleichgewicht zwischen den zur Verfügung stehenden Ressourcen und der gewünschten Genauigkeit finden (Bortz & Döring, 2016). Außerdem muss bei Forschungen im Bereich der Pflege bzw. Gesundheit immer bedacht werden, dass aus ethischen Gründen nur so viele Personen befragt werden, wie unbedingt notwendig, vor allem wenn es sich um vulnerable Zielgruppen handelt.

Aus methodischer Sicht sollte eine Stichprobe bzw. jede Untergruppe einer Stichprobe, die man genauer untersuchen möchte, aus mindestens 30 Personen (noch besser 50 Personen) bestehen. Denn erst ab dieser Fallzahl sind zum Beispiel Prozentangaben, die Berechnung eines Mittelwertes oder anderer statistischer Tests sinnvoll (Hager, 2019). Die Größe der Stichprobe muss so angesetzt werden, dass auch noch verlässliche Aussagen über ihre kleinsten Teile, die von inhaltlicher Relevanz sind, getroffen werden können (Braunecker, 2016).

Im Folgenden werden zwei Verfahren zur Schätzung der notwendigen Stichprobengröße vorgestellt. Es wird sich zeigen, dass es bei beiden Vorgehensweisen notwendig ist, schon sehr konkret über das Forschungsthema Bescheid zu wissen bzw. bereits Hypothesen formuliert zu haben, die es im Rahmen einer Studie zu überprüfen gilt.

1.2.1 Poweranalyse

Das Ziel der Poweranalyse ist es, zu bestimmen, wie hoch die Fallzahl der teilnehmenden Personen in einem Forschungsprojekt angesetzt werden muss, um mögliche Effekte messbar zu machen. Die Fallzahl sollte so gewählt werden, dass aufgrund der Untersuchungsergebnisse eine eindeutige Entscheidung für oder gegen die Alternativhypothese[4] getroffen werden kann. Es handelt sich dabei um eine von fünf verschiedenen Arten der Poweranalyse[5], nämlich die A-priori-Poweranalyse. Diese berechnet die notwendige Stichprobengröße anhand des Signifikanzniveaus α, der statistischen Power (Teststärke) und der Effektgröße. Sie ist eine effiziente Methode, um die statistische Power schon vor Beginn einer Studie zu berechnen und zu kontrollieren (Faul et al., 2007). In der Pflegeforschung setzte sich diese Analyse in den letzten Jahren vor allem für experimentelle Studien oder zum Nachweis der Effektivität von Interventionen immer mehr durch (Mayer, 2019).

Ein Programm zur Berechnung der Poweranalyse, die auf verschiedensten statistischen Tests basiert (T-Tests, F-Tests etc.), ist das an der Universität Düsseldorf entwickelte G*Power[6]. Durch Eintragen der nötigen Parameter (Effektgröße, Alpha-Niveau, Beta-Fehler etc.) kann mithilfe dieses Programmes die „optimale" Stichprobengröße automatisiert ermittelt werden (Faul et al., 2007).

Für die Berechnung der Poweranalyse ist trotz des Programmes G*Power zunächst die manuelle Berechnung bzw. Festlegung der folgenden Parameter erforderlich:

Effektstärke:

Unter Effektstärke versteht man ein Maß für die Größe eines Unterschiedes zwischen Gruppen (oder Messzeitpunkten), der nicht nur aus statistischer Sicht signifikant ist, sondern auch in Bezug auf den Untersuchungsgegenstand praktisch, also inhaltlich bedeutsam erscheint (Bartholomeyczik et al., 2008). Die Berechnung der Effektstärke kann vor der Untersuchung nur durch eine intensive Auseinandersetzung mit der Problemstellung durchgeführt werden, da man abschätzen muss, wie hoch der Unterschied zu sein hat, um von einem Effekt sprechen zu können. Dies lohnt sich aber, da dadurch der notwendige Stichprobenumfang gut kalkulierbar ist.

Es geht also darum, Überlegungen anzustellen, wie stark sich ein Parameter z. B. zwischen zwei Untersuchungsgruppen unterscheiden muss, um von einer bedeutsamen Abweichung sprechen zu können. Ein anderes Anwendungsgebiet wäre die Festlegung dessen, wie stark sich ein Parameter durch eine Intervention zwischen zwei Messzeitpunkten verändern muss, um von einem bedeutenden Effekt sprechen zu können. Durch die Überlegungen, wie groß ein Unterschied sein muss, um von Bedeutung zu sein, und die daraus berechnete notwendige Stichprobengröße, wird gewährleistet, dass ein solcher Effekt auch bei einem späteren Signifikanztest zum Vorschein kommt.

---

[4] Mit Begriffen wie Alternativhypothese oder Signifikanzniveau wird hier dem Thema schließende Statistik bereits vorgegriffen. Details dazu finden Sie in Kapitel III Schließende Statistik.

[5] Die fünf Arten der Poweranalyse sind: A-priori-Poweranalyse, Post-hoc-Poweranalyse, Compromise Power Analyse, Sensitivity Analyse, Criterion Analyse (Faul et al., 2007).

[6] www.psycho.uni-duesseldorf.de/abteilungen/aap/gpower3/download-and-register (Stand: 26.2.2022)

Die Berechnung der Effektstärke hängt davon ab, welcher statistische Test angewandt werden kann. Möchte man z. B. einen T-Test für unabhängige Stichproben anwenden, um zwei Untersuchungsgruppen zu vergleichen (vgl. Kapitel 12.1.1), wird als Effektgröße der Mittelwertsunterschied der beiden Gruppen ins Verhältnis zur allgemeinen Standardabweichung gesetzt. Bei einem T-Test für abhängige Stichproben, der z. B. beim Vergleich von zwei Messzeitpunkten zum Einsatz kommt (vgl. Kapitel 12.2.1), wird noch die erwartete Korrelation miteinberechnet (Details dazu: Bortz, 2005).

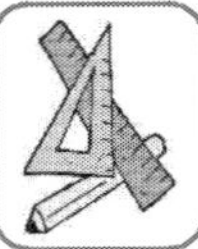

unabhängige Stichproben	abhängige Stichproben
$E = \frac{\bar{x}_1 - \bar{x}_2}{s_x}$	$E = \frac{\bar{x}_1 - \bar{x}_2}{s_x * \sqrt{1-r}}$

Allgemein ausgedrückt kann man aber sagen, dass die Berechnung der Effektstärke immer so vor sich geht, dass der Unterschied zwischen Gruppen oder Messzeitpunkten in eine Maßzahl gegossen wird. Die Stärke des Effekts, die beim Einsetzen z. B. in die oben ersichtlichen Formeln berechnet werden kann, kann Werte zwischen 0 und unendlich annehmen, wobei der Wert 0 bedeutet, dass es keinerlei Effekt gibt. Die dazwischenliegenden Werte können folgendermaßen eingeordnet werden (Bortz, 2005): Ab einem Wert von 0,2 spricht man von einem schwachen, ab 0,5 von einem mittleren und ab 0,8 von einem starken Effekt.

Alpha-Niveau:

Das Alpha-Niveau gibt an, wie hoch die Wahrscheinlichkeit, die Alternativhypothese fälschlicherweise anzunehmen, maximal sein darf. Die Konvention für diese Irrtumswahrscheinlichkeit liegt in den Sozialwissenschaften bei 5 % ($\alpha = 0{,}05$).

Beta-Fehler-Wahrscheinlichkeit:

Die Beta-Fehler-Wahrscheinlichkeit zeigt die Wahrscheinlichkeit dafür an, dass die Nullhypothese fälschlicherweise beibehalten wird, obwohl eigentlich die Alternativhypothese gilt. Dieser Wert kann nicht berechnet, sondern muss anhand der Power ermittelt werden (siehe unten).

Teststärke (Power):

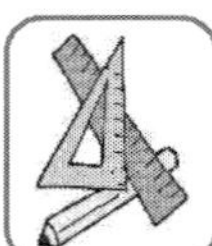

$$p = 1 - Beta$$

Die Teststärke zeigt die Wahrscheinlichkeit, mit der ein Unterschied oder ein Zusammenhang bei einem statistischen Testverfahren festgestellt werden kann, wenn er auch tatsächlich existiert. Es handelt sich also um die Chance, dass die Alternativhypothese zur Anwendung kommt (Bartholomeyczik et al., 2008). Die Power ist also die Gegenwahrscheinlichkeit des Beta-Fehlers (Bortz, 2005). Der Idealwert liegt hier bei Werten ab rund 80 %.

Mithilfe der zuvor beschriebenen Parameter kann die nötige Fallzahl für eine mögliche Studie berechnet werden:

Man möchte in einer Reha-Einrichtung eine neue Maßnahme zur Gewichtsreduktion von übergewichtigen Personen testen. Am Ende der Intervention sollen Personen, die die Maßnahme durchlaufen haben, mit jenen verglichen werden, die nicht beteiligt waren.

Die Fragestellung erlaubt die Berechnung einer Poweranalyse auf Basis eines T-Tests für unabhängige Stichproben, der für den Vergleich der Mittelwerte von zwei Untersuchungsgruppen geeignet ist (vgl. Kapitel 12.1.1).

Die bisherigen Erhebungen des BMI in der betreffenden Einrichtung haben gezeigt, dass dieser am Beginn im Durchschnitt bei einem Wert von 26,8 Punkten liegt und eine durchschnittliche Streuung von 3 Punkten aufweist. Man geht davon aus, dass bei Personen, die die spezielle Intervention durchlaufen, eine größere Gewichtsreduktion erreicht werden kann als bei jenen ohne Intervention. Nach den inhaltlichen Überlegungen und bereits gemachten Erfahrungen geht das Team davon aus, dass die Kontrollgruppe am Ende der Untersuchung in etwa einen durchschnittlichen BMI von 25,8 erreichen wird. Von einem Effekt im Vergleich zur Untersuchungsgruppe möchte man dann sprechen, wenn diese nach der neuen Intervention einen BMI von durchschnittlich 24,8 erreicht, also einen Unterschied von einem BMI-Punkt. Nun stellt sich die Frage, wie groß die Stichprobe sein muss, um einen solchen Effekt messbar zu machen. Die Berechnung der Poweranalyse ist in der folgenden Tabelle dargestellt:

Effektgröße	Teststärke (Power)	Beta-Fehler-Wahrscheinlichkeit
$\boldsymbol{E = \frac{24,8 - 25,8}{3} = -0,33}$ ⇨ **leichter Effekt**	80% (0,80)	0,200

Tab. 1: Beispiel Berechnung Poweranalyse

- ⇨ Die Berechnung der Effektgröße auf Basis eines Gruppenvergleiches liefert einen Wert von -0,33, was für einen leichten Effekt spricht.
- ⇨ Die Teststärke wird mit 80% festgelegt.
- ⇨ Aufgrund der Power ergibt sich eine Beta-Fehler-Wahrscheinlichkeit von 0,200 (20%).

Diese berechneten Parameter der Poweranalyse können nun in das Programm G*Power eingegebenen werden, das die notwendige Stichprobengröße berechnet.

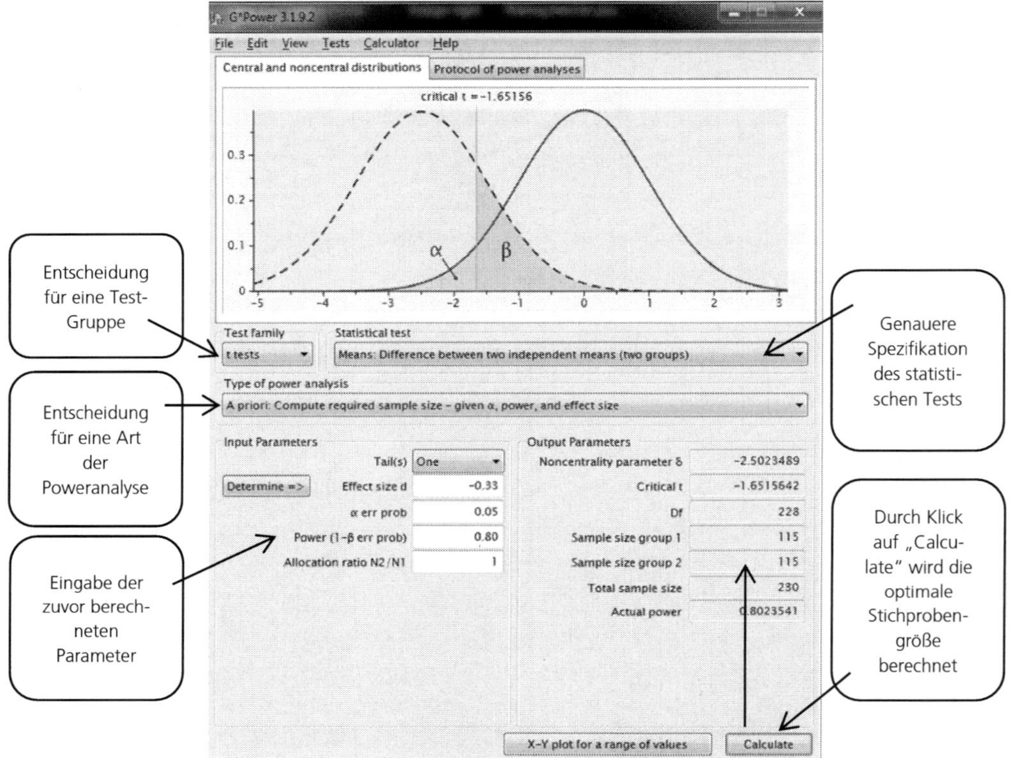

Abb. 9: Berechnung der Stichprobengröße mit dem Programm G*Power

Bei einem schwachen Effekt (-0,33) und einer Power von 80 % ist für den Vergleich zwischen den beiden Untersuchungsgruppen eine Fallzahl von 115 Personen pro Gruppe erforderlich, um die geschätzten Effekte statistisch messen zu können.

1.2.2 Berechnung mit Konfidenzintervallen

Während bei der zuvor beschriebenen Poweranalyse mögliche Unterschiede zwischen Untersuchungsgruppen oder Messzeitpunkten bekannt sein müssen, bietet die Idee des Konfidenzintervalls eine andere Möglichkeit für die Schätzung der Stichprobengröße (Details zum Konfidenzintervall siehe Kapitel 8), die vor allem bei repräsentativ-deskriptiven Untersuchungen angewandt werden kann.

Hier ist es ebenfalls notwendig, schon theoretisches Hintergrundwissen zum Untersuchungsgegenstand zu haben bzw. potenzielle Ergebnisse zumindest tendenziell einschätzen zu können. Außerdem muss festgelegt werden, wie groß die Schwankungsbreite des möglichen Ergebnisses maximal ausfallen soll. Man wird dieses Verfahren wahrscheinlich am ehesten dann anwenden, wenn es darum geht, den Anteilswert eines bestimmten Merkmals in einer bestimmten Population zu erfassen (z. B. den Anteil der Raucher*innen, den Anteil der pflegenden Angehörigen etc.). Natürlich kann man die Stichprobenberechnung auch anhand anderer Maßzahlen wie z. B. eines Mittelwertes vornehmen; hier soll aber exemplarisch die Vorgehensweise anhand des Anteilswertes vorgestellt werden.

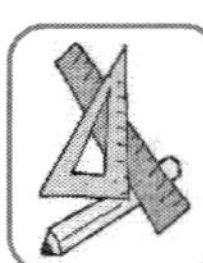

$$n = \frac{4 * z^2 * P * Q}{KIB2}$$

n = Stichprobengröße; P = Anteilswert; Q = 1-Anteilswert; z = 1,96 (für ein 95 % KI); KIB = maximaler Umfang des KI

Zur Berechnung der optimalen Stichprobengröße *(n)* ist es zunächst wichtig, einschätzen zu können, wie hoch der Anteilswert *(P)* sein könnte, den man bei der Befragung erhält. Dazu wird anschließend die Gegenwahrscheinlichkeit *(Q)* berechnet. Weiters muss im Rahmen der Berechnung angegeben werden, wie präzise die Schätzung des wahren Wertes anhand des in der Stichprobe erreichten Wertes ausfallen soll. Am gängigsten ist hier das 95-%-Konfidenzintervall, das lediglich eine Irrtumswahrscheinlichkeit von 5 % erlaubt. Um ein solches Intervall zu erreichen, ist eine standardisierte Streuung *(z)* von 1,96 gegeben. Schließlich geht es darum, die Schwankungsbreite *(KIB)* des Ergebnisses festzulegen, indem man die Gesamtschwankung angibt (Bortz, 2005). Eine akzeptierbare Schwankungsbreite kann bei maximal 10 %, noch besser aber bei höchstens 5 % festgelegt werden (Braunecker, 2016).

Diese Vorgehensweise wird nun anhand eines Beispiels verdeutlicht:

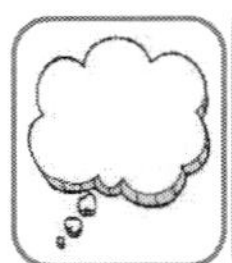

Sie möchten in österreichischen Reha-Einrichtungen den Anteil jener erfassen, die übergewichtig sind. Die bisherige Erfahrung zeigt, dass dieser Wert ca. bei 20 % liegt. Die Ergebnisse sollen eine maximale Schwankungsbreite von +/- 3 % aufweisen und eine maximale Irrtumswahrscheinlichkeit von 5 % haben.

$$n = \frac{4 * 1{,}96^2 * 20 * 80}{6^2} = 683$$

Durch Einsetzen in die oben beschriebene Formel erkennt man, dass die optimale Stichprobengröße für eine Befragung in den Reha-Einrichtungen bei 683 Personen liegt.

1.3 Fragebogenkonstruktion

Die in der quantitativen Forschung am häufigsten angewandte Methode zur Datenerhebung ist der Fragebogen. Es handelt sich dabei um ein sehr stark strukturiertes Messinstrument, das auf verschiedenste Arten eingesetzt werden kann. Die klassische Form ist sicher ein Papierfragebogen, der von den befragten Personen selbstständig ausgefüllt wird. Eine für die Pflegeforschung aber sicher nicht unwesentliche Art des Einsatzes ist auch eine Face-to-face-Situation, in der ein Fragebogen von Interviewer*innen je nach Antworten der Befragten ausgefüllt wird. Weiters gibt es noch die Möglichkeit der Online-Erhebung mittels standardisierter Fragebögen, die sich immer größerer Beliebtheit erfreut. Ein Fragebogen kann aber auch als eine Art Beobachtungsprotokoll eingesetzt werden, wenn es z. B. darum geht, spezielle Verhaltensweisen zu beobachten und zu quantifizieren.

Die Konstruktion eines Fragebogens ist ein Prozess, der sehr häufig unterschätzt wird. Es bedeutet nicht nur, ein paar Fragen aufzuschreiben, sondern erfordert eine intensive Auseinandersetzung mit dem Thema bzw. den theoretischen Aspekten der Fragestellung. Dies macht sich aber spätestens bei der statistischen Auswertung der Daten bzw. vor allem bei der Interpretation der Ergebnisse bezahlt. Durch die intensive Auseinandersetzung mit dem Erhebungsinstrument kann verhindert werden, dass man Ergebnisse erzielt, mit denen man die Forschungsfrage schlussendlich nicht ausreichend beantworten kann.

Zum Thema „Fragebogengestaltung" könnte man das vorliegende Buch wahrscheinlich zur Gänze füllen bzw. sind auch schon viele Bücher zu diesem Thema verfasst worden. Es sollen hier daher nur einige wesentliche Aspekte herausgegriffen werden, die für die spätere statistische Datenauswertung essenziell sind.

1.3.1 Operationalisierung

Ein erster wesentlicher Schritt bei der Konstruktion eines Fragebogens ist die Betrachtung der Forschungsfrage. Voraussetzung ist daher eine gut formulierte Fragestellung als Basis für das Zusammenstellen des Forschungsinstrumentes. Darauf aufbauend geht es darum, in einem Erhebungsinstrument, also z. B. in einem Fragebogen, jene Fragen zu stellen, durch die die Forschungsfrage beantwortet werden kann. Das klingt im ersten Augenblick banal, denn natürlich wird man keine Fragen stellen, die nicht mit Augenmerk auf die Forschungsfrage formuliert werden. Der Prozess wird aber dennoch häufig unterschätzt und erfordert eine intensive Beschäftigung mit dem Thema. Dies liegt vor allem daran, dass die Begriffe in Forschungsfragen häufig komplexe Konstrukte sind, also Phänomene, die sich in Wahrheit aus vielen verschiedenen Dimensionen zusammensetzen.

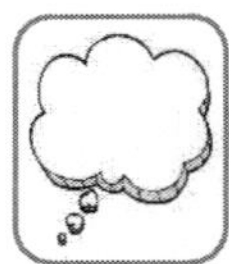

*Sie wollen herausfinden, welche Caring-Bedürfnisse von Patient*innen in Ihrem Krankenhaus am wichtigsten eingeschätzt werden. „Caring-Bedürfnisse" ist kein einfacher Begriff, sondern ein Konstrukt, das aus vielen unterschiedlichen Dimensionen besteht.*

In einem ersten Schritt ist es daher wichtig, die Begriffe, die Teil der Forschungsfragen sind, ***konzeptionell*** zu definieren. Dabei geht es einerseits darum, klar darzustellen, was mit den Begriffen rein sprachlich gemeint ist – also was der Begriff formal bedeutet –, andererseits geht es darum, zusammenzufassen, welche theoretischen Aspekte oder Konstrukte hinter einem Begriff stecken. Die konzeptionelle und die danach folgende operationale Definition setzen dementsprechend meist voraus, dass man sich mit dem zu erfassenden Begriff auf theoretischer wissenschaftlicher Ebene sehr intensiv befasst.

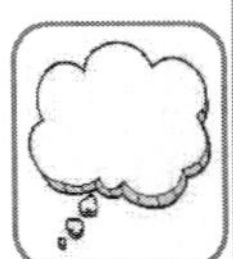

*Beim oben beschriebenen Beispiel wird es in der konzeptionellen Definition darum gehen, die Begriffe „Caring-Bedürfnisse" und „Patient*innen" zu beschreiben. Das bedeutet, festzuschreiben, was Sie z. B. meinen, wenn Sie von „Patient*innen" sprechen. Die konzeptionelle Definition des Begriffes „Caring-Bedürfnisse" wird im Vergleich dazu wahrscheinlich etwas umfangreicher sein, da es darum geht, diesen Begriff theoretisch zu verorten und zu umreißen, was damit gemeint ist.*

Die exakte theoretische Definition eines Begriffes liefert die Grundlage für seine Operationalisierung, also das Messbarmachen im nächsten Schritt. Denn in den meisten Fällen – mit Ausnahme von Begriffen, die keiner weiteren Klärung bedürfen (wie z. B. „Patient*innen", „Geschlecht" etc.) – ist die konzeptionelle Definition allein nicht ausreichend. Unter operationaler Definition oder ***Operationalisierung*** versteht man einen Prozess, in dem man versucht, die zuvor genau definierten Begriffe aus der Forschungsfrage messbar zu machen. Das bedeutet, dass man sich die Frage stellt: Welche Fragen muss ich stellen bzw. was will ich von den Befragten wissen, um dadurch meinen Begriff messen zu können? Das Messbarmachen von Begriffen kann gelingen, indem sie in ihre einzelnen Merkmale bzw. Teilaspekte zerlegt werden, bzw. versucht man, Indikatoren zu finden, die es ermöglichen, auf ein nicht direkt wahrnehmbares Phänomen zu schließen (Schumann, 2019).

Der Begriff „Caring-Bedürfnisse" erfordert eine genaue Operationalisierung. Dies kann gelingen, indem man die verschiedenen Dimensionen des Begriffes aufschlüsselt und anschließend versucht, zu überlegen, mit welchen Detailfragen man diese Dimensionen erheben könnte (siehe Darstellung unten).

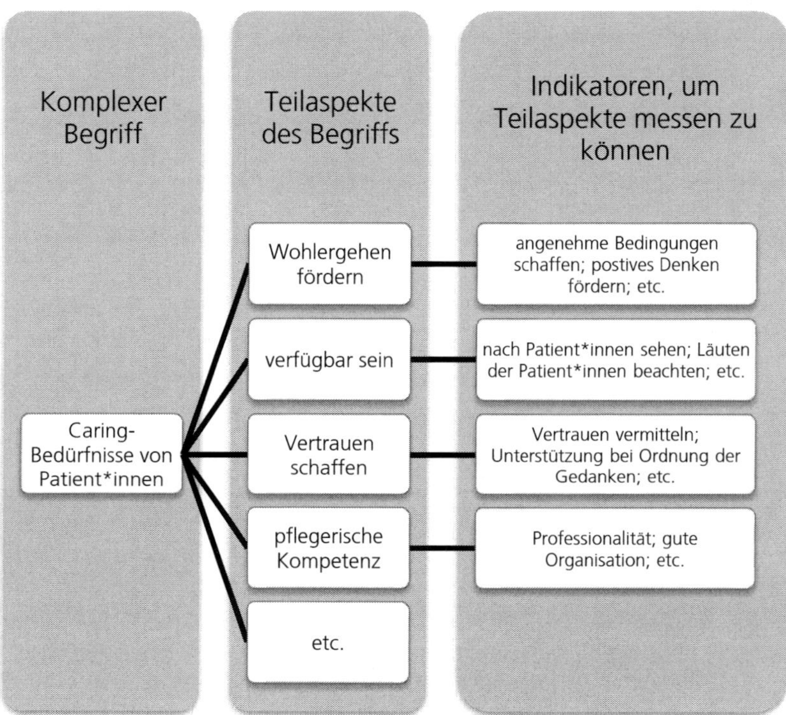

Abb. 10: Operationalisierung des Begriffs „Caring-Bedürfnisse"

Noch genauer definiert bedeutet das Messen eines Begriffs, es zu ermöglichen, Zahlen als Antworten auf eine Frage zu erhalten (Zöfel, 2008). In der quantitativen Forschung geht es ja darum, Sachverhalte zu messen und zu quantifizieren, also in Form von Zahlen auszudrücken. Dies wird bei vielen Fragen sehr einfach sein, wenn man z. B. daran denkt, das Alter, die Körpergröße oder das Gewicht einer Person messen zu wollen. Hier bestehen die Antworten bereits aus Zahlen. Schwieriger wird es, wenn man z. B. danach fragt, wie der Nikotinkonsum einer Person aussieht. Hier gibt es nun verschiedene Möglichkeiten der Erfassung. Ich kann z. B. danach fragen, wie viele Zigaretten eine Person pro Tag raucht. Damit hätte ich wieder Zahlenmaterial geschaffen. Ich könnte aber auch die Frage stellen: „Wie würden Sie Ihr eigenes Rauchverhalten im letzten Monat einschätzen?" Dann müsste man überlegen, auf welcher Skala man den Befragten Antwortmöglichkeiten anbietet. Ein Beispiel dafür wäre eine Skala von „1" – Nichtraucher*in bis „6" – sehr starke*r Raucher*in. Es gäbe aber sicher noch viele andere Möglichkeiten des Messbarmachens. Diese Beispiele sollen zeigen, dass der letzte

Schritt der Operationalisierung darin besteht, Zahlen als mögliche Antworten auf die gestellten Fragen zu vergeben.

Grundsätzlich sollte man sich immer dessen bewusst sein, dass die Operationalisierung die späteren Ergebnisse der Datenauswertung und damit die Antworten auf die gestellte Forschungsfrage stark mitbestimmt. Trotz einer ausführlichen Bedeutungsanalyse sind, wie gerade gezeigt wurde, meist viele unterschiedliche Operationalisierungswege offen. Es gibt immer einen gewissen Spielraum, wie Begriffe messbar gemacht werden können. Genau aus diesem Grund ist es wichtig, klar darzustellen, warum man sich für welche Art der Operationalisierung entschieden hat (Schumann, 2019).

Folgende Elemente bilden die Grundlage für eine gelungene Operationalisierung:

⇒ Präzise Formulierung der Fragestellung bzw. des Forschungszieles

⇒ Theoretische Basis aufgrund einer intensiven Literaturrecherche

⇒ Befragung von Expert*innen (optional)

⇒ Präzise konzeptionelle Definition der verwendeten Begriffe

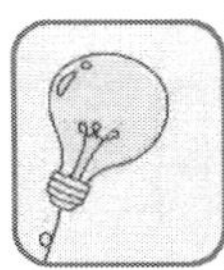

Konzeptionelle Definition: sprachliche und theoretische Beschreibung der Begriffe in der Forschungsfrage

Operationale Definition (Operationalisierung): Messbarmachen der Begriffe in der Fragestellung

Sehr häufig ist es allerdings nicht notwendig, vollkommen neue Messinstrumente zu entwickeln. Es empfiehlt sich immer, nach bereits bestehenden Items und Skalen zu recherchieren, um Ideen für die Operationalisierung zu bekommen. Viele Fragestellungen sind bereits von anderen Wissenschaftler*innen in einem anderen Rahmen untersucht worden. Es ist daher nicht immer notwendig, „das Rad neu zu erfinden". Die Recherche in Fachzeitschriften, Forschungspublikationen oder auch in Datenbanken kann Messinstrumente zu bestimmten Fragestellungen zum Vorschein bringen, die für die eigene Studie verwendet werden können. Dies hat den Vorteil, dass man auf die bereits bestehende intensive Entwicklungsarbeit eines Instruments aufbauen kann und nicht vollkommen neu mit der Erstellung beginnen muss. Natürlich bleibt dabei trotzdem die Möglichkeit offen, bestehende Instrumente weiterzuentwickeln, zu kürzen, oder mehrere Instrumente zu einem neuen Fragebogen zusammenzufügen. Die Messinstrumente aus groß angelegten Studien sind außerdem meist bereits auf Reliabilität und Validität[7] getestet.

[7] Reliabilität (Zuverlässigkeit) und Validität (Gültigkeit) sind neben der Objektivität die drei Gütekriterien der quantitativen Forschung (Mayer, 2019).

Eine Datenbank für die Recherche nach bereits bestehenden, getesteten Messinstrumenten soll hier exemplarisch vorgestellt werden: Es handelt sich um die „Zusammenstellung sozialwissenschaftlicher Items und Skalen" (kurz: ZIS), die kostenlos auf der Seite von „GESIS – Leibniz-Institut für Sozialwissenschaften" verwendet werden kann (zis.gesis.org).

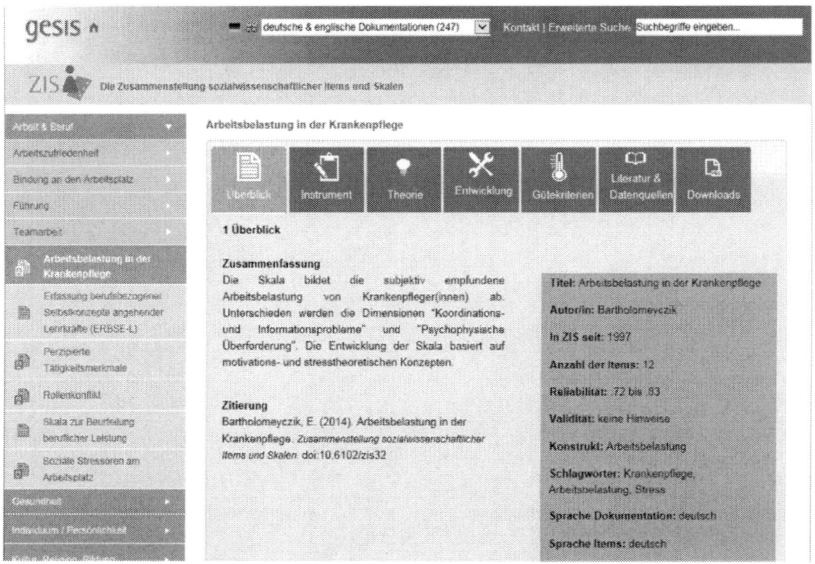

Abb. 11: ZIS – „Zusammenstellung sozialwissenschaftlicher Items und Skalen"

Diese Datenbank bietet die Möglichkeit, mittels Suchbegriffen oder auch nach thematischer Gliederung eine große Fülle an Messinstrumenten bzw. auch deren theoretischen Hintergrund und Details zur Instrumentengestaltung (z. B. gemessene Dimensionen, Reliabilität, Validität etc.) einzusehen. Unter der Voraussetzung der richtigen Zitation können diese Instrumente auch für eigene Forschungsstudien verwendet werden.

„ZIS" ist ganz allgemein für sozialwissenschaftliche Messinstrumente konzipiert, es finden sich darin aber auch einige gesundheitsspezifische Themen. Die Abbildung oben zeigt z. B. das Messinstrument „Arbeitsbelastungen in der Krankenpflege" (Bartholomeyczik, 2014). Nutzer*innen können die zwölf Items dieses Messinstrumentes ansehen bzw. auch die beiden Subskalen, denen die Items zugeordnet werden. Außerdem ist ersichtlich, dass für die Antworten eine fünfstufige Skala verwendet wurde. Weiters können in den verschiedenen Menüpunkten noch Zusatzinformationen abgerufen werden, wie z. B. Auswertungshinweise, Gütekriterien, die Theorie zur Skala oder die vorgesehene Zitierung des Beitrages.

Dieses kurze Beispiel soll zeigen, dass es sich durchaus lohnen kann, auch Zeit in die Recherche von bereits bestehenden Messinstrumenten zu investieren.

1.3.2 Zusammenstellung des Erhebungsinstruments

Nach Abschluss der Operationalisierung geht es darum, die Fragen für ein Erhebungsinstrument konkret zu formulieren. Je besser die Formulierung der Fragen, desto besser kann auch die Interpretation der Ergebnisse gelingen. Daher sollten einige wichtige Aspekte beachtet werden, die es den Befragten ermöglichen sollen, den Fragebogen gut auszufüllen, bzw. sicherstellen, dass das gewonnene Datenmaterial von guter Qualität ist. Dennoch sollte man sich aber auch stets bewusst sein, dass die Antworten in einem Fragebogen immer „nur" die Reaktion einer Person auf einen Stimulus (nämlich eine Frage) sind und nicht zwangsläufig die „Wahrheit" abbilden.

In der Folge werden Aspekte beschrieben, die bei der Formulierung von Fragebogenfragen unbedingt beachtet werden sollten. Diese Aufzählung basiert auf den „10 Geboten der Fragenformulierung" des deutschen Soziologen Rolf Porst (Porst, 2014) und wurden ein wenig erweitert.

1) Verwende Begriffe, die alle Befragten gleichermaßen verstehen können!

In dieser ersten Regel geht es darum, dass die Fragen in einem Fragebogen mit Begriffen auskommen sollten, die möglichst einfach sind und von den Befragten gleich gedeutet werden können. Damit sind z. B. Fremdwörter gemeint, die grundsätzlich vermieden werden sollten, aber auch Begriffe, die möglicherweise falsch verstanden werden könnten. Man sollte demensprechend z. B. nicht danach fragen, welche Strategien die Befragten anwenden, wenn sie unter „Singultus" leiden, sondern besser das Wort „Schluckauf" verwenden. Ist es allerdings unumgänglich, einen komplizierteren Begriff zu verwenden, empfiehlt es sich, diesen in einem Untertitel zu definieren.

2) Vermeide zu lange und komplexe Fragen!

Der zweite Aspekt betrifft die Länge der gestellten Fragen. Hierbei geht es darum, das richtige Gleichgewicht zwischen einer möglichst kurzen Frage und den notwendigen enthaltenen Informationen zu finden. Je kürzer eine Frage ausfällt, umso leichter ist es für die Befragten, sie zu lesen und zu beantworten. Das Verständnis kann aber auch behindert werden, wenn in einer Frage die notwendigen Informationen zu ihrer Beantwortung fehlen. Die Frage „Wie geht's?" ist zwar angenehm kurz, doch wird jede/r Befragte etwas Anderes darunter verstehen. Die Frage „Wie würden Sie ihre körperliche Gesundheit derzeit einschätzen?" ist zwar länger, wird aber möglicherweise besser bzw. gleichermaßen verstanden.

3) Stelle keine hypothetischen Fragen!

Es ist wichtig, in einem Fragebogen keine Fragen zu stellen, zu deren Beantwortung sich Befragte in eine Situation versetzen müssen, die für sie schwer vorstellbar ist. Ein Beispiel dafür wäre die Frage: „Stellen Sie sich vor, Sie hätten Krebs und müssten sich nun entscheiden, welche Therapieform Sie wählen ...?" Diese Frage ist für die meisten Befragten wahrscheinlich nur sehr schwer zu beantworten. Anders wäre es mit der Frage „Stellen Sie sich vor, Sie hätten drei Wünsche frei – was würden Sie sich wünschen?" Diese Formulierung ist zwar auch hypothetisch, allerdings ist anzunehmen, dass viele Menschen sich schon Gedanken darüber gemacht haben und ihnen die Beantwortung daher wahrscheinlich leichter fällt.

4) Eine Frage sollte nie zwei Stimuli beinhalten!

Unter „zwei Stimuli" versteht man das Abfragen von zwei Aspekten innerhalb einer Frage. Ein Beispiel dafür wäre die Frage: „Wie würden Sie Ihre körperliche und seelische Gesundheit derzeit einschätzen?" Hier wird nach zwei Dingen gleichzeitig gefragt, dementsprechend ist es für Befragte schwierig zu entscheiden, auf welchen Stimulus sich die Antwort beziehen soll. Hier sollte man also besser zwei separate Fragen stellen.

5) Fragen mit Verneinungen sollten möglichst vermieden werden!

Generell erschweren Verneinungen in Fragen deren Beantwortung. Natürlich wird es manchmal notwendig sein, solche Formulierungen zu verwenden, wenn es z. B. darum geht, in einer Itembatterie (= Fragenblock) nicht alle Fragen positiv zu formulieren. Allerdings sollten sich solche Fragen eher in Grenzen halten. Stellen Sie sich z. B. vor, Sie würden gebeten, die folgende Frage zu beantworten. „Denken Sie, dass Personen, die sich nicht an das Alkoholgesetz im Straßenverkehr halten, nicht bestraft werden sollten?" Wahrscheinlich bedürfte es einiges Kopfzerbrechen, diese Frage zu beantworten.

6) Fragen sollen nicht suggestiv formuliert sein!

Unter suggestiven Fragen versteht man solche, die Befragten durch entsprechende Formulierungen eine bestimmte Antwort schon in den Mund legen. So führen z. B. Formulierungen wie „Wie man weiß ..." oder „Die meisten Menschen denken ..." dazu, dass es für die Befragten schwierig ist, anderer Meinung zu sein. Ein Beispiel für eine suggestive Formulierung wäre auch: „Führende Wissenschaftler*innen haben herausgefunden, dass der Konsum von Schokolade gesundheitsfördernde Auswirkungen hat.

Würden Sie dieser Aussage zustimmen?" Wahrscheinlich würden nur wenige Befragte sich hier gegen „führende Wissenschaftler*innen" aussprechen wollen. Dieser Effekt steht auch in Beziehung zum Konzept der „sozialen Erwünschtheit", das besagt, dass sich die Befragten bei der Beantwortung von Fragen, vor allem wenn diese heikle Themen behandeln, tendenziell daran orientieren, was die gesellschaftliche Meinung zu einem Thema vorgibt (Krämer, 2015a).

7) Fragen sollten keine Unterstellungen beinhalten.

Dieser Aspekt spricht an, dass in den Fragen keine Tatsachen unterstellt werden sollten, zu denen Befragte möglicherweise eine andere Meinung haben. Ein Beispiel dafür wäre die Frage: „Glauben Sie, dass die fehlende Bereitschaft zu Vorsorgeuntersuchungen durch mehr Information verbessert werden könnte?" Hier unterstellt man die Tatsache, dass es eine fehlende Bereitschaft zu Vorsorgeuntersuchungen in der Bevölkerung gibt. Es stellt sich allerdings die Frage, wie jemand mit dieser Frage umgehen soll, der/die diese Meinung nicht teilt. Man müsste also zunächst nach der Meinung zur „Bereitschaft zur Vorsorge" fragen, um anschließend nach möglichen Interventionen weiterfragen zu können.

8) Es sollen nur Fragen gestellt werden, bei denen man davon ausgehen kann, dass die Befragten über die nötige Information zur Beantwortung verfügen!

Bei der Formulierung einer Frage sollte immer bedacht werden, ob die Befragten auch in der Lage sind, sie zu beantworten oder ob ihnen Informationen dazu fehlen. Es sollte also immer überlegt werden, wer die Adressat*innen einer Befragung sind. Wahrscheinlich wäre es sinnvoll, Lehrende an Fachhochschulen danach zu fragen, ob sie in den nächsten Jahren eine Curriculumsreform für die Ausbildung für sinnvoll halten. Weniger sinnvoll wäre es wahrscheinlich, diese Frage Menschen in Einkaufszentren zu stellen, da diese nicht über die nötige Information zu ihrer Beantwortung verfügen.

9) Fragen sollten immer einen konkreten zeitlichen Bezug haben!

Wichtig ist auch, dass aus Fragen in einem Fragebogen immer hervorgeht, auf welchen zeitlichen Rahmen sie sich beziehen. Es hat z. B. wenig Sinn, die Befragten zu fragen: „Wie oft waren Sie in letzter Zeit krank?". Hier ist anzunehmen, dass jede*r an einen anderen Zeitraum denkt, manche an die letzte Woche, andere vielleicht an das letzte halbe Jahr. Man würde also bei der Auswertung zu einem sehr verzerrten Ergebnis ohne jegliche Aussagekraft kommen. Besser könnte die Frage so formuliert werden: „An wie vielen Tagen waren Sie im letzten Monat krank?"

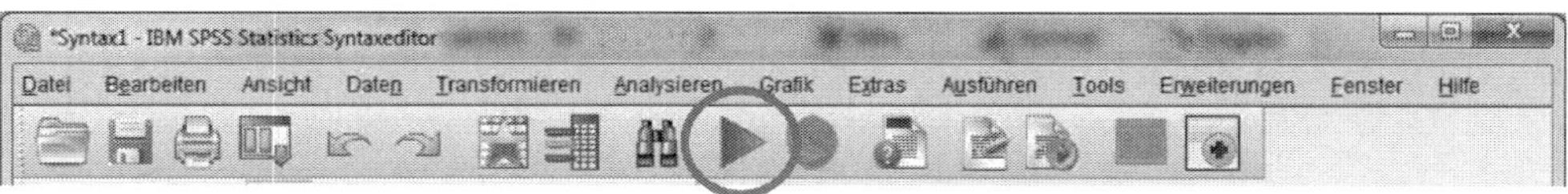

Abb. 16: Menüleiste in der SPSS-Syntax

Beim ersten Öffnen von SPSS landet man automatisch in der leeren Datenmatrix. Diese teilt sich in zwei verschiedene Ansichten, zwischen denen am linken unteren Bildschirmrand gewechselt werden kann. Die Variablenansicht ist dafür vorgesehen, zu definieren, welche Fragen und Antwortmöglichkeiten in der Datenmatrix erfasst werden sollen. In der damit verknüpften Datenansicht werden die konkreten Daten eingegeben.

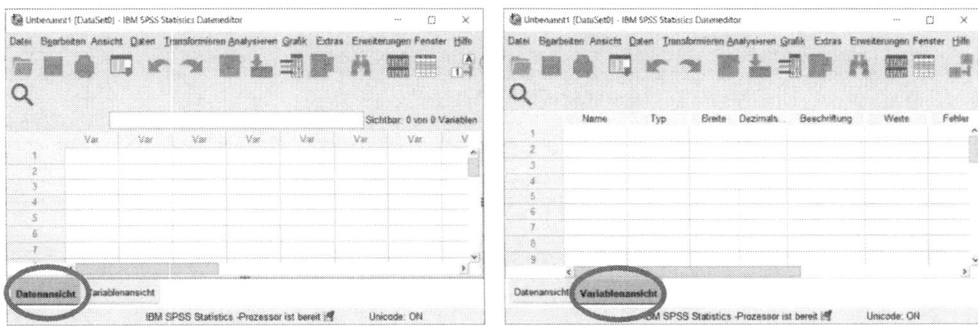

Abb. 17: Leere Datenmatrix in SPSS

Möchte man nun Daten eingeben, beginnt man damit, die einzelnen Variablen in der Variablenansicht zu definieren. Jede Zeile steht dabei für eine Variable. Die Abbildung unten zeigt die verschiedenen Spalten in der Variablenansicht, in die die einzelnen Eigenschaften einer Variable eingegeben werden müssen:

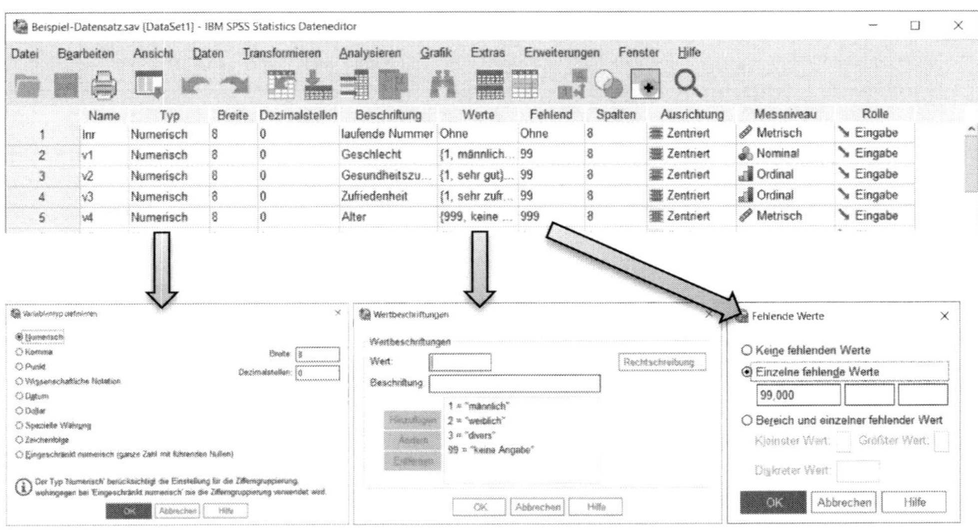

	Name	Typ	Breite	Dezimalstellen	Beschriftung	Werte	Fehlend	Spalten	Ausrichtung	Messniveau	Rolle
1	lnr	Numerisch	8	0	laufende Nummer	Ohne	Ohne	8	Zentriert	Metrisch	Eingabe
2	v1	Numerisch	8	0	Geschlecht	{1, männlich...	99	8	Zentriert	Nominal	Eingabe
3	v2	Numerisch	8	0	Gesundheitszu...	{1, sehr gut}...	99	8	Zentriert	Ordinal	Eingabe
4	v3	Numerisch	8	0	Zufriedenheit	{1, sehr zufr...	99	8	Zentriert	Ordinal	Eingabe
5	v4	Numerisch	8	0	Alter	{999, keine ...	999	8	Zentriert	Metrisch	Eingabe

Abb. 18: Variablendefinition in SPSS

Im Feld „***Name***“ wird eine Kurzbezeichnung für jede Variable vergeben. Voraussetzung dabei ist, dass der Name mit einem Buchstaben beginnt. Hier empfiehlt es sich, z. B. die Variablen mit dem Anfangsbuchstaben „v“ für Variable zu nummerieren oder auch die verschiedenen Abschnitte eines Fragebogens sichtbar zu machen, indem man die Variablen mit a1, a2, b1, b2 etc. benennt. In jedem Fall sollte der Name aber möglichst kurz und prägnant sein, um die Variable schnell und leicht wiederfinden zu können. Der Name darf keine Leer- oder Sonderzeichen enthalten.

Durch das Markieren der Zelle „***Typ***“ und Anklicken des kleinen Kästchens am rechten Rand öffnet sich ein Menüfenster, das es ermöglicht, den Typ der Variable umzustellen. In den allermeisten Fällen belässt man den Variablentyp allerdings in der Standardeinstellung „numerisch“, weil es ja darum geht, Zahlen einzutragen. Möchte man dennoch in einem Feld Text eintragen (wenn man z. B. die Antworten auf offene Fragen in SPSS erfassen möchte), ist es nötig, den Variablentyp auf „Zeichenfolge“ umzustellen.

In der Spalte „***Breite***“ kann angegeben werden, „wie viel Platz“ eine Zahl benötigt, die man eingeben möchte. Es geht hier um die maximal nötige Anzahl an Ziffern. Möchte man z. B. das Alter der Befragten definieren, braucht man maximal drei Stellen, da die Befragten höchstens knapp über 100 Jahre alt sein können. Bei der Variable Geschlecht reicht sogar eine Stelle aus, da nur die Werte 1, 2 oder 3 vergeben werden können. Die Standardeinstellung liegt hier bei acht Ziffern, was auch so beibehalten werden kann, da es die Rechenleistung von SPSS nicht verlangsamt. In der Praxis wird das Spaltenformat so gut wie nie geändert.

Die „***Dezimalstellen***“ geben an, wie viele Stellen eine Variable hinter dem Komma haben soll. Hier wird man in den meisten Fällen null Dezimalstellen einstellen, da sehr viele Fragen ohne diese auskommen. Möchte man z. B. das Geschlecht erfassen, reicht es aus, Werte von 1 bis 3 einzutragen; auch beim Alter werden keine Nachkommastellen nötig sein. Notwendig werden diese nur bei Fragen wie z. B. „Körpergröße in Metern“.

Die „***Beschriftung***“ ist dazu vorgesehen, neben der Kurzbezeichnung der Variable im Feld „Name“ auch noch die genauere Beschreibung eines Items einzugeben.

Die Antwortmöglichkeiten einer Frage müssen unter „***Werte***“ eingetragen werden. Dazu öffnet man ein separates Menü (durch Markieren des Feldes und Klicken auf das Kästchen rechts). Im Feld „Wert“ ist jeweils eine Zahl bzw. ein Code einzugeben und im darunterliegenden Feld „Beschriftung“ die Bedeutung dieses Codes. Anschließend wird dieses Label durch Klicken auf „Hinzufügen“ gespeichert. Dieser Vorgang wird so lange fortgesetzt, bis alle Antwortmöglichkeiten definiert sind. Man hat auch jederzeit die Möglichkeit, Wertelabels zu „ändern“ oder zu „entfernen“.

In der Spalte „***Fehlend***“ kann definiert werden, welche Werte nicht in die statistischen Analysen aufgenommen werden sollen. Hierzu ist zu sagen, dass es in jeder Befragung Personen geben wird, die gewisse Fragen aus den unterschiedlichsten Gründen nicht ausfüllen. Diese „*missings*" sollten bei der Dateneingabe mit einem konkreten Zahlenwert benannt werden, anstatt die Felder einfach leer zu belassen. Dies ist deshalb zu empfehlen, weil man sich auf diese Weise sicher sein kann, kein Feld bei der Dateneingabe vergessen, sondern bewusst einen fehlenden Wert definiert zu haben. Die Entscheidung, welche Zahl für fehlende Werte verwendet wird, liegt im Ermessen der Nutzer*innen. Es sollte nur darauf geachtet werden, dass es eine Zahl ist, die nicht als Antwortmöglichkeit vorkommen kann. Eine gängige Zahl ist z. B. „99" oder auch „-9". Die als fehlend definierte Zahl sollte dann sowohl in den Wertelabels z. B. mit „keine Angabe" definiert als auch in den „fehlenden Werten" fehlend gesetzt werden.

Die Felder „***Spalten***" und „***Ausrichtung***" geben die Breite der Spalten und die Ausrichtung der eingegebenen Daten in der Datenansicht an. Hier kann die Standardeinstellung beibehalten werden.

Von großer Bedeutung ist die Spalte „***Messniveau***". Hier kann das Datenniveau der Variablen eingestellt werdet. In früheren SPSS-Versionen war es nicht von Bedeutung, welches Skalenniveau eingestellt wurde, SPSS hat alle statistischen Verfahren mit allen Variablen gerechnet, die gewünscht wurden. Deshalb sieht man auch häufig ältere Datensätze, in denen alle Variablen auf „Metrisch" eingestellt sind. Mittlerweile gibt es einige neue Menüs, die bezüglich des Datenniveaus sehr streng sind und nur jene Verfahren zulassen, die aus statistischer Sicht Sinn ergeben. Darum empfiehlt es sich, von Beginn an die richtigen Datenniveaus einzustellen.

Erst in den neuesten SPSS-Versionen gibt es die Spalte „***Rolle***", die für die meisten Befehle aber noch ohne jegliche Bedeutung ist. Hier kann definiert werden, welche Rolle eine Variable bei der Auswertung spielen soll. „Eingabe" steht z. B. für die unabhängigen Variablen oder „Ziel" für die abhängige Variable. Da dies derzeit aber noch wenig Relevanz für die Auswertung hat, wird empfohlen, die Standardeinstellung zu belassen.

Parallel zur Definition der Variablen in der Variablenansicht werden in den Spalten der Datenansicht die Variablennamen übernommen (siehe Abbildung unten). Hier können nun die Daten der einzelnen befragten Personen eingegeben werden, wobei jede Zeile für eine Person steht. Das Beispiel unten zeigt die Eingabe der vier Beispiel-Personen, die auch schon zuvor in einer Datenmatrix dargestellt wurden.

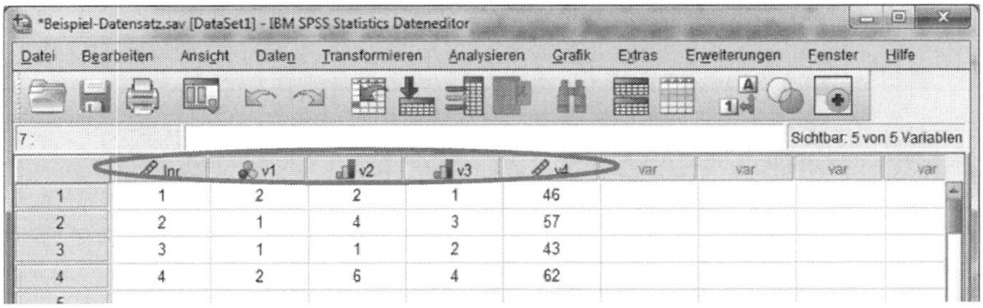

*Beispiel-Datensatz.sav [DataSet1] - IBM SPSS Statistics Dateneditor

Datei Bearbeiten Ansicht Daten Transformieren Analysieren Grafik Extras Erweiterungen Fenster Hilfe

7: | Sichtbar: 5 von 5 Variablen

	lnr	v1	v2	v3	v4	var	var	var	var
1	1	2	2	1	46				
2	2	1	4	3	57				
3	3	1	1	2	43				
4	4	2	6	4	62				

Abb. 19: Dateneingabe in SPSS

2.3 Exkurs: benutzerdefinierte Voreinstellungen in SPSS

Vor der Nutzung von SPSS empfiehlt es sich, das Programm nach den eigenen Bedürfnissen und Vorstellungen einzustellen. Dazu kann man im Menü „Optionen" einige Grundeinstellungen vornehmen, die dann auch für alle weiteren Programmaufrufe gespeichert bleiben und die Arbeit sehr erleichtern.

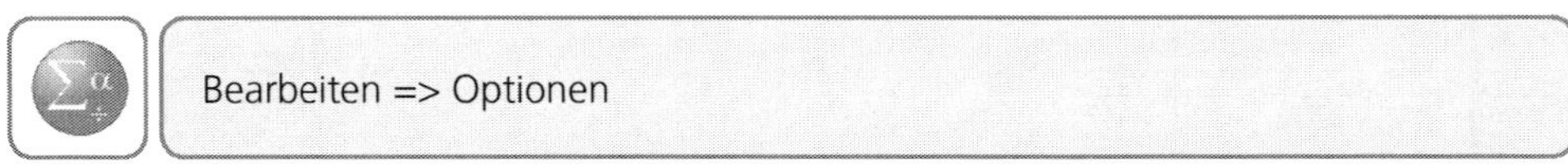

Hier sollen nun einige sehr hilfreiche Einstellungen genannt werden. In der Praxis ist es sicher ratsam, vor der Nutzung von SPSS dieses Menü in Ruhe durchzusehen, um mögliche individuelle benutzerdefinierte Einstellungen zu treffen:

⇒ Im Reiter „***Allgemein***" sollte unter „Variablenlisten" die Einstellung auf „Namen anzeigen" geändert werden. Dies bewirkt, dass in den späteren Menüaufrufen nicht die Langbezeichnungen der Variablen angegeben werden, was ein Auffinden der richtigen Variable sehr erschwert, sondern die Kurzbezeichnungen.

⇒ Der Reiter „***Ausgabe***" ermöglicht die Einstellung, ob in den Outputs (also Tabellen und Grafiken) jeweils die Variablennamen und -labels bzw. die Antwortmöglichkeiten und dazugehörigen Codes ausgegeben werden sollen.

⇒ Um die Formatierung von Grafiken nach den eigenen Wünschen einzustellen, kann der Reiter „***Diagramme***" aufgerufen werden. Hier können Farben, Linienarten, Schriftarten etc. für Diagramme eingestellt werden.

⇒ Der Menüpunkt „***Pivot-Tabellen***" ermöglicht Voreinstellungen, die bestimmen, wie die ausgegebenen Tabellen layoutiert sein sollen. Hier kann aus verschiedenen Vorlagen ausgewählt werden.

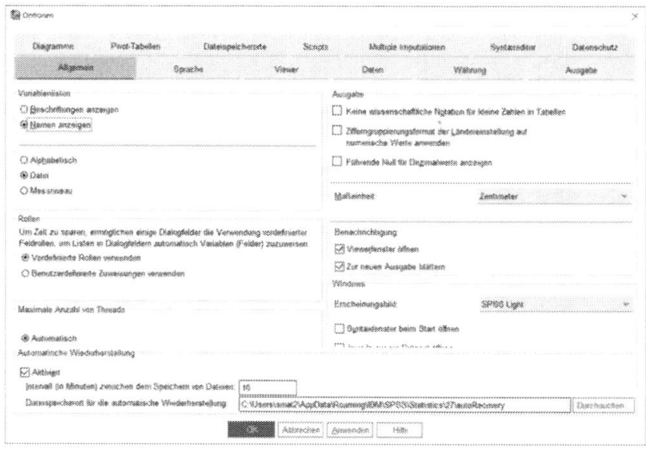

Abb. 20: Optionen – Benutzerdefinierte Einstellung von SPSS

3 Datenaufbereitung und Datenkontrolle

Ein wesentlicher, wenn auch im Rahmen von statistischen Datenanalysen oft unterschätzter Schritt ist die Aufbereitung der gesammelten Daten. Es reicht nicht aus, die Antworten der Befragten in Form von Codes elektronisch zu erfassen, sondern es ist auch notwendig, diese für die darauffolgende Analyse aufzubereiten, um bestmögliche Ergebnisse erzielen zu können. In den folgenden Abschnitten sollen daher einige wesentliche Aspekte beschrieben werden, nämlich die Datenkontrolle, die Datentransformation und die Datenselektion.

3.1 Datenkontrolle

Die manuelle Eingabe von Daten in Excel oder SPSS ist ein arbeitsintensiver, zeitaufwändiger Prozess, der sehr fehleranfällig ist. Trotz größter Sorgfalt bringt das händische Eintippen von Daten praktisch immer Fehler mit sich. Bei Befragungen, die z. B. online durchgeführt oder bei denen die Antworten der Befragten direkt computerunterstützt erfasst werden, fällt dieser Schritt zwar weg, dennoch können auch hier systematische Fehler auftauchen. Eine technische Möglichkeit sind Scanner, die Antworten aus einem ausgefüllten Fragebogen direkt erfassen. Dies verlangt aber 1., dass die Fragebögen so gestaltet werden, dass eine elektronische Erfassung möglich ist, und 2. ein optimales Ankreuzverhalten der Proband*innen. Auch hier gibt es also Fehlerquellen.

Unabhängig von der Art der Datenerhebung ist aber in jedem Fall die Kontrolle der Daten nach der Zusammenstellung der Datenmatrix notwendig. Durch eine sorgfältige Datenkontrolle kann die Qualität der Daten und damit der späteren Ergebnisse enorm gesteigert werden. Allerdings muss man sich auch dessen bewusst sein, dass man nie alle Fehler erkennen wird.

Die einfachste Art der Datenkontrolle besteht darin, Häufigkeitstabellen von allen eingegebenen Variablen zu erzeugen (vgl. Kapitel 4). Dieser Schritt ermöglicht die Durchsicht der Variablenbeschriftungen, aber auch der Antwortkategorien und der definierten fehlenden Werte. Mögliche Fehler in den Beschriftungen oder nicht plausible Antworten können auf diese Weise identifiziert werden.

Analysieren => Deskriptive Statistiken => Häufigkeiten

Die Tabelle unten zeigt die Häufigkeitsverteilung der Antworten auf die Frage nach der Einschätzung des eigenen Gesundheitszustandes der Befragten. Hier geht es nun noch nicht darum, die Ergebnisse zu interpretieren, sondern lediglich darum, den Blick darauf zu richten, ob alle gegebenen Antworten auch wirklich Sinn ergeben. Die Codes von

„1" bis „5" wurden in der Variablenansicht entsprechend der vorgegebenen Kategorien im Fragebogen gelabelt und erscheinen demnach in der Tabelle als sinnvoll. Schnell wird man aber erkennen, dass die Antwortmöglichkeiten „6", „22" und „33" nicht sinnvoll sind. Hier sind anscheinend Tippfehler passiert.

subjektiver Gesundheitszustand

		Häufigkeit	Prozent	Kumulierte Prozent
Gültig	1 Sehr gut	5407	35,0	35,0
	2 Gut	6036	39,0	74,0
	3 Mittelmäßig	3043	19,7	93,7
	4 Schlecht	796	5,1	98,8
	5 Sehr schlecht	176	1,1	100,0
	6	1	,0	100,0
	22	1	,0	100,0
	33	1	,0	100,0
	Gesamt	15461	100,0	

Tab. 5: Datenkontrolle (1)

Nun gilt es, jene Personen ausfindig zu machen, denen die falschen Werte zuzuordnen sind. Die beste Möglichkeit dazu ist, in die Datenansicht zu wechseln und dort jene Variable zu suchen, bei der die Fehler passiert sind (in unserem Fall die Variable „Gesundheit"). Mit einem Klick auf „Gesundheit" mit der rechten Maustaste öffnet sich ein Menü, in dem die Daten einer Variable aufsteigend oder absteigend sortiert werden können. In unserem Fall empfiehlt es sich, die Daten absteigend zu sortieren, da es sich bei den Tippfehlern um hohe Zahlen handelt. Die Abbildung unten zeigt, dass nach diesem Sortieren der Daten die Identifikation der Personen, bei denen Tippfehler passiert sind, sehr einfach ist. Mithilfe der Variable „Laufnummer" können die Fragebögen mit den Nummern 296, 1467 und 2521 als fehlerhaft identifiziert werden.

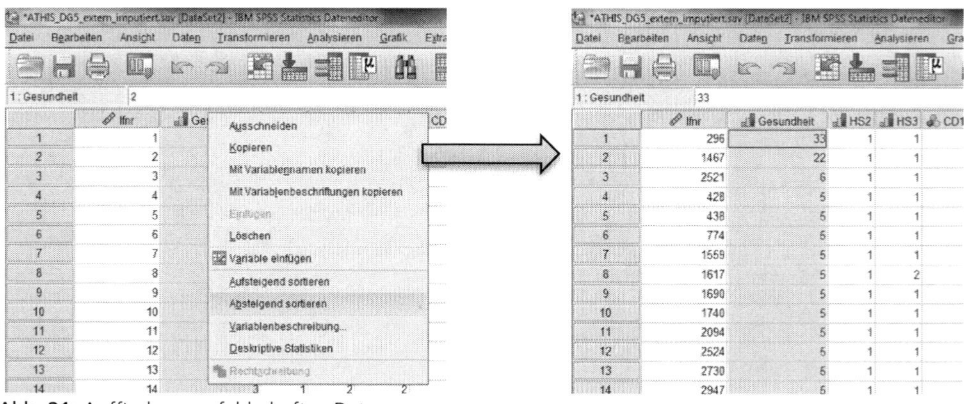

Abb. 21: Auffinden von fehlerhaften Daten

Diese Fragebögen können nun noch einmal zur Hand genommen und die Antworten korrigiert werden. Es empfiehlt sich dabei immer, nicht nur jene Frage zu kontrollieren, bei der ein Fehler ausfindig gemacht wurde, sondern auch einige Fragen davor und danach, da es häufig vorkommt, dass sich Fehler bei der Dateneingabe unbemerkt durchziehen (z. B. wenn man in der Zeile oder um eine Variable verrutscht).

Dieser Schritt zeigt die große Wichtigkeit einer eigenen Variable für die laufende Nummer der Fragebögen. Nur so ist eine spätere Fehlerkorrektur möglich. Die Fälle sind zwar auch in SPSS durch die Spalte links in der Datenansicht nummeriert, diese Nummerierung wird aber durch das Neusortieren von Daten nicht verändert, während eine eigene Variable für die laufende Nummer immer mit den richtigen Daten verknüpft bleibt.

Ein zweites Beispiel zeigt eine andere Art von Fehler bei der Dateneingabe. In der Tabelle zur Frage nach chronischen Krankheiten der Befragten gibt es zwei Personen, bei denen in der Datenmatrix nichts in das Feld eingetragen wurde. Solche leeren Felder werden als systemdefiniert fehlend („System") bezeichnet. Natürlich gibt es die Möglichkeit, Felder frei zu lassen, wenn eine Person keine Antwort auf eine Frage gegeben hat. Ich empfehle aber eher, einen konkreten Wert für „keine Angabe" zu vergeben. Dies hilft dabei, Felder zu finden, die fälschlich freigelassen wurden, wie es hier der Fall ist.

dauerhafte Krankheit oder chron. Gesundheitsproblem

		Häufigkeit	Prozent	Gültige Prozente	Kumulierte Prozente
Gültig	Ja	5990	38,7	38,7	38,7
	Nein	9469	61,2	61,3	100,0
	Gesamt	15459	100,0	100,0	
Fehlend	System	2	,0		
Gesamt		15461	100,0		

Tab. 6: Datenkontrolle (2)

Eine weitere Möglichkeit sind auch sogenannte Plausibilitätskontrollen. Das bedeutet, dass zwei Fragen aus dem Datensatz, die miteinander in Beziehung stehen, kombiniert werden, um mögliche Fehler zu identifizieren. Dies erfolgt am besten in Form von Kreuztabellen (Details zu Kreuztabellen siehe Kapitel 4.2). Natürlich besteht diese Möglichkeit nur in sehr eingeschränktem Ausmaß, da es gilt, Fragen zu finden, die miteinander in direkter Beziehung stehen.

Analysieren => Deskriptive Statistiken => Kreuztabellen

Betrachtet man z. B. eine Kreuztabelle der beiden Variablen „Alter" und „Alter Rauchbeginn", sieht man die Personenanzahl, die jeweils eine bestimmte Antwortkombination angegeben hat. Diese beiden Variablen sind für eine Plausibilitätskontrolle geeignet, da sie voneinander abhängen. Die Abhängigkeit ist in diesem Fall so zu verstehen, dass z. B. eine Person, die zwischen 20 und 24 Jahre alt ist, nicht angegeben haben kann, mit 31–60 Jahren mit dem Rauchen begonnen zu haben.

62 Personen geben z. B. an, zwischen 15 und 19 Jahre alt zu sein und im Alter von bis zu 15 Jahren mit dem Rauchen begonnen zu haben. In der Tabelle unten wurden alle Felder grau markiert, bei denen es plausibel scheint, dass Personen in einer solchen Kombination geantwortet haben. Alle weißen Felder entsprechen einem Antwortverhalten, das nicht plausibel ist, und sollten dementsprechend auch jeweils null Personen enthalten. Allerdings fällt auf, dass eine Person angegeben hat, 40–44 Jahre alt zu sein und im Alter von ab 60 Jahren mit dem Rauchen begonnen zu haben. Da dies nicht plausibel scheint, sollte der entsprechende Fragebogen zu dieser Person noch einmal genauer betrachtet werden.

		Alter Rauchbeginn			
		bis 15 Jahre	16-30 Jahre	31-60 Jahre	ab 61 Jahre
Alter	15-19	62	81	0	0
	20-24	117	236	0	0
	25-29	187	379	0	0
	30-34	187	518	3	0
	35-39	153	547	5	0
	40-44	184	625	14	1
	45-49	193	808	16	0
	50-54	207	766	21	0
	55-59	152	746	28	0
	60-64	85	508	29	0
	65-69	63	395	19	0
	70-74	41	304	21	1
	75-79	12	98	7	1
	80-84	8	46	4	0
	85+	4	22	3	1
Gesamt		1655	6079	170	4

Tab. 7: Plausibilitätskontrolle

Natürlich kann es auch vorkommen, dass bei der neuerlichen Überprüfung der Werte im Fragebogen ersichtlich wird, dass eine Person tatsächlich „falsch" geantwortet hat. In einem solchen Fall sollte man auch den restlichen Fragebogen genau unter die Lupe nehmen und gegebenenfalls aus der Analyse ausschließen. Zumindest sollten aber die nicht plausiblen Angaben im Datensatz durch fehlende Werte ersetzt werden.

3.2 Datentransformation

Häufig ist es notwendig, bestehende Variablen noch weiter zu bearbeiten bzw. neue Items zu bilden, um die Datenanalyse gezielter durchführen zu können. Diesen Prozess bezeichnet man als Datentransformation. Im Folgenden werden drei Arten der Datentransformation vorgestellt: das Rekodieren, das Berechnen neuer Variablen und das Zählen von Werten in Fällen.

3.2.1 Rekodieren

Eine erste Möglichkeit der Datentransformation stellt der Prozess des Rekodierens dar. Das bedeutet, dass die Merkmalsausprägungen einer bestehenden Variable zusammengefasst, neu angeordnet oder neu benannt werden. Dadurch entsteht eine neue Variable, mit der in der Analyse separat weitergerechnet werden kann.

*In der Gesundheitsbefragung wurde der Erwerbsstatus der Befragten in acht Kategorien erfasst (erwerbstätig, arbeitslos, Schüler*in/Student*in, Pension, arbeitsunfähig, Zivil-/Präsenzdienst, haushaltsführend, anderes). Für die weitere Analyse möchte man aber gezielt erwerbstätige und nicht erwerbstätige Personen vergleichen.*

Dieses Beispiel macht es also erforderlich, eine Rekodierung vorzunehmen, die die Kategorie „1" der Variable Erwerbsstatus zur neuen Kategorie 1 „erwerbstätig" macht und die Kategorien „2-8" zur neuen Kategorie 2 „nicht erwerbstätig" zusammenfasst. Die Tabelle unten zeigt dies im Überblick:

Alte Variable: *Erwerbsstatus*	**Neue Variable:** *Erwerbsstatus_2Kat*
1 Erwerbstätig (ohne Karenz)	1 – erwerbstätig
2 arbeitslos	
3 Pension	
4 dauerhaft arbeitsunfähig	
5 Schüler*in/Student*in	2 – nicht erwerbstätig
6 Haushaltsführend	
7 Zivil-/Präsenzdienst	
8 anderes	

Tab. 8: Überblick Rekodierung

In SPSS verwendet man dazu das Menü „Transformieren => Umcodieren in andere Variablen". Es gäbe auch den Menüpunkt „Umcodieren in dieselben Variablen", es empfiehlt sich allerdings, diesen nicht zu verwenden, weil dadurch keine neue Variable gebildet, sondern die alte, bestehende Variable überschrieben würde.

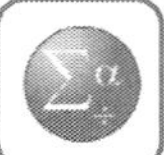

Transformieren => Umcodieren in andere Variablen

Der Prozess des Rekodierens verläuft folgendermaßen:

1. Zunächst wählt man in der Variablenliste links jene Variable aus, die rekodiert werden soll, und klickt diese mit dem Pfeil in das leere Fenster in der Mitte.
2. In einem zweiten Schritt wird in den Feldern zur „Ausgabevariable" ein Name und eine Beschriftung für die neu zu bildende Variable vergeben. Dieser Schritt muss mit „Ändern" bestätigt werden (solange dieser Schritt ausständig ist, kann man das Menü nicht mit „OK" verlassen).
3. Im Menü „Alte und neue Werte" geht es darum, einzugeben, aus welchen alten Werten welche neuen Werte gebildet werden sollen.
   a. Auf der linken Seite des neu geöffneten Fensters müssen die Werte der alten Variable eingegeben werden. Das kann z. B. durch die Eingabe eines einzelnen Wertes, aber auch eines Bereichs erfolgen.
   b. Auf der rechten Seite des Fensters sind jeweils die für die neue Variable vorgesehenen Werte einzutragen.
   c. Schließlich wird die Eingabe durch „Hinzufügen" bestätigt und im Fenster „Alt => Neu" abgespeichert.

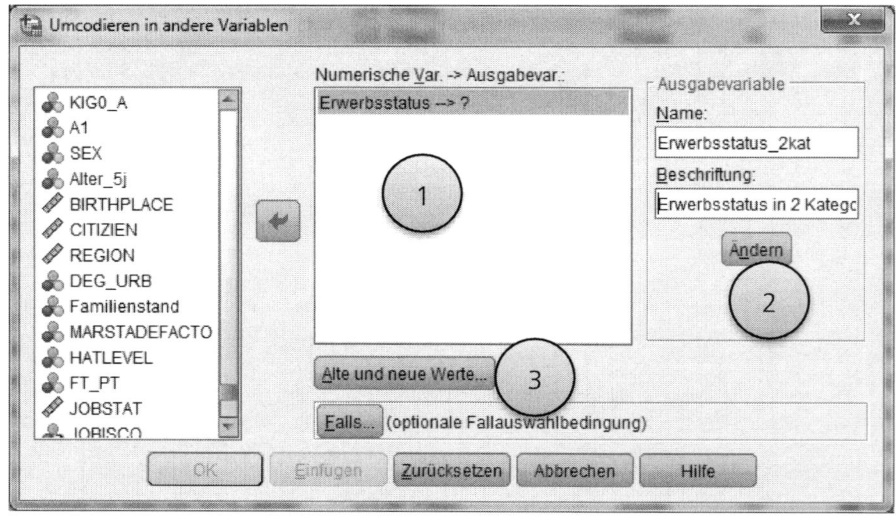

Abb. 22: Menü „Umcodieren in andere Variablen" (1)

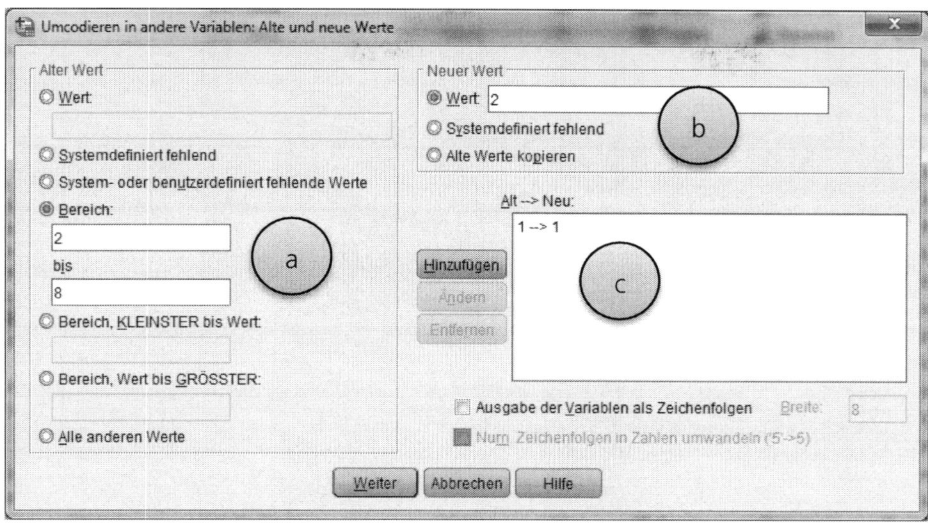

Abb. 23: Menü „Umcodieren in andere Variablen" (2)

In diesem konkreten Beispiel zum Rekodieren der Variable „Erwerbsstatus" in eine neue Variable mit nur zwei Ausprägungen erkennt man, dass der Wert „1" bereits zum neuen Wert „1" gemacht wurde. Nun wird im zweiten Schritt der Bereich von „2–8" mit dem neuen Wert „2" kodiert. Durch Hinzufügen dieses neuen Wertes und Klicken auf „Weiter" werden die Befehle abgespeichert. Zurück im Hauptmenü, führt der Klick auf „OK" dazu, dass sich im Datensatz eine neue Variable bildet. Diese neue Variable muss nun, wie schon zu Beginn der Dateneingabe, mit Variablen- und Wertelabels versehen werden.

Als Kontrolle, ob bei der Rekodierung alles planmäßig verlaufen ist, bietet sich die Darstellung der alten und neuen Variable in Form einer Kreuztabelle an.

		Erwerbsstatus in 2 Kategorien		Gesamt
		1 erwerbstätig	2 nicht erwerbstätig	
Erwerbs-status	1 Erwerbstätig (ohne Karenz)	7913	0	7913
	2 arbeitslos	0	505	505
	3 Pension	0	4985	4985
	4 dauerhaft arbeitsunfähig	0	123	123
	5 Schüler*in / Student*in	0	936	936
	6 Haushaltsführend	0	509	509
	7 Zivil-/Präsenzdienst	0	38	38
	8 anderes	0	452	452
Gesamt		9247	7913	7548

Tab. 9: Kontrolle Rekodierung

Im Idealfall finden sich z. B. alle befragten Personen, die bei der ursprünglichen Variable „Erwerbsstatus" den Wert 1 angegeben haben, nun bei der neuen Variable in der Kategorie „erwerbstätig". Die Tabelle zeigt, dass sich keine Person in eine falsche Kategorie „verirrt" hat, dementsprechend dürfte bei der Rekodierung kein Fehler passiert sein. Nun kann mit der neuen Variable weitergearbeitet werden. Die alte Variable bleibt aber im Datensatz bestehen und kann ebenfalls für Auswertungen genützt werden.

Wie schon erwähnt, kann das Menü „Umcodieren in andere Variablen" nicht nur dazu genutzt werden, Kategorien zusammenzufassen, sondern auch dazu, Variablen in eine andere Richtung zu polen (z. B. von einer positiven auf eine negative Aussage). Dazu würden die Zahlenwerte der ursprünglichen Skala einfach umgedreht. Das Menü wird außerdem häufig dazu verwendet, metrische Variablen wie z. B. Alter, Gewicht etc. in wenige Kategorien zusammenzufassen.

3.2.2 Variablen berechnen

Eine weitere Möglichkeit der Datentransformation bietet das Menü „Variable berechnen", das es erlaubt, bestehende Variablen durch verschiedene mathematische Operationen zu neuen Variablen zusammenzurechnen.

Transformieren => Variable berechnen

Klassische Anwendungsgebiete dafür sind z. B. folgende:

- Angenommen, Sie haben fünf Fragen zur psychischen Gesundheit der Befragten gestellt (jeweils mit der Antwortskala 1 „volle Zustimmung" bis 6 „keine Zustimmung") und möchten nun eine Variable bilden, die die Gesamteinschätzung der psychischen Gesundheit wiedergibt. Sie können dazu im Menü „Variable berechnen" alle Variablen addieren und anschließen durch die Anzahl der Variablen (also 5) dividieren. Dadurch erhalten Sie eine Durchschnittsantwort für die psychische Gesundheit. Man spricht hier auch von der Bildung eines Index.
- Sie haben bei Ihren Proband*innen den Blutdruck vor und nach einer Intervention gemessen. Nun soll eine neue Variable analysiert werden, die die Differenz der beiden Messzeitpunkte zeigt. Dazu subtrahieren Sie die eine von der anderen Variable.
- Sie haben die Körpergröße und das Körpergewicht der Befragten erfasst und möchten nun in einer neuen Variable den BMI abbilden. Anhand dieses Beispiels soll nun das Menü genauer vorgestellt werden:

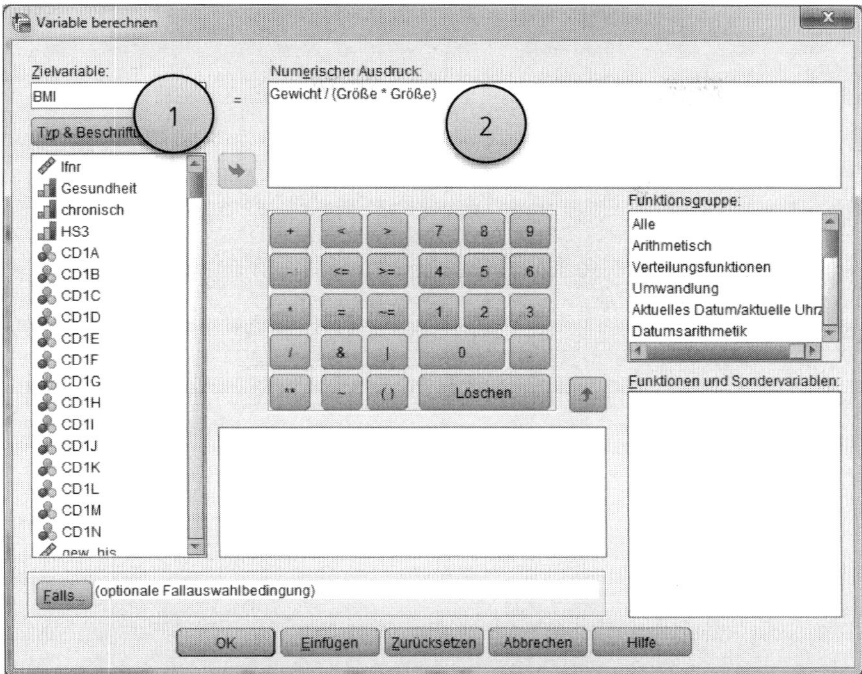

Abb. 24: Menü „Variable berechnen"

1. Als ersten Schritt wird ein Name für die neu zu bildende Variable vergeben. Hier wurde bereits der neue Name „BMI" eingetragen. Sie hätten weiters auch noch die Möglichkeit, den Typ der neuen Variable einzustellen bzw. ein Variablenlabel zu vergeben.

2. Im Fenster „Numerischer Ausdruck" haben Sie die Möglichkeit, die Formel für die Neuberechnung der Variable einzutragen. Dazu können Sie die notwendigen Variablen aus der Variablenliste links mit dem Pfeil-Button einfügen. Für die mathematischen Zeichen können Sie entweder die Tastatur ihres PCs oder aber auch die im Menü eingebettete Tastatur verwenden. In unserem Beispiel lautet der „Numerische Ausdruck" folgendermaßen: „Gewicht/(Größe * Größe)".

3. Durch Klick auf „OK" wird die neue Variable unten im Datensatz hinzugefügt und steht für weitere Berechnungen zur Verfügung.

3.2.3 Werte in Fällen zählen – Gezählter Index

Schließlich besteht auch die Möglichkeit, gewisse Antworten in Variablen zu zählen. Es geht dabei darum, bei einer Gruppe von Variablen zusammenzuzählen, wie häufig bestimmte Antworten angekreuzt wurden. Man spricht dabei auch von der Bildung eines gezählten Index.

Transformieren => Werte in Fällen zählen

Ein konkretes Beispiel soll dies klarer machen:

In der Gesundheitsbefragung wurde danach gefragt, über welchen Impfschutz die Befragten verfügen. Dazu wurden fünf verschiedene Impfungen aufgelistet, und die Befragten hatten die Möglichkeit, mit 1 „ja" oder 2 „nein" zu antworten. Nun soll eine neue Variable gebildet werden, die angibt, über wie viele der abgefragten Impfungen eine Person verfügt.

Die folgende Tabelle zeigt eine Übersicht über die ursprünglich abgefragten Items:

Alte Variablen: *Impfungen* *1 – ja* *2 – nein*	**Gezählter Index:** *Anzahl_Impfungen*
Impfschutz gegen Tetanus	Anzahl der Impfungen Ausprägungen von 0 (keine) bis 4 (alle Impfungen)
Impfschutz gegen Diphtherie	
Impfschutz gegen Polio	
Impfschutz gegen FSME	

Tab. 10: Einzelitems Impfschutz

Die Bildung eines Index zur Anzahl der Impfungen geht folgendermaßen vor sich:

1. Zunächst ist im Menü ein Name für die Zielvariable, also für die neu zu bildende Variable einzugeben. Zusätzlich kann auch noch ein Label vergeben werden, das die neue Variable genauer beschreibt.

2. In einem zweiten Schritt werden alle Variablen, die in den Index miteinfließen sollen, aus der Variablenliste links mit dem Pfeil in das rechte Fenster geklickt.

3. Im Untermenü „Werte definieren" muss jener Wert eingetragen werden, der in den Variablen abgezählt werden soll (durch Eintragen auf der linken Seite und Hinzufügen auf der rechten Seite). In unserem Fall soll der Wert „1" gezählt werden, weil es ja darum geht, die Anzahl der Impfungen, über die eine Person verfügt, zu zählen. Man möchte also wissen, wie oft jemand „ja" angegeben hat.

4. Durch Klicken auf „Weiter" und „OK" wird eine neue Variable im Datensatz gebildet, die umgehend mit Variablen- und Wertelabels versehen werden sollte.

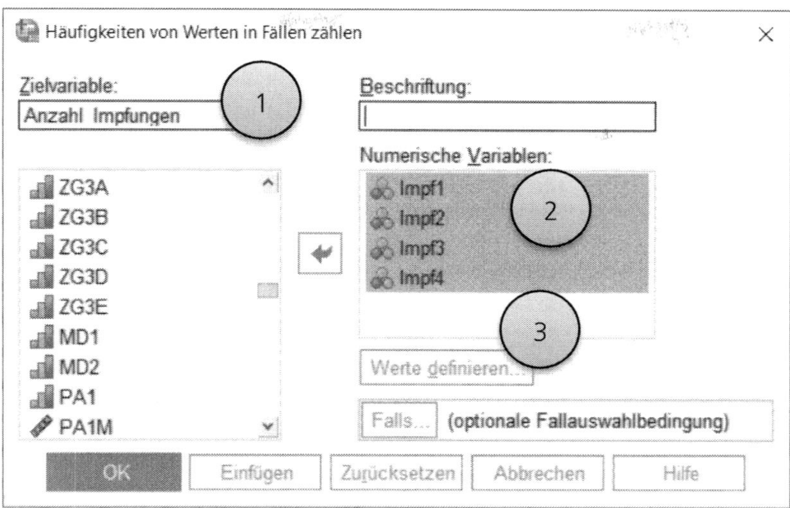

Abb. 25: Menü „Werte in Fällen zählen" (1)

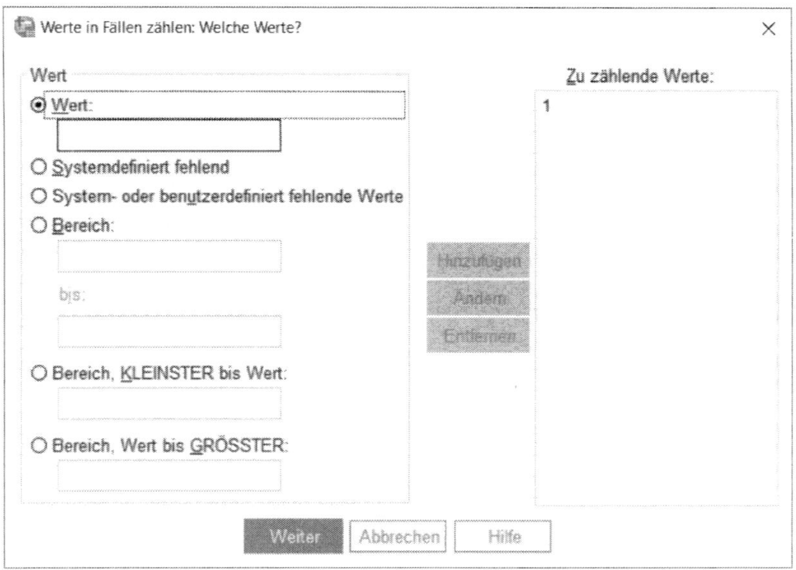

Abb. 26: Menü „Werte in Fällen zählen" (2)

Die beiden Tabellen unten zeigen eine Gegenüberstellung der prozentuellen Verteilung der vier ursprünglichen Variablen und eine Häufigkeitsauszählung des neu gebildeten gezählten Index „Anzahl Impfungen". Dies zeigt, dass durch die Bildung eines Index immer Informationen verloren gehen. Man kann aus dem Index nicht mehr herauslesen, welche Impfung wie häufig genannt wurde. Stattdessen gewinnt man jedoch eine neue Art von Information: Man weiß, wie viele Impfungen die Befragten insgesamt haben.

Aufrechter Impfschutz gegen...	1 Ja %	2 Nein %	n
Tetanus	73,6%	26,4%	15377
Diphtherie	62,1%	37,9%	15284
Polio	58,2%	41,8%	15277
FSME	63,6%	36,4%	15428

Anzahl_Impfungen

	Häufigkeit	%
0	2499	16,2
1	2105	13,6
2	1596	10,3
3	2819	18,2
4	6442	41,7
Gesamt	15461	100,0

Tab. 11: Gegenüberstellung: Einzelvariablen und gezählter Index

Bei der bisherigen Darstellung des gezählten Index ist allerdings Vorsicht geboten! In den Tabellen oben fällt auf, dass die einzelnen Items zu den Impfungen nicht von allen 15461 Befragten des Gesundheitssurveys beantwortet wurden. Zwischen 33 und 184 Befragte haben die Fragen entweder ausgelassen, verweigert oder mit „weiß nicht" beantwortet. Im gezählten Index scheinen hingegen alle 15461 Befragten auf.

Das liegt daran, dass die fehlenden Werte bei einem gezählten Index im ersten Schritt nicht berücksichtigt werden. Es wird in unserem Beispiel lediglich gezählt, ob jemand den Wert 1 „ja" angekreuzt hat oder nicht. Hat jemand den Wert 1 nicht ausgewählt, spielt es für die Zählung keine Rolle, warum dies der Fall ist – weil die Person 2 „nein" angekreuzt oder einen fehlenden Wert hat.

Daher sollte man sich einen Überblick darüber verschaffen, wie viele fehlende Werte es bei den vier Impf-Fragen gibt. Das gelingt am besten ebenfalls durch einen gezählten Index, bei dem nun nicht die „ja"-Antworten, sondern die fehlenden Werte („missings") gezählt werden. Dieser Index wird in SPSS folgendermaßen gebildet:

1. Zielvariable: „Impfungen_miss"
2. Vier einzelne Items zu den Impfungen ins Feld „numerische Variablen" schieben
3. Werte definieren: „system- oder benutzerdefiniert fehlende Werte" werden als zu zählende Werte definiert (also in das Feld rechts geklickt). Man möchte wissen, wie häufig jemand bei den vier Impf-Fragen einen fehlenden Wert hat.
4. Durch Klick auf „weiter" und „ok": Eine neue Variable im Datensatz wird gebildet, die folgende Häufigkeitsverteilung hat:

Anzahl missings Impfungen

	Häufigkeit	%
0	15207	98,4
1	115	,7
2	71	,5
3	51	,3
4	17	,1
Gesamt	15461	100,0

Tab. 12: Gezählter Index – Fehlende Werte Impfungen

Die Auswertung des gezählten Index zu fehlenden Werten bei den vier Impf-Items zeigt, dass der größte Teil der Befragten null fehlende Werte aufweist, also alle vier Fragen mit einer gültigen Antwort ausgefüllt hat (98.4 %). Die restlichen 1,6 % der Befragten haben eine bis alle vier Fragen ausgelassen, verweigert oder mit „weiß nicht" beantwortet. Nun liegt es an inhaltlichen Überlegungen der forschenden Person, wie mit diesen fehlenden Werten umgegangen werden soll.

- ⇨ Variante 1) Man entscheidet sich, die 1,6 % der Personen mit fehlenden Werten im Index zu belassen, da es sich um eine sehr kleine Gruppe handelt und man davon ausgehen kann, dass diese den Index nur wenig verzerren.
- ⇨ Variante 2) Man schließt nur Personen in den Index ein, die zumindest die Hälfte der Fragen beantwortet haben, also maximal 2 fehlende Werte aufweisen. Damit würde man nur 0,4 % der Befragten verlieren. Auch eine Entscheidung für eine andere Anzahl an fehlenden Werten wäre möglich, z. B. maximal eine fehlende Angabe.
- ⇨ Variante 3) Man wählt die strengste Variante, die allerdings zu einem sehr sauberen Index führt und integriert nur all jene Personen in den Index, die auch alle vier Fragen ausgefüllt und damit 0 fehlende Werte haben.

Zu welcher Entscheidung man kommt, hängt von verschiedenen Parametern ab, nämlich einerseits von inhaltlichen Überlegungen und andererseits aber auch von der Größe der Stichprobe und der Anzahl an Personen, die man durch einen Ausschluss verlieren würde.

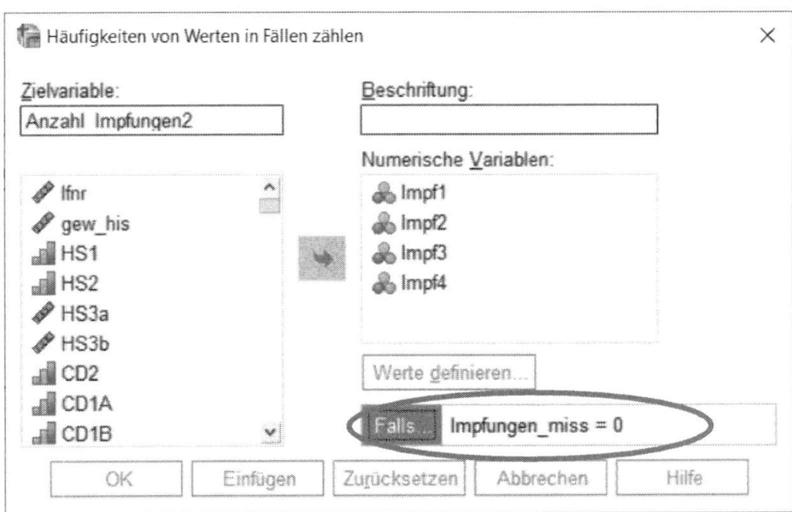

Abb. 27: Ausschluss fehlender Werte im Menü „Werte in Fällen zählen"

Hier soll nun die strengste, aber auch sauberste Variante gezeigt werden, indem nur jene Personen in den gezählten Index einfließen, die auch alle Fragen beantwortet haben. Dabei geht man wie weiter oben bei der erstmaligen Bildung des gezählten Index „Anzahl_Impfungen" vor. Nur dieses Mal bedient man sich der Hilfsvariable „Imfpungen_miss" und erstellt damit eine Falls-Bedingung. Dazu trägt man im Untermenü „Falls..." (siehe Markierung in der Abbildung oben) die Bedingung ein, dass nur für all jene ein Index gebildet werden soll, die folgendes erfüllen: „Impfungen_miss = 0".

Die Analyse des nun korrigierten Index zur Anzahl der Impfungen der Befragten zeigt, dass sich die prozentuelle Verteilung durch den Ausschluss jener Befragten, die nicht alle Fragen beantwortet haben, zwar nur geringfügig verändert hat. Dennoch kann nun sichergestellt werden, dass weitere Auswertungen mit einem Index berechnet werden, der nicht durch fehlende Werte verzerrt ist.

Anzahl_Impfungen2

		Häufigkeit	%	Gültige %
Gültig	0	2447	15,8	16,1
	1	2023	13,1	13,3
	2	1524	9,9	10,0
	3	2771	17,9	18,2
	4	6442	41,7	42,4
	Gesamt	15207	98,4	100,0
Fehlend	System	254	1,6	
Gesamt		15461	100,0	

Tab. 13: Gezählter Index Impfungen nach Ausschluss fehlender Werte

3.3 Datenimport

Es ist nicht zwangsläufig notwendig, Daten direkt in SPSS einzugeben; man kann dies auch problemlos zum Beispiel in Microsoft Excel durchführen. Da beide Programme eine Schnittstelle besitzen, ist der spätere Datenimport ohne weiteres möglich.

*Angenommen, man hat die Daten einer Befragung von Patient*innen in Excel eingegeben und möchte diese nun in SPSS importieren, um dort die geplanten Auswertungen durchzuführen.*

Eine Datenmatrix in Excel könnte zum Beispiel so aussehen, wie in der Abbildung unten dargestellt. Dabei ist es lediglich wichtig zu beachten, dass in der ersten Zeile des Excel-Sheets die Variablennamen angeführt sind, weil diese dann später von SPSS als Variablenbezeichnung übernommen werden.

	A	B	C	D	E	F
1	Lnr	Alter	Geschlecht	Größe	Gewicht	
2	1	23	1	1,76	81	
3	2	41	1	1,81	99	
4	3	59	2	1,69	65	
5	4	28	1	1,92	89	
6	5	33	2	1,56	48	
7	6	36	2	1,65	54	
8	7	67	2	1,73	61	
9	8	71	1	1,79	69	
10	9	21	2	1,75	79	
11	10	60	1	1,82	103	
12						
13						

Abb. 28: Beispiel Excel-Datenmatrix

Öffnet man nun ein leeres SPSS-File, besteht die Möglichkeit, über den Befehl „Öffnen" nicht nur SPSS-Datensätze, sondern auch Excel-Files aufzumachen.

Dazu muss der Dateityp auf „Excel" umgestellt werden (vgl. Abbildung unten). Nach dem Klick auf „Öffnen" der ausgewählten Excel-Datei erscheint noch eine Aufforderung, dies zu bestätigen, bzw. kann im zusätzlich geöffneten Fenster noch spezifiziert werden, welches Tabellenblatt aus der Excel-Datei importiert werden soll. Anschließend erscheinen die importierten Daten in einer SPSS-Datendatei. Allerdings ist es im Anschluss notwendig, die Variableneigenschaften in der Variablenansicht zu definieren, um auch wirklich mit den Daten arbeiten zu können.

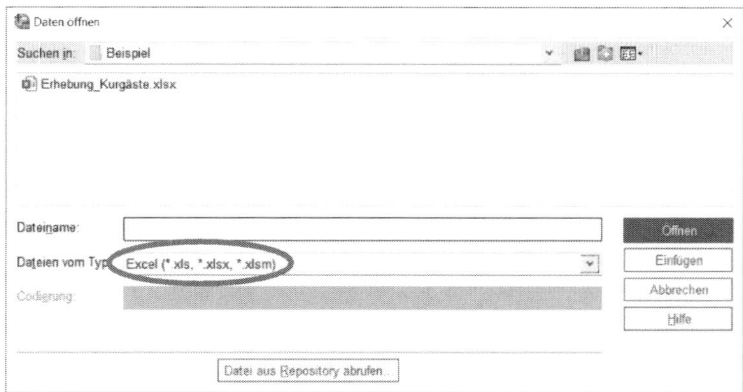

Abb. 29: Öffnen von Excel-Datensätzen in SPSS

Es soll hier auch auf die Möglichkeit verwiesen werden, unterschiedliche SPSS-Datensätze zusammenzufügen. Dies kann z. B. notwendig sein, wenn mehrere Personen gleichzeitig Daten in unterschiedliche Files eingeben.

Daten => Dateien zusammenfügen => Fälle oder Variablen hinzufügen

3.4 Export von SPSS-Outputs

Hat man in SPSS Tabellen oder Grafiken produziert, wird man diese meist in anderen Programmen weiterverarbeiten. Man baut sie z. B. in Microsoft Word in einen Auswertungsbericht ein oder verwendet sie in Excel für weitere Analysen. Der einfachste Weg des Exports von Outputs aus SPSS ist ein Klick mit der rechten Maustaste auf die jeweilige Tabelle oder Grafik im Viewer und die Auswahl des Befehls „kopieren" (oder alternativ im Menü unter „Bearbeiten" => Kopieren). Anschließend können die Tabellen und Grafiken in jedem beliebigen Programm mit „Einfügen" integriert werden.

Wählt man stattdessen den Befehl „Kopieren als", hat man die Möglichkeit, Tabellen auch als Bilder in andere Programme zu übertragen. Das hat zwar den Nachteil, dass sie dann nicht mehr bearbeitet werden können, allerdings können große Tabellen auf diese Weise leichter an das Seitenformat angepasst werden. Diese Vorgehensweise ist sehr zu empfehlen, da es so leichter möglich wird, Tabellen und Grafiken in einen Fließtext zu integrieren.

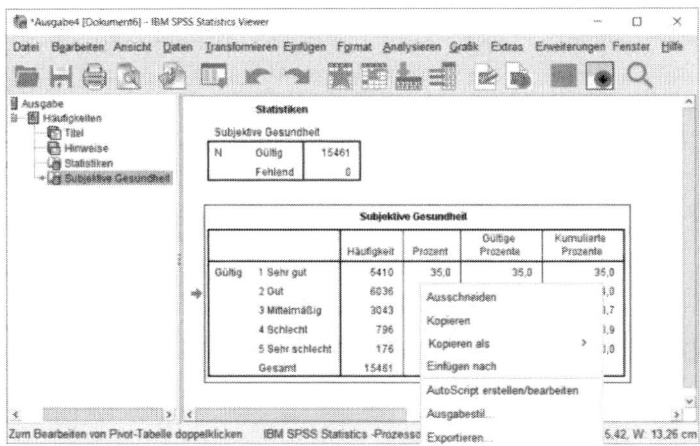

Abb. 30: Export von SPSS-Outputs über „Kopieren"

Möchte man nicht nur eine Tabelle separat exportieren, sondern alle bereits produzierten Outputs in einem Schritt, eignet sich der Befehl „Exportieren". Dieser erscheint, wenn man an einer Stelle im Output-Fenster außerhalb der Tabellen und Grafiken mit der rechten Maustaste klickt. Durch Auswahl des Befehls „Exportieren" öffnet sich ein Fenster, in dem man die Wünsche bezüglich des Exports der Tabellen und Grafiken einstellen kann. Nach Abschluss dieses Prozesses wird je nach Wunsch ein Word- oder Excel-File erstellt, in dem alle Outputs enthalten sind.

3.5 Datenselektion

Häufig wird in einer Datenanalyse das Interesse nicht alle Befragten gleichermaßen betreffen, sondern sich eher darauf konzentrieren, mehrere Gruppen von Befragten miteinander zu vergleichen bzw. nur eine bestimmte Teilgruppe auszuwählen. SPSS bietet die Möglichkeit einer solchen Datenselektion in den Menüpunkten „Datei aufteilen" bzw. „Fälle auswählen".

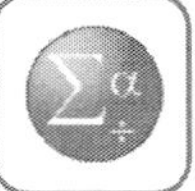

Daten => Datei aufteilen
Daten => Fälle auswählen

Geht es in der Auswertung darum, verschiedene Gruppen von Befragten miteinander zu vergleichen, empfiehlt es sich, die Datei aufzuteilen. Anschließend kann jede beliebige Analyse – aufgeteilt nach verschiedenen Gruppen – durchgeführt werden. Dabei spielt es keine Rolle, ob es sich um zwei Gruppen handelt, wie in der Grafik unten, oder um mehr als zwei Gruppen.

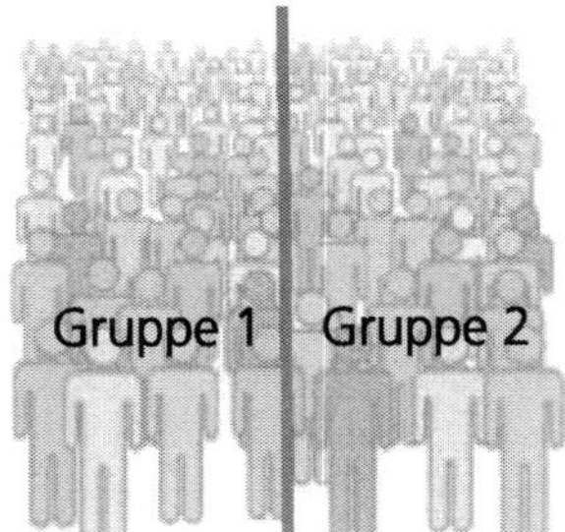

Konkret kann im Menü „Datei aufteilen" zwischen zwei Alternativen gewählt werden, nämlich „Gruppen vergleichen" und „Ausgabe nach Gruppen aufteilen". Beide Varianten haben das gleiche Ziel: Auswertungen separat für Untergruppen zu erstellen. Der Unterschied ist bezüglich des Layouts erkennbar. Bei der Auswahl von „Gruppen vergleichen" erhält man eine Tabelle, die nach Gruppen aufgeteilt ist. Wählt man „Ausgabe nach Gruppen aufteilen", wird für jede Gruppe separat eine eigene Tabelle ausgegeben.

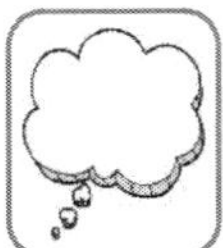

Bei der Auswertung der Variable „Gesundheitszustand" in der Gesundheitsbefragung möchte man sich die Ergebnisse für Männer und Frauen getrennt ansehen, um mögliche Unterschiede in deren Einschätzung zu erkennen.

Im Menü „Datei aufteilen" entscheidet man sich zunächst für eine der zuvor beschriebenen Aufteilungsvarianten; hier wurde „Gruppen vergleichen" gewählt. Anschließend wählt man in der Variablenliste links das Item Geschlecht aus, das die Basis für die Gruppenvergleiche bildet, und verschiebt es mit dem Pfeil in das Feld „Gruppen basierend auf".

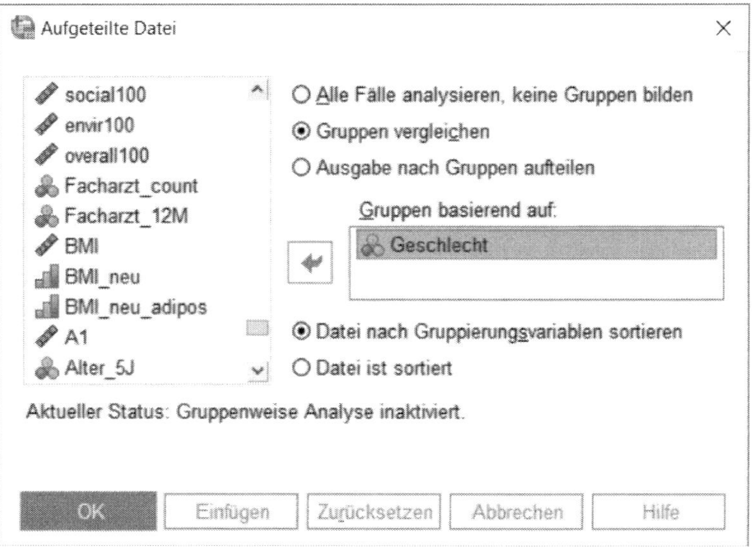

Abb. 31: Menü „Datei aufteilen"

Ab der Bestätigung des Vorganges mit „OK" werden alle weiteren Analysen getrennt nach Geschlecht durchgeführt. Lässt man sich z. B. eine Häufigkeitsauszählung der Einschätzung der Gesundheit ausgeben, wird diese separat für Männer und Frauen berechnet, wie die Tabelle unten zeigt. So können Unterschiede gut abgelesen werden.

subjektiver Gesundheitszustand

Geschlecht			Häufigkeit	Prozent	Kumulierte Prozent
Männlich	Gültig	Sehr gut	2479	34,6	34,6
		Gut	2885	40,3	74,9
		Mittelmäßig	1346	18,8	93,6
		Schlecht	378	5,3	98,9
		Sehr schlecht	78	1,1	100,0
		Gesamt	7166	100,0	
Weiblich	Gültig	Sehr gut	2931	35,3	35,3
		Gut	3151	38,0	73,3
		Mittelmäßig	1697	20,5	93,8
		Schlecht	418	5,0	98,8
		Sehr schlecht	98	1,2	100,0
		Gesamt	8295	100,0	

Tab. 14: Gesundheit allgemein nach Geschlecht

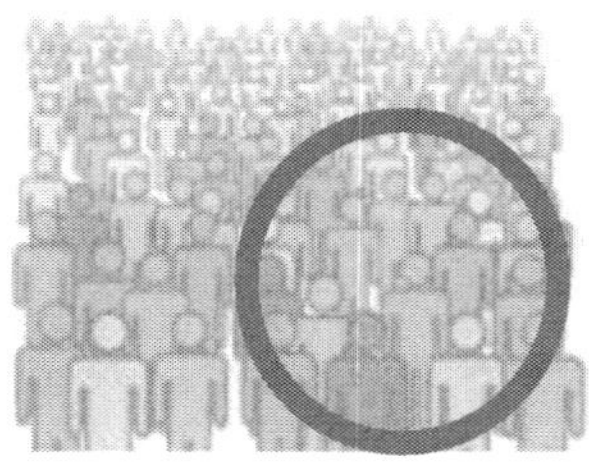

Möchte man hingegen nur eine Teilgruppe aus der Stichprobe näher analysieren, kommt das Menü „Fälle auswählen" zum Einsatz. Nach Einstellung einer bestimmten Fallauswahl werden dann alle weiteren Analysen nur für eine bestimmte Untergruppe durchgeführt.

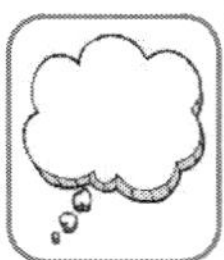

Man möchte den Gesundheitszustand nur für jene Befragten analysieren, die im Burgenland leben. Es ist dazu notwendig, nur jene Personen aus der Stichprobe zu selektieren, die bei der Variable „REGION" den Wert „1", also „Burgenland" angegeben haben.

Im Menü „Fälle auswählen" muss zunächst der Unterpunkt „Falls Bedingung zutrifft" ausgewählt werden, um eine Bedingung für die Auswahl von Personen eingeben zu können. Durch Klicken auf den Button „Falls" erscheint ein Untermenü. In diesem können anhand der Variablen in der Liste und mathematischen Zeichen Bedingungen gesetzt werden, die Personen in die Auswahl einschließen. In unserem Fall wird hier dementsprechend die Bedingung „REGION = 1" eingetragen. Andere mögliche Auswahlen könnten auch durch „größer als"- oder „kleiner als"-Zeichen gesetzt werden, wenn es z. B. darum geht, Personen ab einem bestimmten Alter auszuwählen. Möchte man mehrere Bedingungen setzen (z. B. Frauen aus dem Burgenland ab 40 Jahren), so können diese jeweils in Klammern gesetzt mit einem „&" verbunden werden.

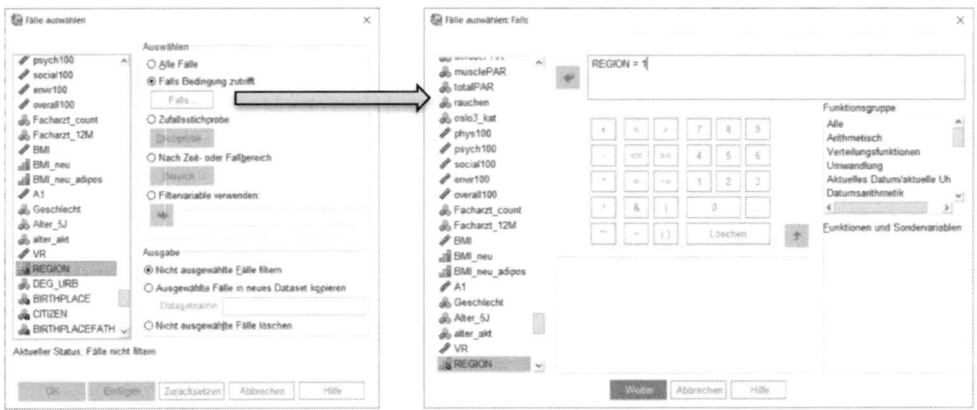

Abb. 32: Menü „Fälle auswählen"

Nach Beenden dieses Menüs durch „Weiter" und „OK" wird der Filter für alle weiteren Analysen gesetzt. Lässt man sich in der Folge z. B. wieder eine Häufigkeitsauszählung der Gesundheit ausgeben, wird diese nur für Personen aus dem Burgenland durchgeführt. Allerdings ist in der dadurch entstandenen Tabelle nicht abzulesen, dass ein bzw.

welcher Filter gesetzt wurde. Es wird daher empfohlen, eine so gebildete Tabelle sofort bezüglich der jeweiligen Untergruppe zu beschriften. Eine Alternative dazu bietet die Aktivierung der „Hinweise" durch Doppelklick auf das Symbol dazu in der Gliederung des Outputs. In diesen Anmerkungen kann nachvollzogen werden, welcher Filter gesetzt wurde.

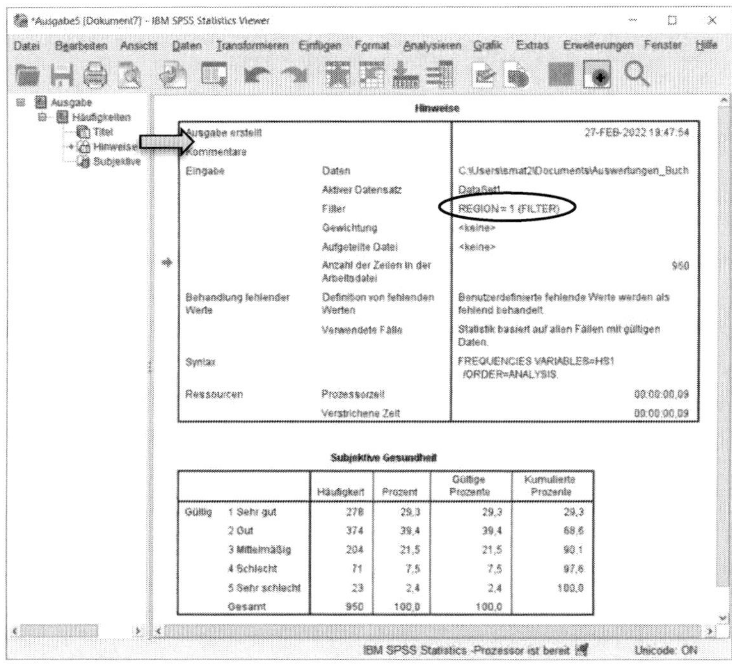

Hinweise

Ausgabe erstellt		27-FEB-2022 19:47:54
Kommentare		
Eingabe	Daten	C:\Users\smat2\Documents\Auswertungen_Buch
	Aktiver Datensatz	DataSet1
	Filter	REGION = 1 (FILTER)
	Gewichtung	<keine>
	Aufgeteilte Datei	<keine>
	Anzahl der Zeilen in der Arbeitsdatei	950
Behandlung fehlender Werte	Definition von fehlenden Werten	Benutzerdefinierte fehlende Werte werden als fehlend behandelt.
	Verwendete Fälle	Statistik basiert auf allen Fällen mit gültigen Daten.
Syntax		FREQUENCIES VARIABLES=HS1 /ORDER=ANALYSIS.
Ressourcen	Prozessorzeit	00:00:00,09
	Verstrichene Zeit	00:00:00,09

Subjektive Gesundheit

		Häufigkeit	Prozent	Gültige Prozente	Kumulierte Prozente
Gültig	1 Sehr gut	278	29,3	29,3	29,3
	2 Gut	374	39,4	39,4	68,6
	3 Mittelmäßig	204	21,5	21,5	90,1
	4 Schlecht	71	7,5	7,5	97,6
	5 Sehr schlecht	23	2,4	2,4	100,0
	Gesamt	950	100,0	100,0	

Abb. 33: Output nach Filtersetzung

Sowohl der Befehl „Fälle auswählen" als auch der Befehl „Datei aufteilen" bleibt in SPSS so lange aufrecht, bis er vom Nutzer bzw. der Nutzerin wieder deaktiviert wird. Ein Blick in die Datenmatrix zeigt, dass am rechten unteren Rand jeweils Hinweise auf die Aktivierung der beiden Befehle zu finden sind, bis diese wieder ausgeschaltet werden. Die Deaktivierung erfolgt durch nochmaligen Aufruf der jeweiligen Menüs und Aktivierung der Aussagen „Alle Fälle" bzw. „Alle Fälle analysieren".

Abb. 34: Hinweise auf Filtersetzung bzw. aufgeteilte Datei

II. DESKRIPTIVE STATISTIK

oder „Wie beschreibe ich die Ergebnisse in meiner Stichprobe?“

Unter deskriptiver Statistik versteht man die Beschreibung der Ergebnisse einer Stichprobe. Sie dient dazu, das Antwortverhalten der Befragten besser kennenzulernen bzw. ein Gefühl für die Daten zu entwickeln. Dies kann z. B. mittels Häufigkeitsverteilungen, statistischen Kennzahlen oder in grafischer Form erfolgen. Beschreibende Statistik ist unabhängig von der Art und Weise der Stichprobenziehung und Datenerhebung immer möglich, solange diese Schritte davor explizit beschrieben werden. Wichtig ist bei der deskriptiven Analyse von Daten, dass die daraus gewonnenen Ergebnisse nur für die jeweilige Stichprobe interpretiert werden dürfen und nicht auf eine potenzielle Grundgesamtheit übertragen werden können. In Bezug auf die Gesundheitserhebung der Statistik Austria aus dem Jahr 2019, die in der Folge als Beispiel immer wieder verwendet wird, bedeutet das etwa, dass die deskriptiven Ergebnisse nur auf die rund 15.000 Befragten bezogen werden können, nicht aber auf alle Österreicher*innen. Natürlich handelt es sich dabei um eine sehr große Stichprobe, die der Grundgesamtheit höchstwahrscheinlich schon sehr nahekommt, dennoch ist es nur mit Verfahren der schließenden Statistik (vgl. Kapitel III: Schließende Statistik) möglich, Aussagen auf die Grundgesamtheit zu beziehen.

4 Häufigkeitsauszählungen

Ein erster und nicht unwichtiger Schritt, der im Rahmen einer statistischen Datenanalyse gesetzt werden muss, sind sogenannte Häufigkeitsauszählungen. Das Ziel dabei ist, herauszufinden, wie viele Personen welche Antworten gegeben haben.

1. Zunächst geht es darum, zusammenzufassen, wie sich die Personen absolut auf die einzelnen Antwortkategorien verteilen. Es gilt also, die jeweilige Fallzahl den Ausprägungen zuzuordnen. Man nennt diese Werte auch ***absolute Häufigkeiten***.

2. Die ***relative Häufigkeit***, die in einem nächsten Schritt berechnet wird, setzt die absolute Häufigkeit in Relation zur Gesamtfallzahl. Die Werte in jeder Kategorie werden dazu durch die Gesamtzahl der Befragten dividiert. Man berechnet also den Anteil einer Personengruppe an der Gesamtgruppe. Dadurch entstehen Werte, die zwischen 0 und 1 liegen.

3. Multipliziert man die relativen Häufigkeiten schließlich mit dem Faktor 100, erhält man die prozentuelle Verteilung der Antwortmöglichkeiten. Diese Werte werden auch als ***relative Häufigkeiten in %*** bezeichnet.

4. Die ***kumulierten absoluten und relativen Häufigkeiten*** sind dazu geeignet, zu berechnen bzw. abzulesen, wie hoch der Anteil der Befragten ist, die bis zu einer bestimmten Antwortkategorie geantwortet haben. Dazu werden zum Anteil der Personen innerhalb einer Kategorie die Anteilswerte aller vorhergehenden Antwortkategorien addiert. Eine solche Berechnung hat allerdings erst ab ordinalem Datenniveau Sinn, da bei nominalen Variablen keine Rangreihung vorgenommen werden kann.

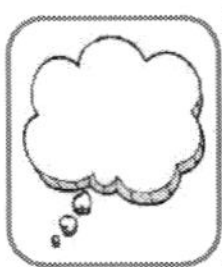

*Sie möchten den subjektiven Gesundheitszustand von Bewohner*innen in Pflegeheimen untersuchen. Dazu haben Sie eine Frage mit fünf möglichen Antwortkategorien von „sehr gut" bis „sehr schlecht" gestellt. Nun wollen Sie wissen, wie das Antwortverhalten der Befragten aussieht.*

Nach der Befragung von 200 Personen in verschiedenen Pflegeheimen haben Sie zunächst die absoluten Häufigkeiten bestimmt. Schon daraus wird ersichtlich, dass der Großteil der Befragten den eigenen Gesundheitszustand subjektiv in einem sehr bzw. eher guten Bereich einschätzt. Durch die Berechnung der relativen Häufigkeiten in Prozent wird dieses Bild noch klarer, da Sie dadurch die Fallzahlen an der Gesamtzahl von 200 Personen messen. Der höchste Prozentsatz findet sich mit 32,5 % bei der Antwort „gut", weitere 29,5 % haben sogar „sehr gut" angegeben. Sie können also davon ausgehen, dass aus subjektiver Sicht die eigene Gesundheit positiv gesehen wird. Auch die Berechnung der kumulierten Prozentwerte verstärkt diesen Eindruck. Wenn Sie die Frage stellen, wie hoch der Anteil derer ist, die die eigene Gesundheit als „sehr gut" oder „gut" einschätzen, können Sie einen Wert von 62,0 % ablesen.

Subjektiver Gesundheitszustand	① Absolute Häufigkeiten	② Relative Häufigkeiten	③ Relative Häufigkeiten in %	④ Kumulierte abs. Häufigk.	⑤ Kumulierte rel. Häufigk. in %
1 sehr gut	59	59/200 = 0,295	29,5 %	59	29,5 %
2 gut	65	65/200 = 0,325	32,5 %	124	62,0 %
3 mittelmäßig	33	33/200 = 0,165	16,5 %	157	78,5 %
4 schlecht	25	25/200 = 0,125	12,5 %	182	91,0 %
5 sehr schlecht	18	18/200 = 0,090	9,0 %	200	100,0 %
GESAMT	200	1,000	100, 0%		

Tab. 15: Berechnung von Häufigkeiten

4.1 Einfache Häufigkeiten in SPSS

In SPSS können die soeben beschriebenen Häufigkeitsauszählungen mit dem unten angeführten Menübefehl automatisiert berechnet werden.

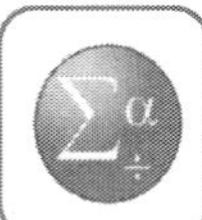

Analysieren => Deskriptive Statistiken => Häufigkeiten

Im Menü ist es für die Berechnung einer einfachen Häufigkeit lediglich notwendig, die gewünschte Auswertungsvariable aus der Variablenliste links mit dem Pfeil in das noch leere rechte Feld zu klicken. Im Beispiel unten wurde dazu die Variable „Versuch mit Rauchen aufhören" verwendet. Es ist hier grundsätzlich auch möglich, mehrere Variablen in einem Schritt zu analysieren, indem man mehrere Variablen in das leere Feld verschiebt.

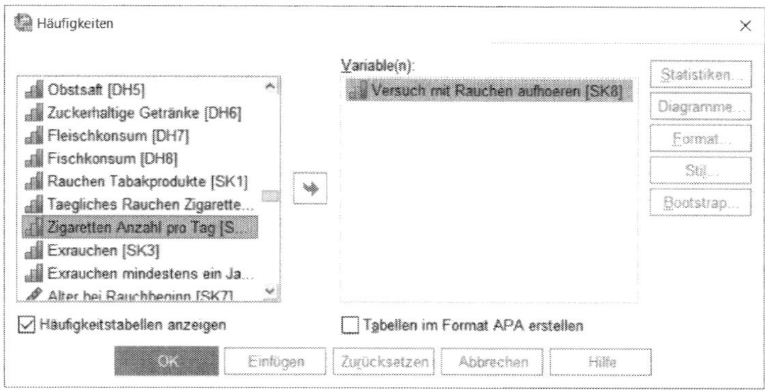

Abb. 35: Menü „Häufigkeiten"

Der so entstandene Output teilt sich in zwei Tabellen. Zunächst wird in einer kleinen Übersichtstabelle dargestellt, wie viele gültige und fehlende Werte in der Analyse enthalten sind. Die Interpretation dieser Tabelle ist vor allem dann von Interesse, wenn besonders viele Personen keine Antwort gegeben haben und damit als „fehlend" aufscheinen. In unserem Beispiel besteht diese Gruppe aus sehr vielen Personen, nämlich 11.810, da die Frage nur jenen Personen gestellt werden konnte, die aktuell rauchen.

Statistiken

Versuch mit Rauchen aufhören

N	Gültig	3651
	Fehlend	11810

Abb. 36: Übersicht gültige Fälle

Die eigentliche Häufigkeitsauszählung listet in den Zeilen die gegebenen Antworten der Befragten auf, wobei hier zwischen gültigen und fehlenden Werten (wenn vorhanden) unterschieden wird. In den Spalten finden sich zunächst die absoluten Häufigkeiten, also die Anzahl der Personen, die eine bestimmte Antwort gegeben haben. Danach folgen die beiden Spalten „Prozent" und „Gültige Prozent". Der Unterschied zwischen diesen beiden Prozentberechnungen liegt in der Basis der Berechnung. Für die „Prozente" werden alle Befragten – also auch jene, die keine gültige Antwort gegeben haben – miteinbezogen (in unserem Beispiel 15.461 Personen). Dadurch wird es möglich, auch abzulesen, dass 76,4 % der Befragten keine Antwort gegeben haben. Die „gültigen Prozent" hingegen beziehen sich nur auf jene Befragten, die auch eine gültige Antwort gegeben haben, und schließen die fehlenden aus (hier 3.621 Personen). Hier könnte man z. B. ablesen, dass 35,5 %, also mehr als ein Drittel der antwortenden Personen, schon einmal versucht haben, mit dem Rauchen aufzuhören. In den meisten Fällen wird man sich bei der Interpretation einer Tabelle auch auf die gültigen Fälle beziehen, da es ja darum geht, eine Aussage über jene Personen zu treffen, die auch wirklich geantwortet haben. Natürlich kann es aber auch Fragen geben, bei denen es interessant wäre, zu erfahren, wie hoch der Anteil jener ist, die keine Meinung haben.

Versuch mit Rauchen aufhören

		Häufigkeit	Prozent	Gültige Prozente	Kumulierte Prozente
Gültig	1 Ja	1.296	8,4	35,5	35,5
	2 Nein	2.355	15,2	64,5	100,0
	Gesamt	3.651	23,6	100,0	
Fehlend	-3 Filter	11.810	76,4		
Gesamt		15.461	100,0		

Tab. 16: Häufigkeitsauszählung Gesundheit

Schließlich können an der Häufigkeitstabelle auch noch die kumulierten Prozentwerte abgelesen werden, die Auskunft über den erreichten Anteil bis zu einer gewissen Kategorie geben. Da es sich im vorliegenden Beispiel aber um eine Variable mit nominalem Datenniveau handelt, machen die kumulierten Prozente nur wenig Sinn.

Neben dieser sehr einfachen Möglichkeit der Erstellung von Häufigkeitsauszählungen bietet SPSS auch ein Menü zur benutzerdefinierten Erstellung von Tabellen. Dieses hat den großen Vorteil, dass man Tabellen aus mehreren Variablen zusammenstellen kann.

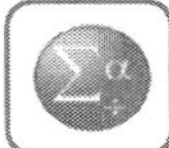

Analysieren => Tabellen => Benutzerdefinierte Tabellen

Hier ist es sehr wichtig, zu wissen, dass dieses Menü die richtige Einstellung der Datenniveaus erfordert. Beim erstmaligen Öffnen des Fensters erscheint auch ein Hinweis dazu. Das bedeutet, dass z. B. die Anzeige von Häufigkeiten, die in der Folge demonstriert wird, nur dann möglich ist, wenn die Variablen in der Variablenansicht nominal oder ordinal kodiert sind. Möchte man dennoch die Häufigkeitsverteilung einer metrischen Variable anzeigen, ist es möglich, das Datenniveau im Menü selbst umzustellen (durch Rechtsklick auf die jeweilige Variable).

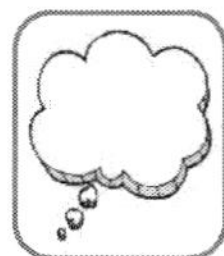

Sie möchten die Personen der Gesundheitsbefragung zunächst allgemein beschreiben, bevor Sie mit der eigentlichen Analyse beginnen. Dazu ist es Ihr Ziel, eine Überblickstabelle über Geschlecht, Familienstand und Migrationshintergrund der Befragten zu erstellen.

Das Menü „Benutzerdefinierte Tabellen" ist so aufgebaut, dass Sie aus einer Variablenliste links die nötigen Variablen in ein großes Vorschaufenster rechts ziehen können. In dieser Vorschau ist es möglich, Variablen in die Zeilen oder Spalten zu ziehen. So können im oben beschriebenen Beispiel etwa „Geschlecht", „Familienstand" und „Migrationshintergrund" nacheinander untereinander in die Zeilen verschoben werden. Standardmäßig erscheint daraufhin die absolute Anzahl der Antworten in einer Spalte.

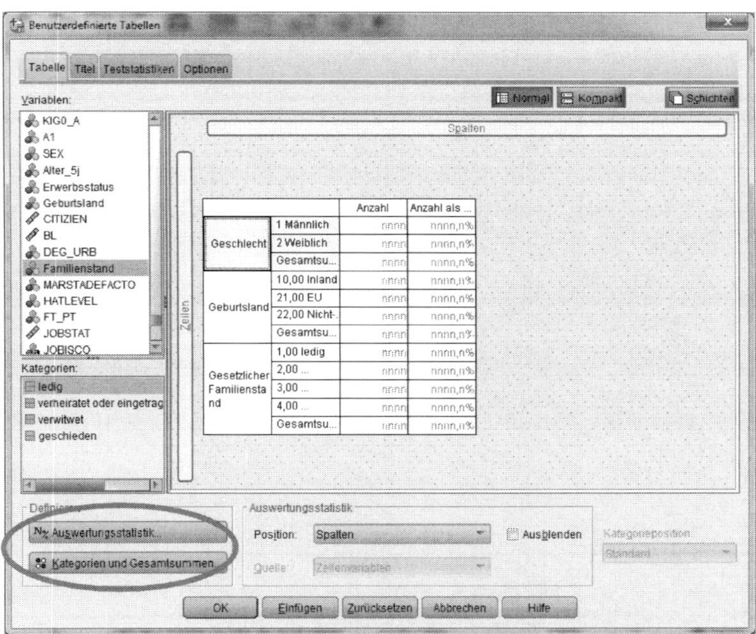

Abb. 37: Menü „Benutzerdefinierte Tabellen" (1)

Durch Öffnen des Menüs „Auswertungsstatistik" kann diese Angabe noch um weitere Auswertungen ergänzt werden. In diesem Fall empfiehlt sich z. B. die Auswahl von „Anzahl als Spalten%", um auch die prozentuelle Verteilung der Variablen sichtbar zu machen. Weiters erlaubt das Menü „Kategorien und Gesamtsummen" die Darstellung des Gesamtergebnisses am Ende jeder Frage. Das bedeutet in unserem Fall einerseits die Gesamtanzahl an Befragten und andererseits die Prozentsumme, also 100 %. Dazu muss der Punkt „Gesamtergebnis" aktiviert werden. Dieser Vorgang kann nur dann für alle Variablen auf einmal durchgeführt werden, wenn auch alle markiert sind.

Die daraus entstehende Übersichtstabelle erlaubt eine erste Einschätzung der befragten Personen. Man kann herauslesen, dass der Anteil der Frauen mit rund 54 % etwas höher ist als der Männeranteil. Außerdem ist ersichtlich, dass 84 % angegeben haben, keinen Migrationshintergrund zu haben. Bezüglich des Familienstandes zeigt sich schließlich, dass etwas mehr als die Hälfte der Befragten verheiratet oder in einer eingetragenen Partnerschaft ist, der zweithöchste Anteil entfällt mit rund 30 % auf ledige Personen.

		Anzahl	%
Geschlecht	1 Männlich	7.166	46,3%
	2 Weiblich	8.295	53,7%
	Gesamt	15.461	100,0%
Gesetzlicher Familienstand	1 Ledig	4.756	30,8%
	2 Verheiratet oder eingetragene Partnerschaft	8.197	53,0%
	3 Verwitwet oder hinterbliebene/r Partner*in	1.241	8,0%
	4 Geschieden oder aufgelöste eingetragene Partnerschaft	1.267	8,2%
	Gesamt	15.461	100,0%
Migrationshintergrund	0 nein	13.052	84,4%
	1 ja	2.409	15,6%
	Gesamt	15.461	100,0%

Tab. 17: Benutzerdefinierte Tabelle – Beschreibung der Personen

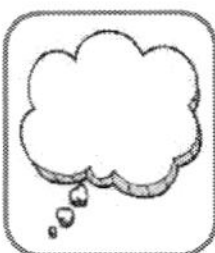

Sie möchten die Personen der Gesundheitsbefragung nun hinsichtlich ihrer Zufriedenheit mit verschiedenen Lebensbereichen genauer unter die Lupe nehmen. Dazu sollen sieben Zufriedenheits-Fragen in einer Tabelle überblicksmäßig dargestellt werden.

Möchte man mehrere Variablen mit identischen Ausprägungen darstellen, eignet sich das benutzerdefinierte Tabellenmenü ebenfalls sehr gut. Auch hier können die gewünschten Variablen in die Zeilen verschoben werden. Danach sollte unter „Kategorienposition" umgestellt werden, dass die Zeilenlabels (also die Antwortkategorien) in den Spalten erscheinen. Damit wird die Tabelle wesentlich übersichtlicher. Auch hier empfiehlt sich wieder die Anzeige von Prozentwerten zusätzlich zu den standardmäßig angezeigten absoluten Häufigkeiten (zu finden unter „Auswertungsstatistik"). Erscheinen die Antwortmöglichkeiten für jede Frage jeweils in einer Zeile, sollten Sie auch „Anzahl als Zeilen%" auswählen. Außerdem können Sie einstellen, ob die Anzahl der Personen bzw. die Prozentwerte in den Zeilen oder Spalten erscheinen sollen („Position").

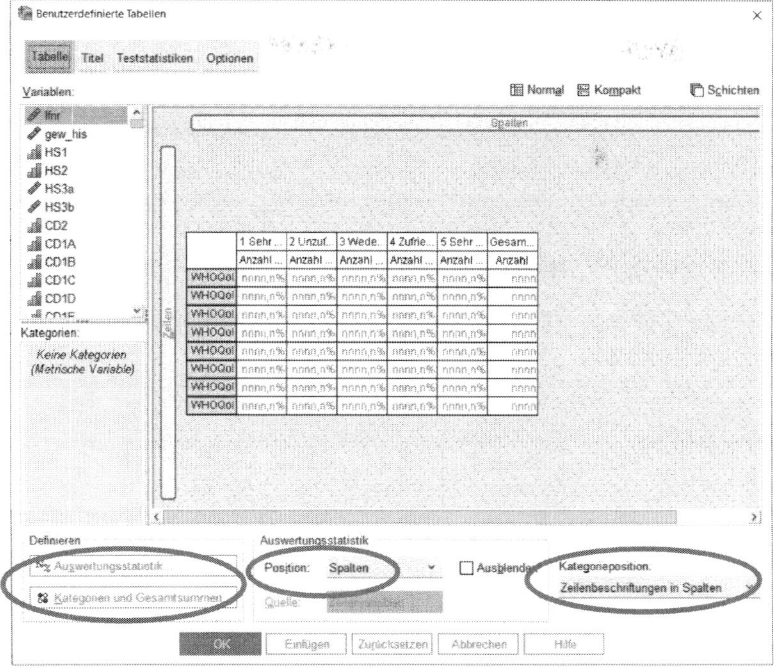

Abb. 38: Menü „Benutzerdefinierte Tabellen" (2)

Aus der so gebildeten Tabelle können Sie nun schnell einen Überblick über die Zufriedenheit der Befragten gewinnen. Sie sehen z. B., dass fast die Hälfte der Befragten (49 %) mit ihren persönlichen Beziehungen sehr zufrieden ist, während das Sexualleben nur für etwas über ein Viertel (28 %) sehr zufriedenstellend ist. Diese Interpretation könnte man nun noch weiter sehr intensiv betreiben und dadurch ein Bild über die Zufriedenheit der Befragten erhalten.

Zufriedenheit mit... (n = 15.461)	1 Sehr unzufrieden	2 Unzufrieden	3 Weder noch	4 Zufrieden	5 Sehr zufrieden	GESAMT
Arbeitsfähigkeit	4,2%	5,1%	8,4%	42,1%	40,1%	100,0%
mit sich selbst	2,1%	2,5%	7,3%	46,7%	41,2%	100,0%
persönlichen Beziehungen	2,9%	2,0%	6,3%	39,5%	49,2%	100,0%
Sexualleben	4,2%	5,0%	24,4%	38,6%	27,8%	100,0%
Unterstützung durch Freunde	2,2%	1,7%	9,7%	43,1%	43,4%	100,0%
Wohnbedingungen	2,6%	2,1%	4,3%	33,8%	57,2%	100,0%
Gesundheitsdiensten	2,0%	1,9%	7,3%	44,2%	44,7%	100,0%

Tab. 18: Benutzerdefinierte Tabelle – Übersicht Zufriedenheit

4.2 Kreuztabellen

Während im vorangegangenen Abschnitt hinsichtlich der absoluten und prozentuellen Verteilung der Antworten jeweils eine Variable für sich allein betrachtet wurde, soll es nun einen Schritt weitergehen. Geht es nämlich darum, nicht nur eine Variable darzustellen, sondern diese mit einer zweiten Frage zu kombinieren, bietet sich die Darstellung in Form von Kreuztabellen an. Diese Darstellungsform empfiehlt sich in erster Linie für kategoriale Daten, da metrische Variablen meist sehr viele Ausprägungen haben und die Tabellen dadurch zu unübersichtlich würden.

Eine Kreuztabelle besteht aus Zeilen und Spalten, die jeweils mit einer Variable befüllt werden. Zu diesem Zweck sollte man sich vor der Erstellung der Tabelle immer eine wesentliche Frage stellen, nämlich welche Variable als abhängige und welche als unabhängige Variable betrachtet werden kann. Unter „abhängige Variable" versteht man immer jenes Item, von dem man annimmt, dass es beeinflusst wird. Als „unabhängige Variable" bezeichnet man hingegen die beeinflussende Variable. Die Abbildung unten soll dies verdeutlichen. Bei der Erstellung einer Kreuztabelle zeigt die Erfahrung, dass sie leichter lesbar wird, wenn die unabhängige Variable in den Zeilen steht. Abgesehen davon ist die Überlegung zur Einteilung der Variablen auch für die inhaltliche Interpretation sehr wichtig. In den meisten Fällen wird die Entscheidung bei der Festlegung nicht schwerfallen, es kann aber natürlich auch zu Fällen kommen, wo davon auszugehen ist, dass sich die Variablen gegenseitig beeinflussen.

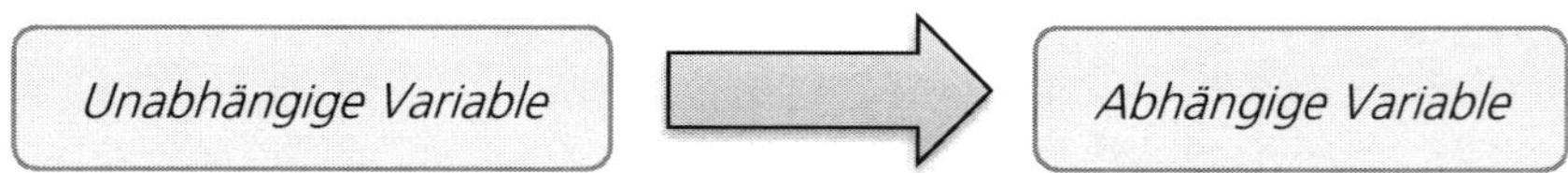

Abb. 39: Unabhängige und abhängige Variable

Eine Alternative zu dieser Entscheidungsgrundlage besteht aber auch darin, sich schlichtweg zu überlegen, welche Variable mehr Ausprägungen hat, und diese dann aus Gründen des besseren Layouts in die Zeilen zu geben.

In einer Kreuztabelle gibt es verschiedene Möglichkeiten der Anzeige von Prozentwerten. Sie sollen hier überblicksmäßig beschrieben werden:

Unter ***Zeilenprozentwerten*** versteht man prozentuelle Angaben, die separat für jede einzelne Zeile der Kreuztabelle berechnet werden. Die Basis der Berechnung ist dementsprechend die Gesamtfallzahl am Ende einer Zeile. Dadurch entsteht die Möglichkeit, die einzelnen Zeilen miteinander zu vergleichen.

Spaltenprozent beziehen sich hingegen auf die Gesamtzahl in jeder Spalte. Es werden also Prozentwerte für jede Spalte separat berechnet. Somit kann spaltenweise verglichen werden.

Gesamtprozent beziehen sich schließlich immer auf alle Befragten. Das bedeutet, dass die allgemeine Fallzahl als Basis zur Berechnung verwendet wird. Die Aussagen, die anhand dieser Prozentwerte gemacht werden können, beziehen sich daher auf alle Befragten. Ein Beispiel soll dies verdeutlichen:

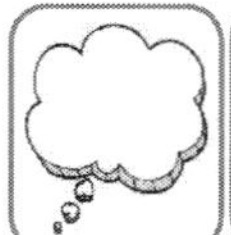

Sie haben 100 Personen befragt, ob sie mit ihrem Körper alles in allem zufrieden sind. Nun wollen Sie die Antworten in Form einer Kreuztabelle zwischen Männern und Frauen vergleichen.

In der Tabelle unten sehen Sie die absoluten Häufigkeiten, die Sie bei Ihrer Befragung erhalten haben. Das Geschlecht wurde als beeinflussende Variable (unabhängige Variable) definiert und ist daher in den Zeilen zu finden, die Zufriedenheit mit dem Körper gilt als die abhängige Variable. Daraus können Sie zwar eine erste Tendenz ablesen, die besagt, dass Frauen eher unzufriedener mit ihrem Körper sind als Männer, wirklich seriöse Aussagen sollten aber erst nach Berechnung der prozentuellen Häufigkeiten gemacht werden. Dazu stehen nun die drei zuvor beschriebenen Arten der Prozentrechnung zur Verfügung.

		Zufriedenheit mit dem eigenen Körper		GESAMT
		JA	NEIN	
Geschlecht	Männer	30	15	45
	Frauen	10	45	55
GESAMT		40	60	100

Tab. 19: Beispiel Kreuztabelle

Da das Geschlecht als unabhängige Variable in den Zeilen steht, sollen in einem ersten Schritt die Zeilenprozent näher betrachtet werden. Die Tabelle unten zeigt, dass für die Berechnung der Prozentwerte jeweils die Zeilensumme verwendet wurde. Es wurde also damit z. B. die Frage beantwortet, wie hoch der Prozentsatz jener Männer ist, die zufrieden mit ihrem Körper sind. Dementsprechend wurde die Zahl der 30 männlichen Befürworter durch die Gesamtzahl der Männer – also 45 – geteilt. Blickt man auf die Tabelle 20, so erkennt man anhand der Tatsache, dass am Ende jeder Zeile 100 % herauskommt, dass Zeilenprozent berechnet wurden.

Möchte man die Tabelle nun interpretieren, können zeilenweise Vergleiche angestellt werden. Während man erkennt, dass ***von allen Männern*** 67 % mit ihrem Körper zufrieden sind, liegt dieser Prozentsatz ***unter den Frauen*** nur bei 18 %.

		Zufriedenheit mit dem eigenen Körper		GESAMT
		JA	NEIN	
Geschlecht	Männer	30/45 = 67%	15/45 = 33%	45/45 = 100%
	Frauen	10/55 = 18%	45/55 = 82%	55/55 = 100%
GESAMT		40/100 = 40%	60/100 = 60%	100/100 = 100%

Tab. 20: Beispiel Kreuztabelle – Zeilenprozent

Die Berechnung der Spaltenprozent basiert hingegen auf der jeweiligen Spaltensumme. So wurde z. B. der Frage nachgegangen, wie hoch der Anteil der Männer unter jenen Personen ist, die zufrieden mit ihrem Körper sind. Dementsprechend wurde zur Berechnung die Anzahl der zufriedenen Männer (30) mit der Gesamtzahl der Zufriedenen (40) ins Verhältnis gesetzt. Am Ergebnis von 100 % am Ende jeder Spalte ist schnell ersichtlich, dass es sich um Spaltenprozent handelt. Somit erfolgt auch die Interpretation der Ergebnisse im Spaltenvergleich. ***Von allen, die mit ihrem Körper zufrieden sind***, sind 75 % männlich und 25 % weiblich. Anders sieht die Geschlechtsverteilung bei jenen aus, die mit ihrem Körper nicht zufrieden sind. Hier zeigt sich, dass ein Viertel männlich und drei Viertel weiblich sind.

		Zufriedenheit mit dem eigenen Körper		GESAMT
		JA	NEIN	
Geschlecht	Männer	30/40 = 75%	15/60 = 25%	45/100 = 45%
	Frauen	10/40 = 25%	45/60 = 75%	55/100 = 55%
GESAMT		40/40 = 100%	60/60 = 100%	100/100 = 100%

Tab. 21: Beispiel Kreuztabelle – Spaltenprozent

Diese Interpretation zeigt, dass im Grunde ein sehr ähnliches Ergebnis wie bei der Darstellung in Form von Zeilenprozent zu erkennen ist. Allerdings wurden die Daten hier aus einem anderen Blickwinkel betrachtet. Es kommt also immer darauf an, mit welcher Frage man an die Daten herangeht. Meist wird aber die Festlegung der unabhängigen und der abhängigen Variable über die Darstellung der Prozentwerte entscheiden.

Eine selten verwendete Form der Prozentwerte sind Gesamtprozent. Diese eignen sich vor allem dann sehr gut, wenn zwei Variablen nicht hundertprozentig als abhängige und unabhängige Variable definiert werden können, sondern wenn es darum geht, zu untersuchen, ob zwei Merkmale miteinander auftreten. Diese Prozentberechnung basiert nämlich auf der Gesamtzahl der Befragten. So könnte man etwa die Frage beantworten: „Wie hoch ist der Anteil der Männer, die zufrieden mit ihrem Körper sind, ***unter allen Befragten***?" Die Antwort darauf wäre 30 %. Eine Interpretation gestaltet sich hier

z. B. aufgrund der unterschiedlichen Fallzahlen von Männern und Frauen aber schwierig. Außerdem war es hier ja das Ziel, den Einfluss einer Variable auf die andere – und nicht das gemeinsame Auftreten – zu erfassen.

		Zufriedenheit mit dem eigenen Körper		GESAMT
		JA	NEIN	
Geschlecht	Männer	30/100 = 30%	15/100 = 15%	45/100 = 45%
	Frauen	10/100 = 10%	45/100 = 45%	55/100 = 55%
GESAMT		40/100 = 40%	60/100 = 60%	100/100 = 100%

Tab. 22: Beispiel Kreuztabelle – Gesamtprozent (1)

Es soll hier aber auch ein Beispiel gezeigt werden, bei dem die Berechnung von Gesamtprozent durchaus spannend sein kann. Angenommen, wir möchten die Frage nach der Zufriedenheit mit dem Körper mit der Zufriedenheit mit dem Leben im Allgemeinen kombinieren. Wir stellen also die Frage, wie die Zustimmung bzw. Ablehnung zu diesen beiden Fragen kombiniert auftritt. So wird z. B. ersichtlich, dass 30 % ***aller Befragten*** sowohl mit dem Leben als auch mit dem eigenen Körper zufrieden sind. 25 % hingegen sind weder mit dem einen noch mit dem anderen zufrieden.

		Zufriedenheit mit dem eigenen Körper		GESAMT
		JA	NEIN	
Zufrieden mit dem Leben	JA	30/100 = 30%	40/100 = 40%	70/100 = 70%
	NEIN	5/100 = 5%	25/100 = 25%	30/100 = 30%
GESAMT		35/100 = 35%	65/100 = 65%	100/100 = 100%

Tab. 23: Beispiel Kreuztabelle – Gesamtprozent (2)

Auch SPSS bietet die Möglichkeit, Variablen in Kreuztabellen darzustellen:

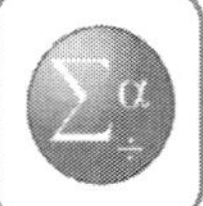

Analysieren => Deskriptive Statistiken => Kreuztabellen
Menü Zellen: Auswahl Prozentwerte Zeilenweise/Spaltenweise/Gesamtsumme

Sie wollen herausfinden, wie der Gesundheitszustand und das Vorhandensein von chronischen Erkrankungen miteinander zusammenhängen. Dazu erstellen Sie eine Kreuztabelle der beiden Variablen.

Um diese Fragestellung bearbeiten zu können, muss zunächst überlegt werden, welche Variable als abhängige und welche als unabhängige angesehen wird. Hier geht es darum, herauszufinden, ob sich die Einschätzung der Gesundheit je nach dem Vorhandensein einer chronischen Erkrankung unterscheidet. Daher kann die Variable „chronische Krankheit" als unabhängige Variable und die „subjektive Gesundheit" als abhängige Variable fixiert werden. Dementsprechend wird die erstgenannte Variable im SPSS-Menü in die Zeilen geschoben und die Gesundheit in die Spalten. Im Untermenü „Zellen" können dann noch die „Prozentwerte – Zeilenweise" ausgewählt werden. Diese Entscheidung beruht ebenfalls auf der Festlegung der unabhängigen Variable in den Zeilen.

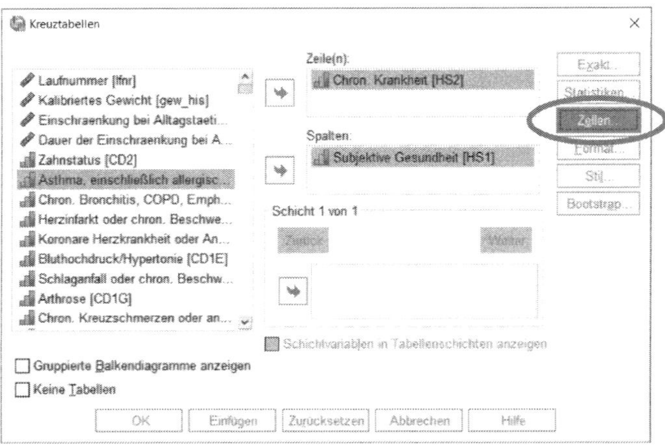

Abb. 40: Menü „Kreuztabellen"

Anhand der im Output dargestellten Tabelle können nun die beiden Zeilen, also Personen mit und ohne chronische Krankheiten, hinsichtlich ihrer subjektiven Gesundheitseinschätzung verglichen werden. Es zeigt sich anhand der Prozentwerte, dass von den Personen mit chronischer Erkrankung nur 11 % ihre Gesundheit als sehr gut einschätzen, während dieser Wert bei den Befragten ohne chronische Einschränkungen bei rund 50 % liegt.

			Subjektive Gesundheit					
			1 Sehr gut	2 Gut	3 Mittelmäßig	4 Schlecht	5 Sehr schlecht	Gesamt
Chronische Krankheit	1 Ja	Anz.	649	2.189	2.231	754	167	5.990
		%	10,8%	36,5%	37,2%	12,6%	2,8%	100,0%
	2 Nein	Anz.	4.759	3.847	812	42	9	9.469
		%	50,3%	40,6%	8,6%	0,4%	0,1%	100,0%
Gesamt		Anz.	5.408	6.036	3.043	796	176	15.459
		%	35,0%	39,0%	19,7%	5,1%	1,1%	100,0%

Tab. 24: Kreuztabelle – Zeilenprozent

5 Statistische Kennzahlen

Statistische Kennzahlen sind ein wesentlicher Teil jeder Datenanalyse, da sie es ermöglichen, sehr große Datenmengen in Form von einzelnen Zahlen zusammenzufassen. Sie bieten eine gute Ergänzung zu prozentuellen Häufigkeitsauswertungen, da sie die Ergebnisse kompakter wiedergeben. Die wichtigsten dieser Maßzahlen sollen in der Folge beschrieben werden.

5.1 Lagemaße

Die verschiedenen Lagemaße, oder auch Maßzahlen der zentralen Tendenz genannt, erlauben es zunächst, die Lage einer Verteilung, also deren Mitte oder den Durchschnitt zu bestimmen. Je nach Datenniveau der Variable dürfen unterschiedliche Maßzahlen verwendet werden. In der folgenden Abbildung findet sich eine Übersicht über die verschiedenen Maßzahlen.

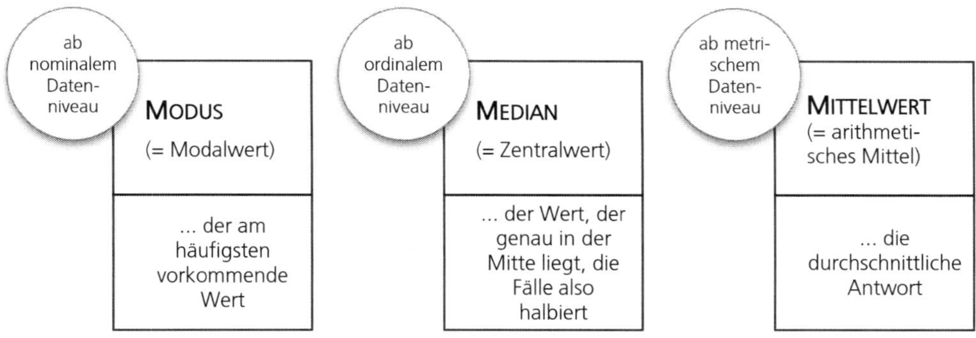

Abb. 41: Übersicht Lagemaße

Die folgende Beschreibung beginnt mit dem Mittelwert, da dieser das am häufigsten verwendete und bekannteste Lagemaß ist.

5.1.1 Mittelwert (arithmetisches Mittel)

Der Mittelwert oder das arithmetische Mittel ist wohl die bekannteste statistische Kennzahl und wurde von den meisten Menschen wahrscheinlich schon häufiger selbst berechnet. Der Mittelwert darf erst ab metrischem Datenniveau verwendet werden, da er voraussetzt, dass die Werte addiert werden können. Diese Bedingung wird in der Praxis leider sehr häufig missachtet. So werden z. B. in den meisten Bildungseinrichtungen Notendurchschnitte berechnet, obwohl die Notenskala von 1–5 eher als ordinal skaliert verstanden werden kann. Diese Einordnung beruht darauf, dass das Addieren von Noten eigentlich nicht zulässig ist: 1 + 2 ist nicht 3! Dementsprechend kann auch ein Notendurchschnitt eigentlich nicht sinnvoll interpretiert werden – zumindest durch die Brille der Statistik.

Der Mittelwert ist eine Maßzahl, die angibt, welche durchschnittliche Antwort die Befragten gegeben haben. Zur Berechnung werden alle Messwerte (also die gegebenen Antworten x_i) addiert und durch die Anzahl der Messwerte (n) dividiert. Ein kleines x mit einem geraden Balken darüber (gesprochen „x quer") ist das mathematische Symbol für den Mittelwert.

$$\bar{x} = \frac{1}{n} \sum_{i=1}^{n} x_i$$

$$Mittelwert = \frac{Summe\ der\ Messwerte}{Anzahl\ der\ Messwerte}$$

Man kann sich die Berechnung des Mittelwerts auch sehr bildlich folgendermaßen vorstellen: Angenommen, wir hätten acht Personen nach ihrem Körpergewicht befragt und möchten nun das durchschnittliche Körpergewicht berechnen. Zu diesem Zweck werden zunächst alle Kilogramm-Angaben addiert bzw. bildlich gesprochen in einen großen Behälter gelegt. In diesem Behälter befinden sich nun insgesamt 600 kg, die Summe des Körpergewichts aller Befragten. Nun geht es in einem nächsten Schritt darum, dieses Gesamtgewicht gleichmäßig auf alle Befragten aufzuteilen, um das durchschnittliche Gewicht zu erfahren. Die 600 kg werden also auf acht Personen aufgeteilt. Der Mittelwert des Körpergewichts liegt dementsprechend bei 75 kg. Unsere Personen wiegen also durchschnittlich 75 kg.

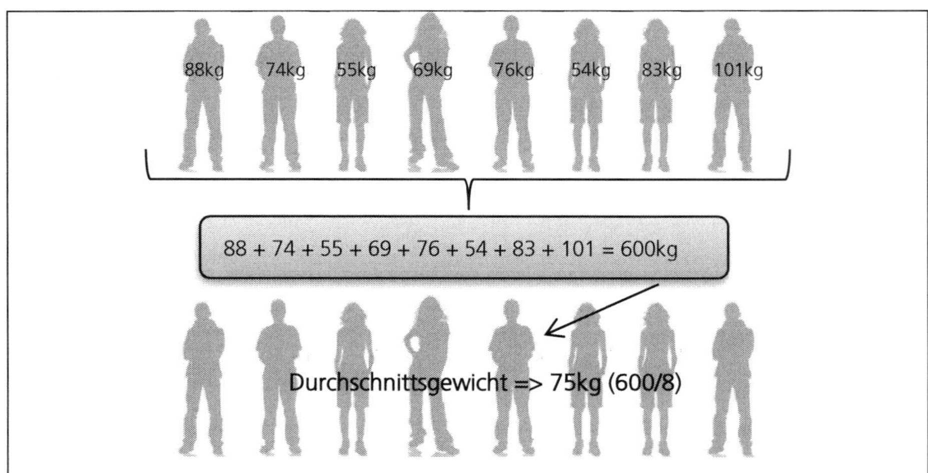

Abb. 42: Beispiel Berechnung Mittelwert

Ein weiteres schönes Bild für den Mittelwert ist eine Waage, da diese alle Werte in Balance hält (Krämer, 2015b). Anhand dieses Vergleichs wird aber auch deutlich, dass der Mittelwert nicht sehr robust gegenüber sogenannten „Ausreißern" ist. Unter Ausreißern versteht man Messwerte, die im positiven oder negativen Bereich sehr weit von den anderen Messwerten abweichen.

Angenommen, die achte Person im oben dargestellten Beispiel hätte nicht ein Gewicht von 101 kg, sondern von 150 kg angeben. Durch diese kleine Veränderung bei einer einzelnen Person würde der Mittelwert auf 81 kg ansteigen. Dies zeigt, wie sehr die Ergebnisse beim Mittelwert durch einzelne extreme Werte verzerrt werden können. Diese mögliche Verzerrung ist allerdings umso größer, je kleiner die Stichprobe ist.

5.1.2 Median (Zentralwert)

Da der Mittelwert nur für metrische Daten zulässig ist, stellt sich die Frage, wie ein Durchschnittswert für ordinale Daten berechnet werden kann. Hier ist der Median die geeignete Maßzahl. Diese teilt die Befragten auf Basis ihrer Antworten in zwei gleich große Teile und sucht den Wert, der danach genau in der Mitte liegt. Der Median ist also der Messwert, der bei Halbierung der sortierten Stichprobe genau in der Mitte zu finden ist. Inhaltlich betrachtet kann der Median als mittlerer Wert beschrieben werden.

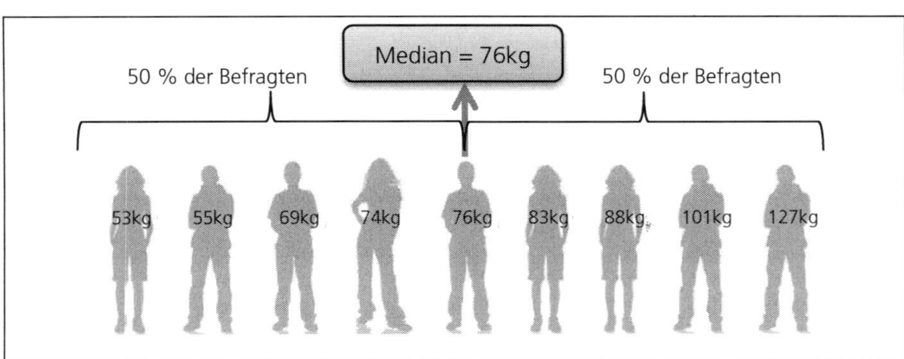

Abb. 43: Beispiel Berechnung Median (1)

Um den Median zu berechnen, ist es notwendig, die Personen je nach Messwert in eine Reihenfolge zu bringen, beginnend bei der Person mit dem kleinsten und aufsteigend bis zur Person mit dem höchsten Wert. Für unser schon zuvor verwendetes Beispiel des Körpergewichts würde das bedeuten, mit der Person mit dem geringsten Körpergewicht zu beginnen und alle anderen bis zum höchsten Gewicht zu reihen. Danach muss die Person gesucht werden, die genau in der Mitte steht; das ist bei neun Personen jene an der fünften Stelle. Diese Person hat ein Gewicht von 76 kg. Der Median liegt somit bei 76 kg. 50 % der Befragten wiegen bis zu 76 kg, 50 % wiegen ab 76 kg.

Angenommen, wir hätten nur acht Personen anstatt neun befragt, dann gäbe es keine Person, die genau in der Mitte steht. Die Mitte würde also zwischen zwei Personen liegen. Dementsprechend muss auch der Median genau die Mitte der beiden Messwerte der angrenzenden Personen sein. In diesem Beispiel haben die beiden mittleren Personen 74 kg bzw. 76 kg, somit kann der Median bei 75 kg festgemacht werden.

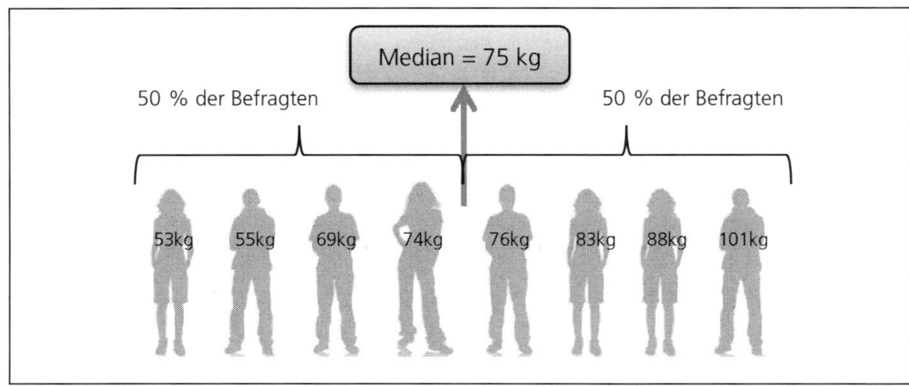

Abb. 44: Beispiel Berechnung Median (2)

Bei den bisherigen Beispielen war es möglich, den Median mithilfe von logischem Denken sehr schnell zu ermitteln. Hat man es aber mit größeren Stichproben zu tun, kann eine Formel zur Ermittlung dieser Kennzahl durchaus von Nutzen sein. Die Beispiele haben auch gezeigt, dass der Median unterschiedlich zustande kommt, je nachdem ob wir es mit einer geraden oder einer ungeraden Fallzahl zu tun haben. Bei ungerader Stichprobengröße gibt es genau eine Person, deren Messwert als Median gilt, bei geradem Umfang liegt der Median zwischen zwei Personen. Dementsprechend unterscheiden sich auch die Formeln für den Median je nach Fallzahl. Das Symbol für den Median ist der Buchstabe x mit einer daraufgesetzten Welle.

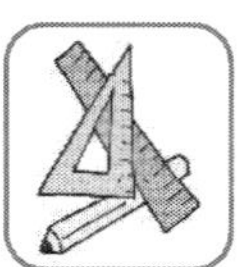

ungerader Stichprobenumfang: $\tilde{x} = x_{[(n+1)/2]}$

gerader Stichprobenumfang: $\tilde{x} = \frac{1}{2}(x_{(n/2)} + x_{\left[\frac{(n+2)}{2}\right]})$

Diese Formeln sollen sogleich an einem Beispiel demonstriert werden. Angenommen, wir hätten nun das folgende Ergebnis einer Befragung zur Kinderzahl der Personen und möchten den Median ermitteln:

Anzahl der Kinder	0	1	2	3	4	5
Anzahl Befragte (n = 661)	300	200	130	20	10	1

Tab. 25: Berechnung Median (1)

Zunächst muss darauf geachtet werden, dass wir es mit 661 Personen zu tun haben – dementsprechend wird die Formel für ungeraden Stichprobenumfang verwendet.

$$\tilde{x} = x_{[(n+1)/2]} \quad => \quad \tilde{x} = x_{[(661+1)/2]} \quad => \quad \tilde{x} = x_{[331]}$$

Der Median ist demnach jener Messwert, der an der 331. Stelle zu finden ist. Wir müssen also jene Person suchen, die in einer Rangreihung nach Kinderzahlen an der 331. Stelle steht. Würde man zunächst die 300 Personen ohne Kinder aufreihen und jene 200 Personen mit je einem Kind daran anschließen, wäre klar, dass sich die Person mit der Nr. 331 irgendwo unter jenen Personen mit einem Kind befinden müsste. Der Median liegt dementsprechend beim Wert 1. Wir können also interpretieren, dass mindestens 50 % der Befragten kein oder ein Kind und mindestens 50 % der Befragten ein oder mehr Kinder haben.

Nun nehmen wir an, es hätte noch eine Person mit sechs Kindern gegeben. Somit hätten wir insgesamt 662 Befragte und müssten die Formel für geraden Stichprobenumfang verwenden.

Anzahl der Kinder	0	1	2	3	4	5	6
Anzahl Befragte (n = 662)	300	200	130	20	10	1	1

Tab. 26: Berechnung Median (2)

Aus der Formel wird ersichtlich, dass wir nun auf der Suche nach zwei Personen in der Mitte der Verteilung sind, deren Messwerte wir addieren müssen. Danach wird die Summe halbiert, um zum Median zu kommen. Beim Einsetzen in die Formel erkennt man, dass die beiden Personen, die in der Mitte der Verteilung zu finden sind, an den Stellen 331 und 332 stehen. Beide Personen haben nach weiteren Überlegungen jeweils ein Kind. Dementsprechend liegt auch der Median der Kinderanzahl in diesem Beispiel bei einem Kind.

$$\tilde{x} = \frac{1}{2}\left(x_{(n/2)} + x_{\left[\frac{(n+2)}{2}\right]}\right) => \tilde{x} = \frac{1}{2}\left(x_{(662/2)} + x_{\left[\frac{(662+2)}{2}\right]}\right) => \tilde{x} = \frac{1}{2}\left(x_{(331)} + x_{[332]}\right)$$

5.1.3 Vorteile des Median gegenüber dem Mittelwert

Auch wenn der Mittelwert die bei weitem beliebteste Form darstellt, um Durchschnitte zu analysieren, gibt es doch einige Vorteile, die der Median gegenüber dem Mittelwert aufweist. Er ist daher eine oft unterschätzte gute Alternative zur Darstellung des Durchschnitts. Die Vorteile sollen hier zusammengefasst werden:

- ⇨ Der Median ist nicht auf metrisches Datenniveau beschränkt, sondern kann auch bei ***ordinalen Daten*** verwendet werden.
- ⇨ Der Median ist im Vergleich zum Mittelwert ***robust gegenüber Ausreißern***. Unabhängig davon, wie hoch der Messwert eines Ausreißers wäre, der Median bleibt immer gleich, während der Mittelwert mit steigender Höhe des Ausreißers immer mehr verzerrt wird. Der Median liegt unabhängig davon „immer mitten in den Daten", während der Mittelwert sich mit jedem Ausreißer immer weiter weg vom Großteil der Daten bewegt (Krämer, 2011).
- ⇨ Der Median ist bezüglich des Ergebnisses meist näher an der ***Skala des Ausgangswertes*** als der Mittelwert. Die Interpretation ist daher in vielen Fällen inhaltlich gesehen deutlich sinnvoller. Beim zuvor beschriebenen Beispiel der Berechnung des Medians der Kinderzahl wurde als Ergebnis „ein Kind" erzielt. Hätten wir hier den Mittelwert berechnet, wären wir auf 1,38 Kinder gekommen. Dabei stellt sich die Frage, wie man bei der Interpretation mit „einem Drittel-Kind" umgehen soll. Es wird keine Familie geben, in der ein solches „Drittel-Kind" zu finden ist. Es erscheint also ein Wert, den es bei der Abfrage des Merkmales nie gegeben hat.
- ⇨ Bei symmetrischen Verteilungen sind Mittelwert und Median gleich gut geeignet, um die zentrale Tendenz zu messen. Hat man es aber mit deutlich ***rechts- oder linksschiefen Verteilungen*** (vgl. Kapitel 5.3.1) zu tun, ist bei der Verwendung des Mittelwerts Vorsicht geboten. Je schiefer eine Verteilung ist, desto weiter weg liegt der Mittelwert vom Gipfel der Verteilung, während der Median diesen deutlich besser abbildet.

5.1.4 Modus (Modalwert)

Der Modus kann bereits ab nominalem Datenniveau verwendet werden und ist wohl die am einfachsten zu bestimmende statistische Kennzahl, hat dabei aber auch die geringste Aussagekraft. Dieser Wert, auch Modalwert genannt, gibt an, welche Antwortmöglichkeit am häufigsten genannt wurde. Auch dazu ist es notwendig, die Personen nach ihren Antworten zu sortieren. Eine Häufigkeitsauszählung der Ausprägungen liefert dann den Modus, nämlich in Form jener Kategorie, die prozentuell bzw. absolut die meisten Befragten umfasst.

Angenommen, wir hätten Befragte gebeten, anzugeben, welche Sportart sie am häufigsten betreiben. Nun wird gezählt, welche Kategorie am häufigsten genannt wurde. In unserem Beispiel liegt Tennis mit drei Nennungen vorne. Damit liegt der Modus bei „Tennis".

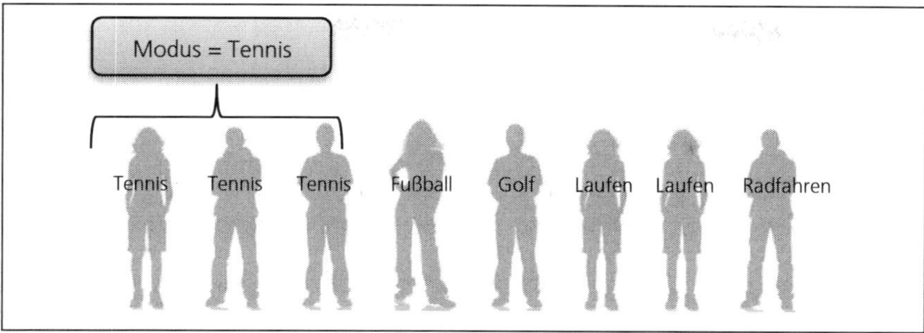

Abb. 45: Beispiel Berechnung Modus

5.2 Streuungsmaße

Die eben beschriebenen Lagemaße reichen zur Beschreibung einer Verteilung meist nicht aus, da sie lediglich die Mitte einer Verteilung beschreiben. Verteilungen können aber trotz vollkommen identischer Lagemaße völlig anders aussehen, wie auch die folgende Abbildung zeigt. Bei gleichem Mittelwert, Median und Modus ist die Streuung der Verteilung sehr verschieden. Aus diesem Grund ist es notwendig, auch Streuungsmaße zu berechnen, um eine Antwortverteilung gut beschreiben zu können.

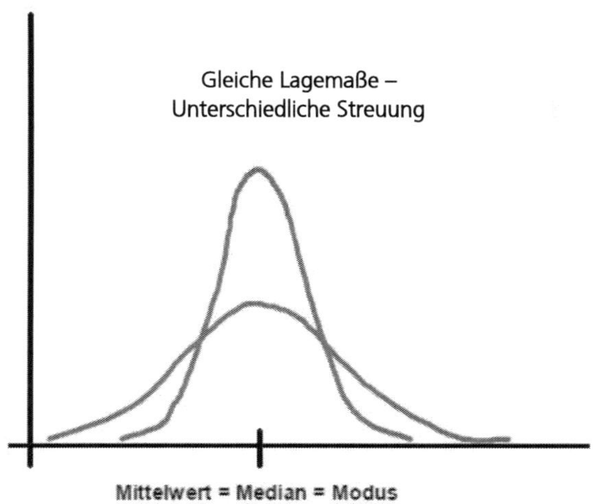

Abb. 46: Bedeutung von Streuungsmaßen

Die folgende Übersicht zeigt die verschiedenen Streuungsmaße, die in der Folge beschrieben werden sollen. All diese Kennzahlen verfolgen das gleiche Ziel, nämlich abzubilden, wie homogen oder heterogen eine Gruppe von Befragten geantwortet hat.

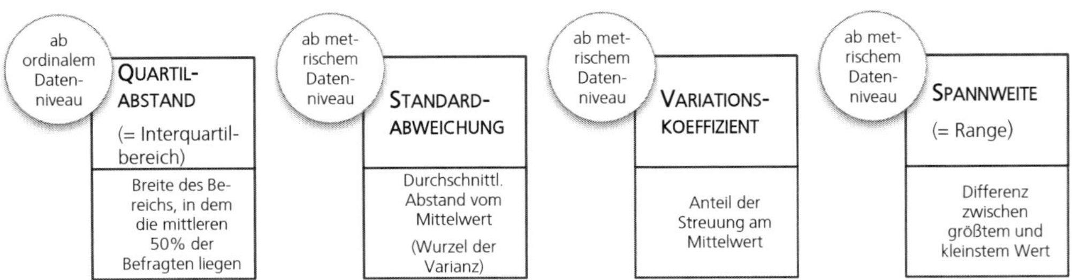

Abb. 47: Übersicht Streuungsmaße

5.2.1 Varianz und Standardabweichung

Varianz und Standardabweichung dienen dazu, die durchschnittliche Abweichung vom Mittelwert zu messen. Da für die Berechnung beider der Mittelwert die Basis bildet, ist metrisches Datenniveau Voraussetzung.

Ziel ist es, die durchschnittliche Streuung einer Verteilung um den Mittelwert zu messen. Im Beispiel unten beträgt der Mittelwert des Körpergewichtes 75 kg. Es ist ersichtlich, dass keine Person genauso viel wiegt wie der Durchschnitt, sondern alle entweder negativ oder positiv vom Mittelwert abweichen. Für die Berechnung der durchschnittlichen Abweichung vom Mittelwert können wir nun schlichtweg alle Abstände addieren und durch die Anzahl der Fälle dividieren. So erhielten wir die durchschnittliche Abweichung. Diese einfach klingende Berechnung hat allerdings einen Haken. Summiert man alle Abstände vom Mittelwert, so erhält man als Summe den Wert 0. Und da der Mittelwert wie eine Waage immer alle Fälle ausbalanciert, ist dies nicht nur im aktuellen Beispiel der Fall, sondern auch bei jedem anderen.

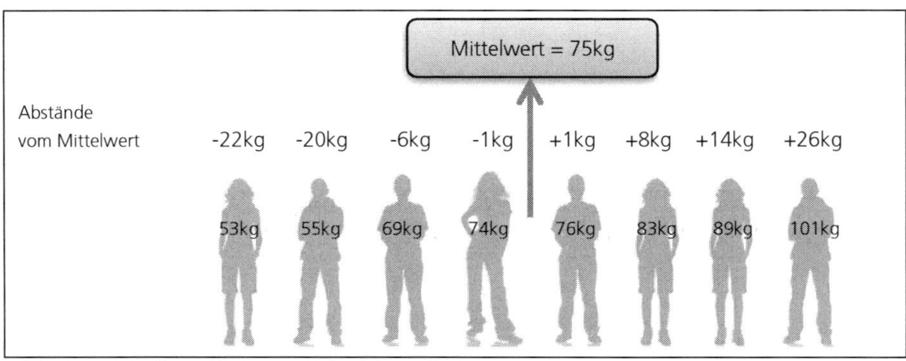

Abb. 48: Beispiel Berechnung Standardabweichung

Man muss nun eine Lösung finden, damit die Addition der Abstände nicht null ergibt, und diese Lösung heißt „quadrieren". Quadriert man nämlich die Abstände vom Mittelwert, werden alle negativen Werte positiv. Somit kann eine Summe gebildet werden, die anschließend durch die Anzahl der Fälle dividiert wird. Das Ergebnis aus dieser Berechnung heißt Varianz. Die Varianz kann allerdings inhaltlich nicht sinnvoll interpretiert werden. Durch das Quadrieren der Abstände vom Mittelwert entsteht ein Ergebnis, das nicht mehr auf der ursprünglichen Messskala interpretiert werden kann, da die Zahlen bedeutend höher ausfallen. Deshalb ist es notwendig, das Quadrieren wieder rückgängig zu machen, indem man die Wurzel der Varianz berechnet. Der so entstandene Wert heißt Standardabweichung und kann wieder gut interpretiert werden.

Aus dieser soeben beschriebenen Logik ergeben sich die folgenden Formeln, die aber sogleich anhand des schon oben abgebildeten Beispiels praktisch erklärt werden sollen.

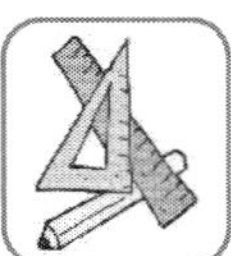

Varianz: $s^2 = \frac{1}{n}\sum (x_i - \bar{x})^2$

Standardabweichung: $s = \sqrt{s^2}$

Acht Personen wurden hinsichtlich ihres Körpergewichtes befragt. Die einzelnen Antworten finden sich in der ersten Spalte der Tabelle unten. Berechnet man daraus den Mittelwert, erhält man einen Wert von 75 kg.

1	2	3
Messwert (kg)	Abstand vom Mittelwert $(x_i - \bar{x})$	Abstand vom Mittelwert zum Quadrat $(x_i - \bar{x})^2$
53	-22	484
55	-20	400
69	-6	36
74	-1	1
76	1	1
83	8	64
89	14	196
101	26	676
SUMME	0	1858

Varianz:

$$s^2 = \frac{1858}{8} = 232{,}25$$

Standardabweichung:

$$s = \sqrt{232{,}25} = 15{,}2$$

Tab. 27: Berechnung Standardabweichung

Im nächsten Schritt (2) geht es darum, die Abstände jeder einzelnen Person vom Mittelwert zu berechnen. Zu diesem Zweck wird von jedem Messwert (x_i) der Mittelwert $(\bar{x})$ abgezogen. Da diese Werte in Summe null ergeben würden, müssen die Abstände nun quadriert werden (Spalte 3). Wie bei der Berechnung des Mittelwertes werden alle quadrierten Abstände nun zusammengezählt und durch die Anzahl der Fälle dividiert.

Somit kommt man auf eine Varianz von 232,25. In Bezug auf die ursprüngliche Messeinheit „Kilogramm“ hat diese Zahl keinerlei Aussagekraft. Dazu ist es in einem letzten Schritt nötig, die Standardabweichung zu berechnen, indem die Wurzel aus 232,25 gezogen wird. Somit kommt man zu einer Standardabweichung von 15,2 Kilogramm. Diese kann nun sinnvoll und mithilfe der ursprünglichen Maßeinheit interpretiert werden. Die Befragten weichen durchschnittlich um 15 Kilogramm vom Mittelwert von 75 kg ab.

5.2.2 Variationskoeffizient

Stellt man sich nun die Frage, ob es sich bei der berechneten Standardabweichung um einen hohen oder eher um einen niedrigen Wert handelt, bietet sich der Variationskoeffizient an. Dieser setzt die Streuung in Form der Standardabweichung mit dem Mittelwert in Beziehung und wird dadurch vergleichbar. Es entsteht durch die Berechnung ein Prozentwert, der den Anteil der Standardabweichung am Mittelwert wiedergibt. Der Variationskoeffizient ist vor allem dann interessant, wenn es darum geht, die Streuung von verschiedenen Verteilungen zu vergleichen, die alle unterschiedliche Mittelwerte aufweisen. Es kann dann abgelesen werden, welche Vergleichsgruppe hinsichtlich ihres Antwortverhaltens homogener oder heterogener ist.

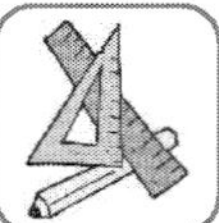

$$v = \frac{s_x}{\bar{x}} * 100 \quad \text{oder} \quad v = \frac{\mathit{Standardabweichung}}{\mathit{Mittelwert}} * 100$$

Ein Beispiel soll die Formel erklären: Angenommen, wir hätten vier Stichproben gezogen, in denen wir jeweils das Körpergewicht der Befragten gemessen haben. Wir wollen nun feststellen, in welcher Stichprobe die Streuung am größten ist. Dazu ist die Berechnung des Variationskoeffizienten notwendig. Wir setzen daher jeweils die Standardabweichung ins Verhältnis zum Mittelwert (Division) und multiplizieren mit 100. So erhalten wir für jede Stichprobe den Anteil der Streuung am Durchschnitt. Auf diese Weise lässt sich leicht ablesen, dass die Streuung im Verhältnis zum Mittelwert in Stichprobe 3 mit 28,1 % am größten ausgefallen ist. Dementsprechend sind die Befragten der dritten Stichprobe jene Gruppe, die in Bezug auf das Körpergewicht am heterogensten ist.

	Stichprobe 1	Stichprobe 2	Stichprobe 3	Stichprobe 4
Mittelwert	75 kg	57 kg	89 kg	73 kg
Standardabweichung	15,2 kg	8 kg	25 kg	12 kg
Variationskoeffizient	20,3 %	14,0 %	28,1 %	16,4 %

Tab. 28: Berechnung Variationskoeffizient

5.2.3 Spannweite (Range)

Eine weitere Maßzahl, die bei metrischen Daten als Streuungsmaß verwendet werden kann, ist die Spannweite (Range). Diese Kennzahl liefert zwar weniger Informationen als die Standardabweichung, dennoch ist sie aber in vielen Fällen als Ergänzung interessant. Denn die Spannweite misst nicht die durchschnittliche Streuung einer Verteilung, sondern die Gesamtstreuung. Dazu wird der kleinste in der Stichprobe vorkommende Wert vom größten vorkommenden Wert abgezogen. Diese Maßzahl ist allerdings noch stärker als die Standardabweichung anfällig für die Beeinflussung durch Ausreißer, da sich die Berechnung nur auf zwei einzelne Messwerte bezieht und nicht die Werte aller Befragten integriert. Bei der Interpretation muss man sich daher immer bewusst sein, dass die Basis für die Berechnung nur aus zwei einzelnen Messwerten besteht, unabhängig davon, wie groß die Stichprobe insgesamt ist.

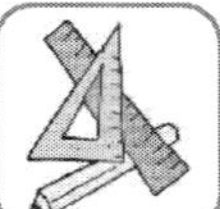

$$d = x_{max} - x_{min}$$

$$Spannweite = größter\ Messwert - kleinster\ Messwert$$

Betrachten wir dazu wieder vier verschiedene Stichproben. In der Tabelle sind jeweils die kleinsten und größten vorkommenden Messwerte erfasst. Durch Subtraktion wird die Spannweite berechnet. Dadurch wird ersichtlich, dass Stichprobe 4 mit 98 kg die größte Gesamtstreuung aufweist.

	Stichprobe 1	Stichprobe 2	Stichprobe 3	Stichprobe 4
Kleinster Messwert	43 kg	51 kg	48 kg	55 kg
Größter Messwert	103 kg	123kg	96 kg	153 kg
Range (= Spannweite)	60 kg	72 kg	48 kg	98 kg

Tab. 29: Berechnung Spannweite

5.2.4 Quartilsabstand (Interquartilbereich)

Die bisherigen Streuungsmaße waren allesamt auf metrisches Datenniveau beschränkt. Allerdings gibt es auch eine Alternative für ordinale Daten, nämlich den Quartilsabstand oder Interquartilbereich. Diese Maßzahl basiert auf dem Median, braucht aber zur Berechnung noch weitere Kennzahlen, nämlich die Quartile. Quartile sind eine Form der Quantile, die die Verteilung in eine bestimmte Anzahl von Teilen aufsplitten. Quartile konkret teilen die Verteilung in vier Teile, also in jeweils 25 % der Befragten (Terzile würden die Verteilung in drei Teile teilen, Quintile in fünf Teile usw.). Konkret wird mithilfe des Quartilabstandes der Abstand zwischen erstem und drittem Quartil gemessen oder anders ausgedrückt, die Streuung der mittleren 50% der Befragten. Der Quartilabstand zeigt außerdem, wie breit der Gipfel einer Verteilung ausfällt.

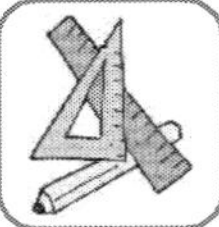

$$Quartilabstand = Q_3 - Q_1 \ \ (3.Quartil - 1.Quartil)$$

Ein Beispiel soll auch hier die Vorgehensweise verdeutlichen. In der Abbildung unten sind acht Personen zu sehen, deren Körpergewicht gemessen wurde. Der Median, der die Verteilung in zwei gleich große Teile teilt, ist mit 75 kg bereits bekannt. Nun soll die Verteilung aber noch weiter aufgeteilt werden, nämlich in vier gleich große Teile. Durch das Einzeichnen des 25 %-Quartils (Q_1) und des 75 %-Quartils (Q_3) entstehen Teile, die jeweils 25 % der Befragten ausmachen. Der Wert, an dem 25 % der Befragten erreicht sind, liegt bei 62 kg; jener Wert, an dem die 75%-Grenze zu finden ist, beträgt 85,5 kg (die Berechnung erfolgt analog zum Median). Die mittleren 50 % der Befragten streuen also in einem Bereich zwischen 62,0 kg und 85,5 kg. Dieser Bereich hat eine Breite von 23,5 kg, die als Quartilsabstand bezeichnet werden kann. Der Quartilsabstand misst also die Gesamtstreuung der mittleren 50 % einer Verteilung. Man könnte auch von der Spannweite der mittleren 50% der Befragten sprechen. Dies hat den Vorteil, dass mögliche Ausreißer ausgeschlossen werden und der Quartilabstand damit deutlich aussagekräftiger ist als die Spannweite.

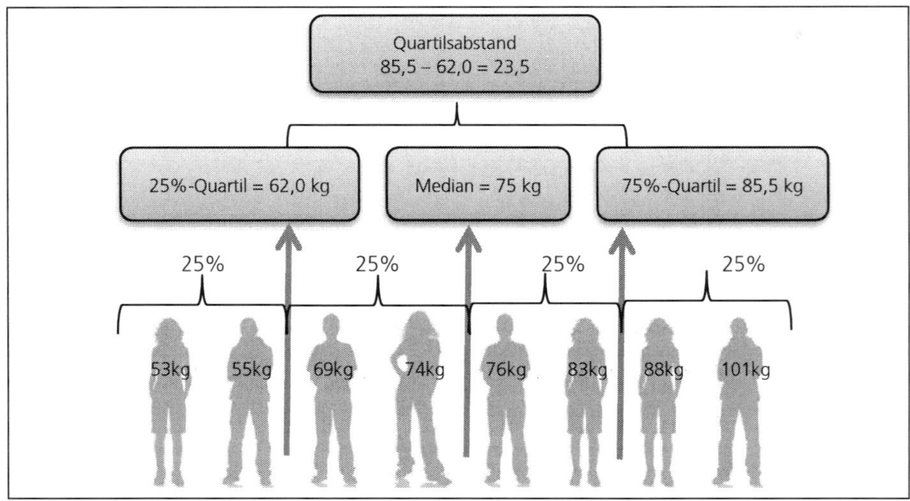

Abb. 49: Beispiel Quartilabstand

5.3 Formmaße

Eine Ergänzung zu den zuvor beschriebenen Lage- und Streuungsmaßen bieten die sogenannten Formmaße. Diese zeigen an, welcher Verteilungsform eine Variable folgt. Gemessen werden die Verteilungen dabei an der Normalverteilung, die in der Abbildung unten dargestellt ist. Diese Verteilung ist die Basis für viele statistische Testverfahren und wird daher als Idealfall einer Verteilung angesehen. Sowohl Schiefe als auch Kurtosis, die in der Folge näher beschrieben werden, orientieren sich an der Normalverteilung.

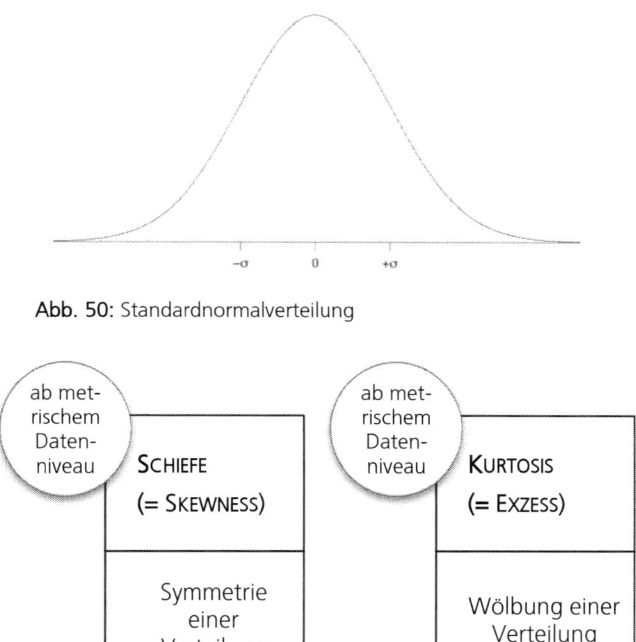

Abb. 50: Standardnormalverteilung

5.3.1 Schiefe

Die Schiefe misst, ob eine Antwortverteilung symmetrisch ist oder ob eine schiefe Verteilung vorliegt.

< 0 (negativer Wert)	0	> 0 (positiver Wert)
linksschiefe/rechtssteile Verteilung	symmetrische Verteilung	rechtsschiefe/linkssteile Verteilung

Tab. 30: Interpretation der Schiefe

Ein Wert von 0 bei der Schiefe spricht dafür, dass die Verteilung sehr symmetrisch ausfällt, also für viele Testverfahren ein optimales Ergebnis vorliegt. Ist der Wert der Schiefe deutlich im positiven Bereich zu finden (ab einem Wert von ca. 0,5), spricht man von einer rechtsschiefen Verteilung, ist der Wert deutlich negativ (ab ca. -0,5), von einer linksschiefen Verteilung.

Die Abbildung unten zeigt eine vollkommen symmetrische Verteilung der Anzahl der Arztbesuche pro Jahr. Eine symmetrische Verteilung (im Sinne einer Normalverteilung) hat einen eindeutigen Gipfel in der Mitte, während die Werte am Rand der Verteilung immer geringer werden. Bei einer solchen symmetrischen Verteilung liegen die Lagemaße Mittelwert, Median und Modus alle an der gleichen Stelle.

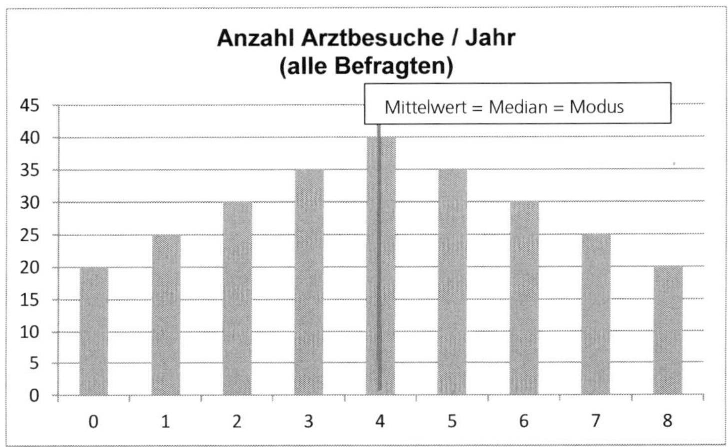

Abb. 51: Symmetrische Verteilung

Ein Beispiel für eine rechtsschiefe Verteilung ist die Anzahl der Arztbesuche bei Jugendlichen.

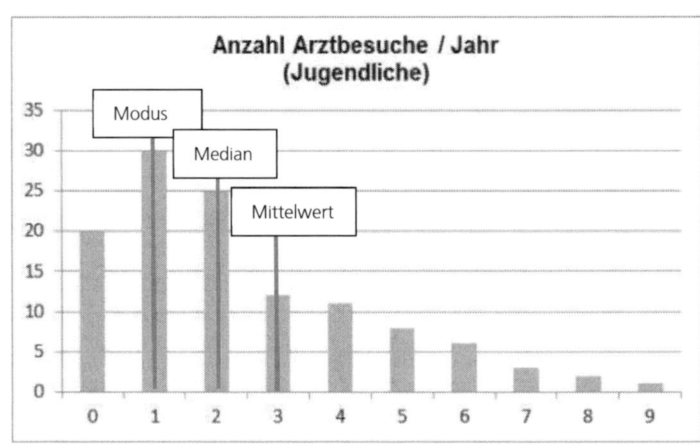

Abb. 52: Rechtsschiefe Verteilung

Der Gipfel der Verteilung ist eindeutig im linken Bereich zu finden, was bedeutet, dass der Großteil der Jugendlichen zwischen 0- und 2-mal pro Jahr zum Arzt bzw. zur Ärztin geht. Die Schiefe würde hier also eindeutig einen positiven Wert annehmen. Hier ist außerdem ersichtlich, dass der Modus kleiner ist als der Median und dieser wiederum kleiner als der Mittelwert.

Eine linksschiefe Verteilung hingegen ist ersichtlich, wenn man die Anzahl der Arztbesuche pro Jahr bei chronisch kranken Menschen betrachtet. Hier ist der Gipfel auf der rechten Seite der Verteilung zu finden, diese Personen gehen zu einem großen Teil öfter als 6-mal pro Jahr zu Ärzt*innen. Die Schiefe würde hier also einen eindeutig negativen Wert zeigen. Der Mittelwert ist hier kleiner als der Median, der wiederum unter dem Modus liegt.

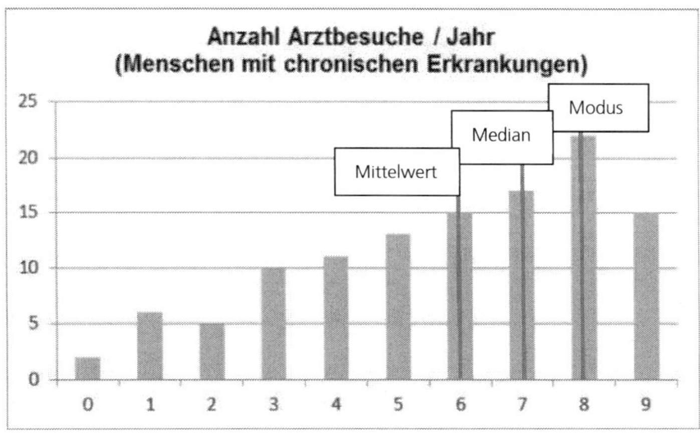

Abb. 53: Linksschiefe Verteilung

Für die händische Berechnung der Schiefe kann folgende Formel verwendet werden:

$$Schiefe = \frac{1}{n} \sum \left(\frac{x_i - \bar{x}}{s}\right)^3$$

5.3.2 Kurtosis

Die Kurtosis (Exzess) misst die Wölbung einer Verteilung im Vergleich zu einer Normalverteilung. Auch hier ist der Wert 0 als optimaler Wert zu sehen, der anzeigt, dass die Wölbung der Verteilung einer Normalverteilung gleicht. Ist der Wert deutlich größer als 0, also im positiven Bereich (ab ca. 0,5), ist die Verteilung steiler als die Normalverteilung. Ist der Wert deutlich negativ (ab ca. -0,5), kann von einer flacheren Verteilung ausgegangen werden.

< 0 (negativer Wert)	0	> 0 (positiver Wert)
flacher als die Normalverteilung	Wölbung entspricht Normalverteilung	steiler als die Normalverteilung

Tab. 31: Interpretation der Kurtosis

In der folgenden Abbildung ist in der Mitte eine Normalverteilungskurve zu sehen. Die Verteilung oberhalb ist eindeutig steiler und hätte bei der Kurtosis einen deutlich positiven Wert. Die unterste Kurve würde einen negativen Wert aufzeigen, da sie deutlich flacher ausfällt als die Normalverteilung.

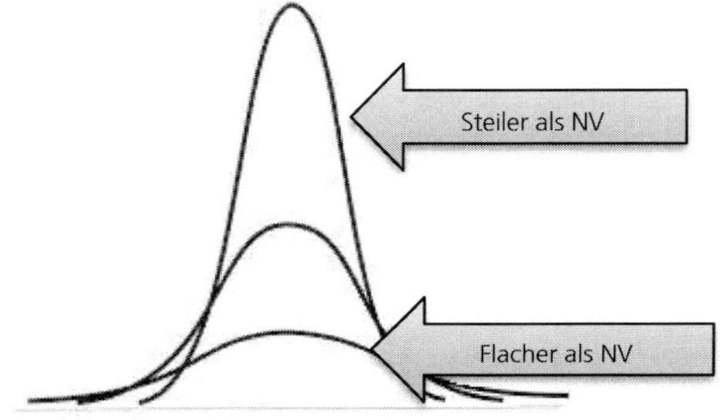

Abb. 54: Vergleich Verteilungsformen

Die Formel zur händischen Berechnung der Kurtosis ist unten angeführt:

$$Kurtosis = \frac{1}{n} \sum \left(\frac{x_i - \bar{x}}{s}\right)^4$$

5.4 Darstellung statistischer Kennzahlen in SPSS

Alle nun vorgestellten statistischen Kennzahlen können auch in SPSS automatisiert ausgegeben werden. Dazu gibt es viele verschiedene Wege. Im Rahmen der meisten Testverfahren können verschiedenste Kennzahlen als „deskriptive Statistik" mit ausgegeben werden. Möchte man aber gezielt verschiedene Kennzahlen betrachten, so sollen hier drei Wege dargestellt werden.

5.4.1 Menü „Häufigkeiten"

Die einfachste Möglichkeit der Darstellung von statistischen Kennzahlen ist das Menü „Häufigkeiten". Hier können nicht nur Häufigkeitstabellen ausgegeben werden, sondern auch eine Fülle von Kennzahlen.

Analysieren => Deskriptive Statistiken => Häufigkeiten
Menü „Statistik"

Im Untermenü „Statistik" können jene Kennzahlen markiert werden, die im Output erscheinen sollen. In der Ausgabe stehen diese dann in jener kleinen Tabelle, in der ansonsten nur die Anzahl der gültigen und fehlenden Werte aufscheinen würde. Ein großer Vorteil dieses Menüs ist, dass man frei entscheiden kann, welche Kennzahlen angezeigt werden sollen. Ein Nachteil ist sicher, dass hier jeweils nur eine Variable für sich ausgewertet werden kann (außer durch vorheriges „Datei aufteilen").

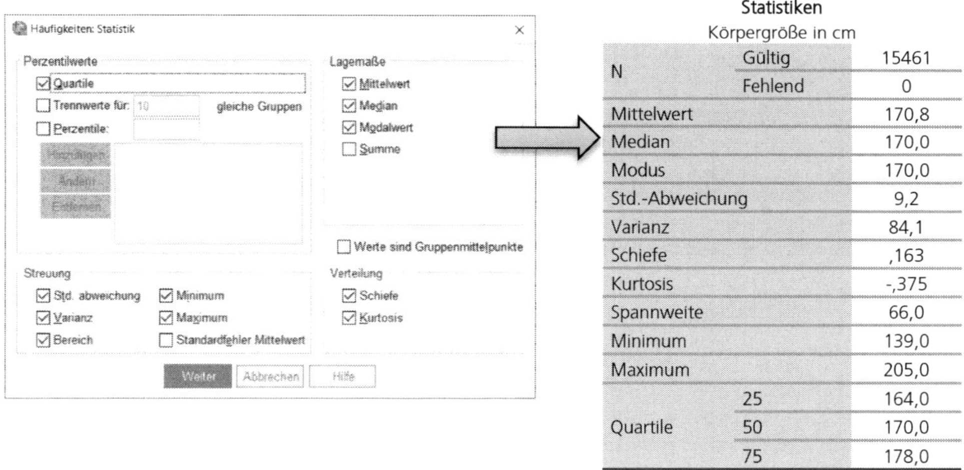

Statistiken
Körpergröße in cm

N	Gültig	15461
	Fehlend	0
Mittelwert		170,8
Median		170,0
Modus		170,0
Std.-Abweichung		9,2
Varianz		84,1
Schiefe		,163
Kurtosis		-,375
Spannweite		66,0
Minimum		139,0
Maximum		205,0
Quartile	25	164,0
	50	170,0
	75	178,0

Abb. 55: Statistische Kennzahlen im Menü „Häufigkeiten"

Das Beispiel oben zeigt die statistischen Kennzahlen für die Variable „Körpergröße" aus der Statistik-Austria-Gesundheitserhebung. Laut Mittelwert waren die Österreicher*innen im Jahr 2019 im Schnitt 171 cm groß. Der Median zeigt außerdem, dass 50% der Befragten maximal 170 cm groß sind. Die durchschnittliche Abweichung vom Mittelwert beträgt 9 cm. Die kleinste Person ist 139 cm groß, die größte Person 205 cm. Die Schiefe zeigt an, dass die Verteilung sehr leicht rechtsschief ist. Außerdem ist sie ein wenig flacher als die Normalverteilung, was durch einen negativen Wert bei der Kurtosis angezeigt wird. Die Verteilung ähnelt aber sehr stark einer Normalverteilung.

5.4.2 Menü „Explorative Datenanalyse"

Das Menü „Explorative Datenanalyse" hat den Vorteil oder auch Nachteil – je nach Geschmack und Bedarf –, dass ein fertiges Set an statistischen Kennzahlen ausgegeben wird, das nicht manuell verändert werden kann. Ein wesentlicher Vorteil ist aber, dass unter dem Menüpunkt „Faktorenliste" neben der zu untersuchenden Variable eine unabhängige Variable eingegeben werden kann. Die Kennzahlen werden dann für die Gruppen der unabhängigen Variable getrennt ausgegeben.

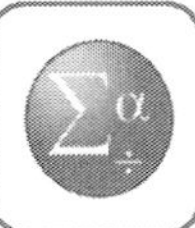

Analysieren => Deskriptive Statistiken => Explorative Datenanalyse

Im folgenden Beispiel wurde das Körpergewicht der Österreicher*innen aus der Gesundheitsbefragung mittels explorativer Datenanalyse ausgewertet. Es zeigt sich, dass die Befragten im Durchschnitt rund 76 kg wiegen. Die Mitte der Verteilung (Median) ist bei 74 kg zu finden. Es wird außerdem ein 5 % getrimmtes Mittel angezeigt, das die 5 % der Personen mit den höchsten und den niedrigsten Werten ausschließt. Dies hat den Zweck, Ausreißer – also Personen, die besonders stark von allen anderen abweichen – auszuschließen. Dieses Mittel liegt mit 74,8 kg etwas unter dem ursprünglichen Mittelwert, was darauf hindeutet, dass es deutliche Ausreißer nach oben gegeben hat. Die Person mit dem Maximalgewicht von 184 kg deutet ebenfalls darauf hin. Die durchschnittliche Abweichung vom Mittelwert beträgt 16,2 kg. Schiefe und Kurtosis zeigen schließlich, dass die Verteilung eher rechtsschief ist und deutlich steiler verläuft als die Normalverteilung.

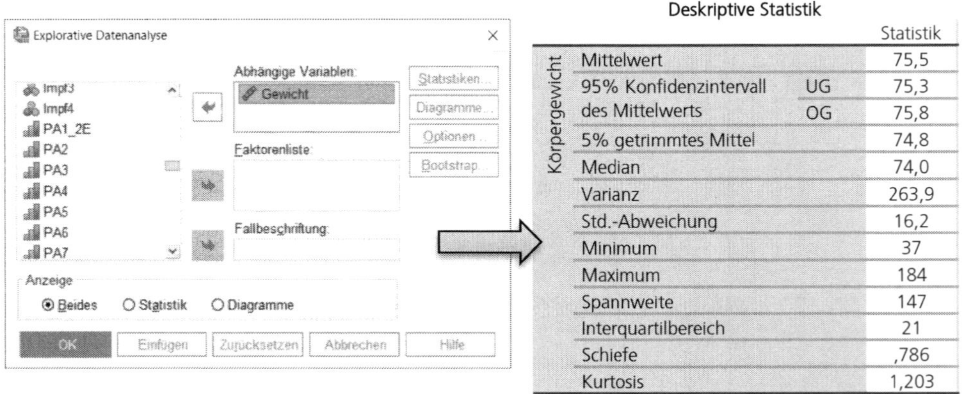

Deskriptive Statistik

			Statistik
Körpergewicht	Mittelwert		75,5
	95% Konfidenzintervall des Mittelwerts	UG	75,3
		OG	75,8
	5% getrimmtes Mittel		74,8
	Median		74,0
	Varianz		263,9
	Std.-Abweichung		16,2
	Minimum		37
	Maximum		184
	Spannweite		147
	Interquartilbereich		21
	Schiefe		,786
	Kurtosis		1,203

Abb. 56: Statistische Kennzahlen im Menü „Explorative Datenanalyse"

5.4.3 Menü „Benutzerdefinierte Tabellen"

Den größten Freiraum bei der Erstellung von Tabellen zu statistischen Kennzahlen hat man im Menü „Benutzerdefinierte Tabellen". Um allerdings Maßzahlen anzeigen lassen zu können, ist es notwendig, dass die betreffenden Variablen als metrisch definiert sind. Das ist leider ein negativer Aspekt dieses Menüs, denn selbst wenn man sich den Median einer ordinalen Variable anzeigen lassen möchte – was ja statistisch gesehen zulässig ist –, lässt SPSS dies nicht zu. Das Datenniveau von Variablen kann aber jederzeit mit einem Klick auf die rechte Maustaste im Menü umgestellt werden. Diese Änderung wird nicht in den Datensatz übernommen. Die Vorteile des Menüs überwiegen allerdings, da einerseits die freie Auswahl an Kennzahlen möglich ist, andererseits aber auch die Kombination von mehreren Variablen.

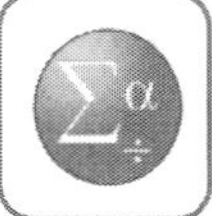

Analysieren => Tabellen => Benutzerdefinierte Tabellen

Zieht man z. B. die drei Variablen „Größe", „Gewicht" und „BMI" in die Zeilen, erscheint automatisch der Mittelwert. Im Untermenü „Auswertungsstatistik" kann dieser noch um Median, Standardabweichung oder andere Kennzahlen erweitert werden. Möchte man diese Kennzahlen nun auch noch separat für bestimmte Gruppen ausgeben lassen, kann eine weitere Variable in die Zeilen oder Spalten gezogen werden. Im Beispiel unten wurde dazu die Variable Geschlecht verwendet, um geschlechtsspezifische Unterschiede in Bezug auf Gewicht, Größe und BMI feststellen zu können.

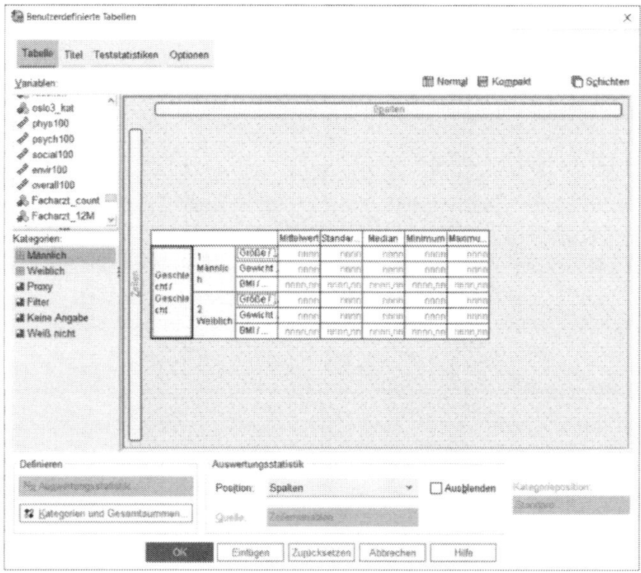

Abb. 57: Statistische Kennzahlen im Menü „Benutzerdefinierte Tabellen"

Die ausgegebene Tabelle sieht nun so aus, dass in den Spalten die gewünschten Kennzahlen aufscheinen und in den Zeilen die drei ausgewählten Variablen, einmal für die Männer und einmal für die Frauen. Wenig überraschend ist ersichtlich, dass Männer im Durchschnitt größer sind, mehr wiegen und einen höheren BMI haben als Frauen. Bei Größe und Gewicht streuen Männer im Durchschnitt etwas mehr als Frauen. Interessant erscheint allerdings, dass es beim BMI genau umgekehrt ist.

			Mittelwert	Standardabweichung	Median	Minimum	Maximum
Geschlecht	Männlich	Körpergröße in cm	178	7	178	145	205
		Körpergewicht in kg	84	15	82	42	184
		BMI	26,6	4,4	26,0	14,4	62,9
	Weiblich	Körpergröße in cm	165	6	165	139	187
		Körpergewicht in kg	68	14	66	37	150
		BMI	25,1	5,0	24,2	14,2	54,4

Tab. 32: Benutzerdefinierte Tabelle – Statistische Kennzahlen

6 GRAFIKEN

Grafiken sind eine gute Möglichkeit, die Ergebnisse einer statistischen Analyse darzustellen. Sie sind daher ein wesentlicher Teil jeder Auswertung und begegnen uns auch im Alltag sehr häufig. Gleichzeitig ist es aber auch nicht so einfach, eine gute Grafik zu produzieren bzw. besteht bei der Erstellung von Grafiken viel Fehlerpotenzial. Darum sollen in der Folge einige wichtige Hinweise zur Erstellung von Grafiken gegeben werden. Zunächst zeigt die Abbildung unten einige der wichtigsten Grafikarten. Manche davon sind uns aus dem Alltag geläufig, wie z. B. Kreis- oder Balkendiagramme. Andere werden eher im Bereich der Wissenschaft verwendet, wie z. B. Boxplots oder Histogramme.

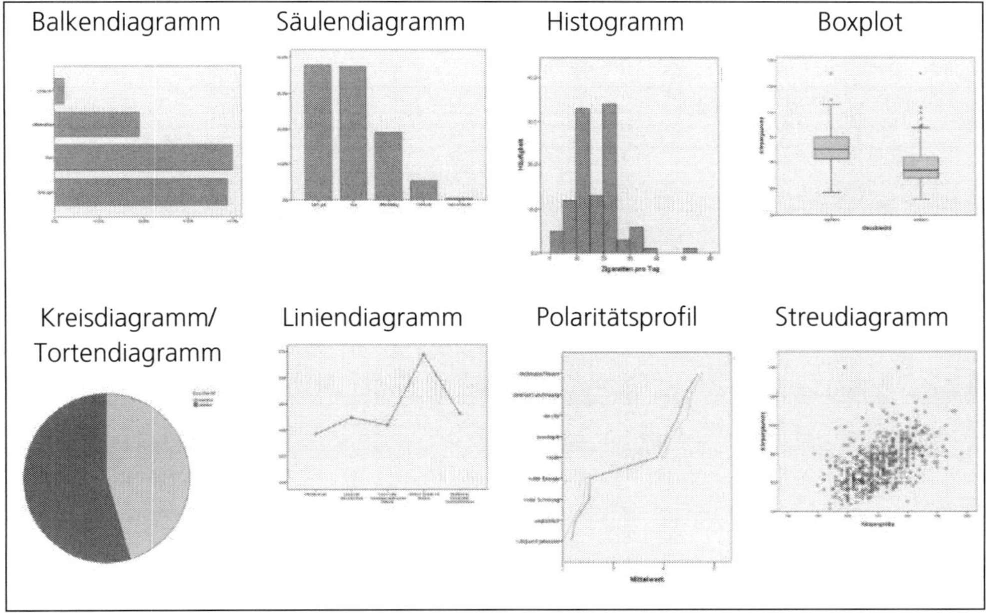

Abb. 58: Übersicht über die wichtigsten Grafikarten

6.1 Allgemeine Hinweise zur Arbeit mit Grafiken

Bei der Erstellung von Grafiken gilt es, einige wesentliche Aspekte zu beachten, damit sie sinnvoll verwendet werden können.

1. **Wähle den richtigen Diagrammtyp!**

   Zunächst ist es wichtig, den richtigen Diagrammtyp zu wählen. Ist die Darstellung für ein breites **Publikum** ohne spezielles Fachwissen bestimmt, empfiehlt es sich, einfachere, leicht verständliche Darstellungen wie Balken- oder Säulendiagramm, Linien- oder Kreisdiagramm zu verwenden. Einer versierteren Zielgruppe – wie etwa wissenschaftlichem Personal – sind Boxplots, Streu- und Netzdiagramme, dreidimensionale Grafiken etc. durchaus zuzumuten.

Außerdem ist bei der Wahl des richtigen Grafiktyps das **Datenniveau** der abhängigen Variable essenziell. Davon hängt ab, welche Art von Grafik zur Darstellung verwendet werden kann. Die folgende Tabelle zeigt eine Übersicht, bei welchem Datenniveau welche Grafiken verwendet werden können. Außerdem wird nach dem jeweiligen Auswertungsziel unterschieden: soll nur eine oder mehrere Variablen dargestellt werden oder geht es um die Visualisierung von Gruppenunterschieden oder Zusammenhängen?

	Nominale Daten	Ordinale Daten	Metrische Daten
Darstellung einer Variable	Kreisdiagramm Säulendiagramm	Säulendiagramm Boxplot	Histogramm Boxplot
Darstellung mehrerer Variablen	gestapeltes Balkendiagramm	gestapeltes Balkendiagramm Boxplot	Boxplot Liniendiagramm (Polaritätsprofil)
Darstellung von Gruppenunterschieden/Zusammenhängen	gruppiertes Säulendiagramm gestapeltes Balkendiagramm	gruppiertes Säulendiagramm gestapeltes Balkendiagramm Boxplot	Boxplot Liniendiagramm Streudiagramm

Tab. 33: Übersicht Auswahl des richtigen Grafiktyps

2. **Beschrifte alle wesentlichen Elemente der Grafik!**

   Auch wenn man bei Grafiken das Überladen mit Informationen vermeiden sollte, dürfen nötige Beschriftungen dennoch nicht vernachlässigt werden, damit potenzielle Leser*innen den Inhalt gut verstehen können. Zu den wesentlichen Beschriftungen zählen:

   - eine prägnante Überschrift
   - die Fallzahlen der Stichprobe oder deren Untergruppen
   - Beschriftung der Achsen
   - Beschriftung der Grafikelemente (Balken, Linien ...) durch Prozentwerte oder Kennzahlen (z. B. Mittelwert)
   - Legenden
   - verständliche Maßeinheiten
   - Datenquelle; gegebenenfalls Eckdaten zur Erhebung (Stichprobengröße, Befragungsart und -zeitraum, statistische Schwankungsbreite und durchführendes Institut) – sollten nicht alle Aspekte in die Grafik passen, sollten sie zumindest im Begleittext zur Grafik vorhanden sein.

3. **Gestalte die Grafik möglichst übersichtlich und aussagekräftig!**

   Man sollte beim Blick auf eine Grafik sofort erkennen können, worum es geht, das Wesentlichste sollte auch als Erstes ins Auge stechen. Zu viele Details und überflüssige Informationen sollten vermieden werden, damit die Darstellung nicht überladen wirkt. Es ist grundsätzlich nichts dagegen einzuwenden, ein Diagramm durch Hintergrundbilder oder Piktogramme interessanter zu machen. Man muss dabei aber der Versuchung widerstehen, diese Gestaltungselemente zu stark einzusetzen und damit die wesentlichen Ergebnisse zu überdecken.

4. **Erstelle die Grafik so, dass sie nicht manipulativ oder irreführend ist!**

   Damit statistische Daten in Grafiken nicht manipulativ oder irreführend wirken, sollten sie korrekt und adäquat dargestellt sein. Leider bietet die grafische Analyse von statistischen Ergebnissen sehr viel Spielraum für eine manipulative Art der Darstellung[12]. Vor allem in den Medien werden Grafiken häufig dazu benutzt, bestimmte Botschaften zu transportieren. Das bedeutet allerdings nicht, dass es sich dabei um Fälschungen handelt, sondern nur, dass die tatsächlichen Daten auf eine nicht hundertprozentig korrekte Art und Weise dargestellt wurden. Es ist beispielsweise ein Leichtes, durch die Wahl eines kleinen Achsenausschnittes Differenzen größer wirken zu lassen als sie tatsächlich sind, oder durch ungleiche Abstände auf einer Zeitachse Trends stärker oder schwächer wirken zu lassen. Ebenso ist auf perspektivische Verzerrungen zu achten, daher sollte auf 3D-Grafiken im wissenschaftlichen Bereich verzichtet werden.

   Die folgenden Abbildungen zeigen beispielhaft irreführende Darstellungen, die eher vermieden werden sollten.

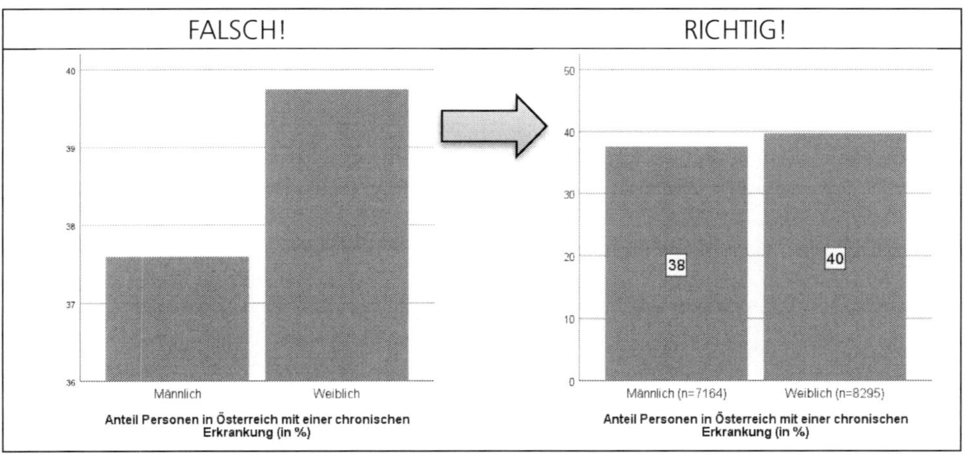

Abb. 59: Manipulation bei Säulendiagrammen

[12] Sehr viele anschauliche Beispiele zu manipulativen Darstellungen mithilfe von Grafiken finden sich in Walter Krämers „So lügt man mit Statistik" (Krämer, 2015a).

Im ersten Beispiel sieht man ein Säulendiagramm, das den Anteil der chronisch kranken Menschen bei österreichischen Männern und Frauen darstellt. Der Blick auf die linke Grafik würde vermuten lassen, dass der Anteil der chronisch Kranken bei den Frauen um ein Vielfaches höher ist als bei den Männern. Schaut man aber genauer, so sieht man auf der Y-Achse, dass nur Werte von 36–40 % dargestellt wurden. Stellt man die Grafik korrekt dar, wie in der Abbildung rechts, ist nur ein geringer Unterschied zwischen Männern und Frauen ersichtlich. Auch die nötigen Beschriftungen helfen dabei, die Grafik besser zu verstehen. Durch die Darstellung eines Achsenausschnittes können also sehr kleine Unterschiede stark aufgeblasen werden, um groß zu erscheinen.

Ebenso verhält es sich beim Liniendiagramm, das als zweites Beispiel gewählt wurde. Hier wird der Mittelwert des BMI getrennt nach Alter und Geschlecht dargestellt. Es zeigt sich zwar in fast allen Altersgruppen ein Geschlechtsunterschied im BMI, dieser wirkt aber in der Grafik links durch die fehlende Beschriftung und den gewählten Ausschnitt der Y-Achse viel größer, als er eigentlich ist.

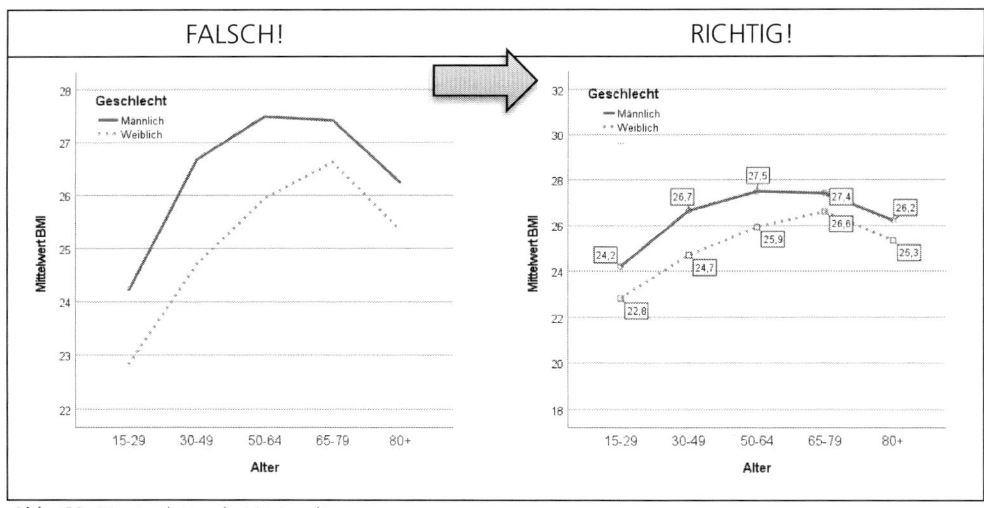

Abb. 60: Manipulation bei Liniendiagrammen

6.2 Spezielle Grafiken

Zwei Grafikarten, die im Alltag eher selten vorkommen, in der Statistik aber nicht unwichtig sind, sollen hier näher beschrieben werden. Histogramme und Boxplots sind Grafikarten, die sich vor allem für die Darstellung von metrischen Daten eignen.

6.2.1 Histogramme

Ein Histogramm ist eine spezielle Form eines Säulendiagrammes, das für metrische Daten verwendet werden kann. Es bildet die Häufigkeitsverteilung eines metrischen Merkmals in Form von Balken ab, die allerdings nicht nur eine Antwortmöglichkeit umfassen, sondern jeweils ein Intervall darstellen. Ein Histogramm des Alters würde z. B. dementsprechend nicht aus einem Balken für jedes Alter bestehen, sondern jeweils eine Altersgruppe zusammenfassen. Dadurch gibt es auch keine Abstände zwischen den einzelnen Balken.

In der Y-Achse eines Histogramms werden in der Regel die absoluten Häufigkeiten aufgetragen. Das ist aber nur dann zulässig, wenn die einzelnen Intervalle der Balken gleich breit sind. Ist dem nicht so, muss stattdessen die Dichte für jedes Intervall berechnet und als Höhe der Balken verwendet werden. Unter Dichte versteht man die Anzahl der Fälle pro Klasse, relativiert an der Klassenbreite. Das Histogramm einer Altersverteilung, bei dem die erste Klasse kleiner als die anderen und die letzte Klasse etwas breiter ist, könnte demnach so aussehen wie in der Abbildung unten. Durch die Verwendung der Dichte geht es nun nicht mehr darum, die Höhe der Balken zu interpretieren, sondern deren Fläche (Krämer, 2011).

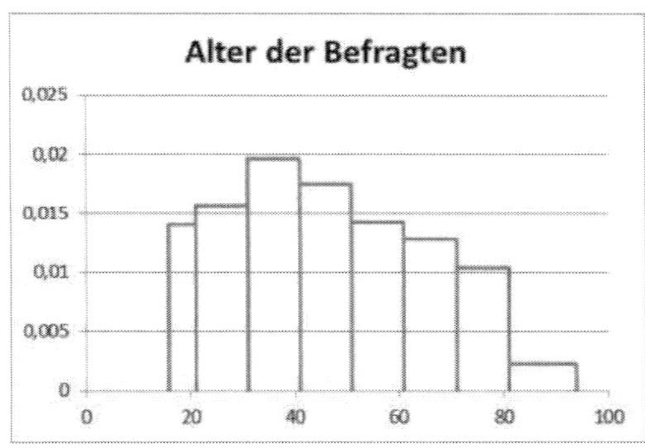

Abb. 61: Histogramm

6.2.2 Boxplots

Ein Boxplot ist eine Grafik, die es ermöglicht, die Verteilung einer Variable kompakt darzustellen. Durch diese sehr übersichtliche Darstellungsform wird es auch möglich, viele Verteilungen auf einmal zu analysieren.

Die Basis für die Darstellung eines Boxplots ist der Median, der in Form einer dicken Linie dargestellt wird. Die mittleren 50 % der Verteilung werden durch eine Box gekennzeichnet. Die Box beginnt also an jener Stelle, wo 25 % der Befragten erreicht werden (Q_1) und endet dort, wo 75 % erreicht sind (Q_3). Die Linien, die von der Box wegführen, nennt man Whiskers. Sie zeigen die Gesamtstreuung der Verteilung an, können aber maximal eineinhalb Mal so lang sein wie die Box. Alle Personen, die mehr als eineinhalb Boxlängen von der Box entfernt liegen, werden als Punkte dargestellt und Ausreißer genannt. Ist jemand sogar mehr als drei Boxlängen vom Boxende entfernt, wird er als Extremwert bezeichnet und als Stern dargestellt.

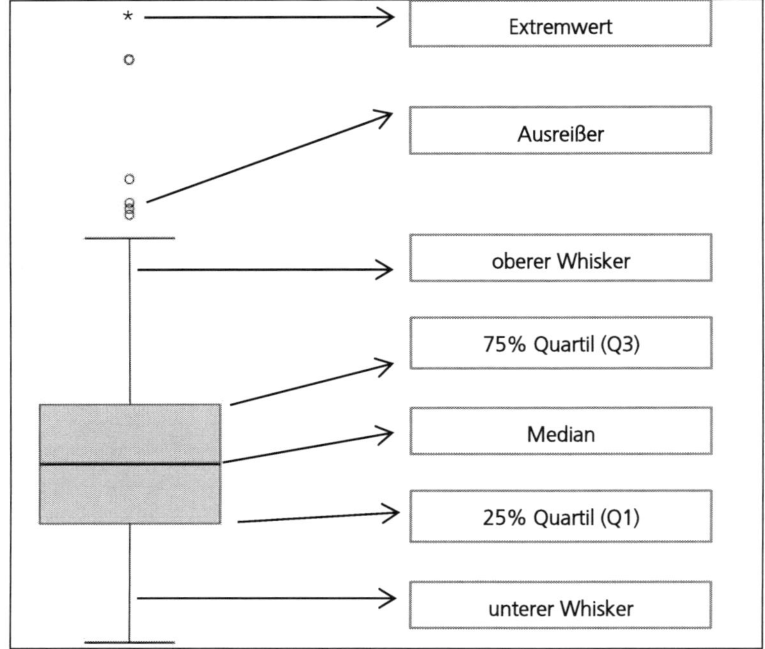

Abb. 62: Boxplot

Man kann sich die Bildung eines Boxplots auch auf der Grundlage eines Histogramms vorstellen. Die Grafik unten zeigt ein Boxplot, das in ein Histogramm hineingelegt wurde. Diese Darstellung zeigt sehr schön, dass beide Diagrammformen ein ähnliches Ergebnis aufweisen. Bei der Darstellung in Statistikprogrammen wie z. B. SPSS wird das Boxplot dann nicht liegend, sondern stehend dargestellt. Auf der Y-Achse sind somit die Messwerte der Variable abzulesen.

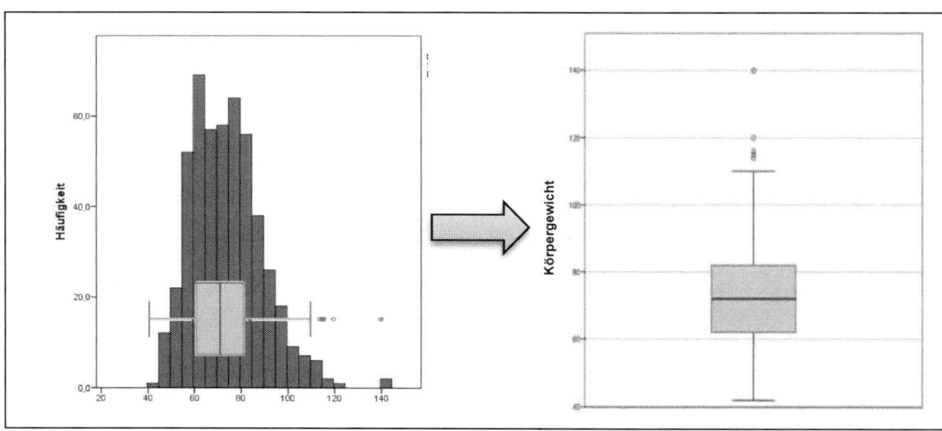

Abb. 63: Gegenüberstellung Histogramm – Boxplot

Die Darstellung in Form eines Boxplots wirkt im ersten Moment so, als würde sie weniger Information liefern als die Darstellung in Form eines Histogramms. Allerdings bringt sie unglaubliche Vorteile mit sich. Man stelle sich z. B. vor, man möchte die Verteilung des Körpergewichts nach Geschlecht und Alter grafisch darstellen. Es würden sich zehn Histogramme ergeben, die miteinander verglichen werden müssten. Man kann sich vorstellen, dass dies ein längerer Interpretationsprozess wäre. In einer Boxplot-Grafik hingegen können die zehn Verteilungen kompakt nebeneinander dargestellt werden, wie die Abbildung unten zeigt. Man kann erkennen, dass Männer in jeder Altersgruppe mehr wiegen als Frauen.

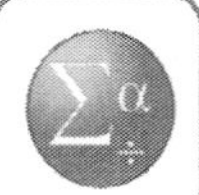

Grafik => Klassische Dialogfelder => Boxplot => Gruppiert
Daten im Diagramm: Auswertung über Kategorien einer Variable

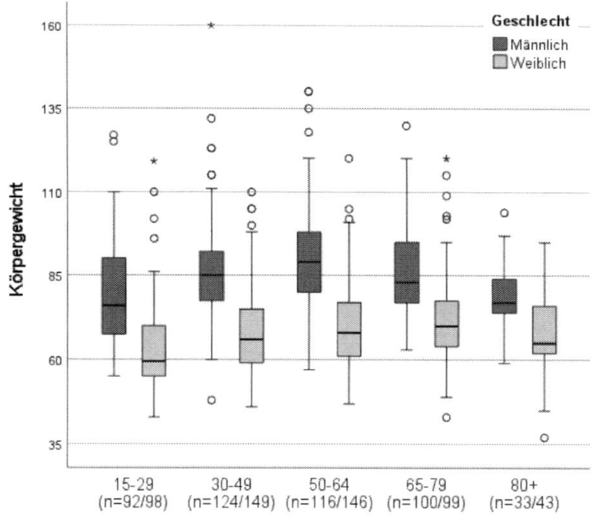

Abb. 64: Boxplot – Körpergewicht nach Alter und Geschlecht

Ein Boxplot kann ab einer Gruppengröße von 30 Personen sinnvoll interpretiert werden. Daher ist es, wie auch bei allen anderen Grafikarten, sehr wichtig, die Fallzahlen im Diagramm anzuführen. Bei der Interpretation kann in fünf Schritten vorgegangen werden, um sich nicht in der Fülle an Informationen zu verlieren:

1. Vergleich der Mediane und damit der Mitte der Verteilungen
2. Vergleich der Boxen: Überlappen sich diese oder heben sie sich voneinander ab?
3. Gibt es Unterschiede in der Streuung der Verteilungen? => Je länger die Box und die Whiskers, desto größer die Streuung und desto heterogener eine Gruppe.

4. Was kann über die Ausreißer und Extremwerte gesagt werden? => Diese Frage sollte allerdings nicht überbewertet werden, da diese Werte immer nur Einzelfälle darstellen.
5. Gibt es Unterschiede in der Verteilungsform? Sind die Verteilungen symmetrisch, linksschief oder rechtsschief? Für eine symmetrische Verteilung würde sprechen, wenn der Median in der Mitte der Box zu finden und die Whiskers in etwa gleich lang wären. Eine links- bzw. rechtsschiefe Verteilung kann erkannt werden, wenn die Boxhälften bzw. die Whiskers ungleich lang sind. Die Abbildung unten verdeutlicht dies.

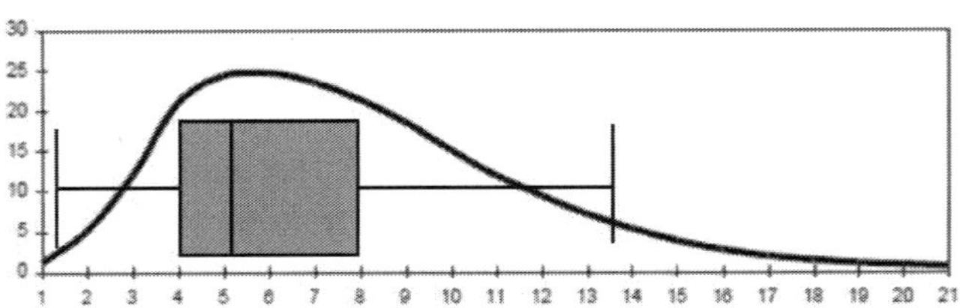

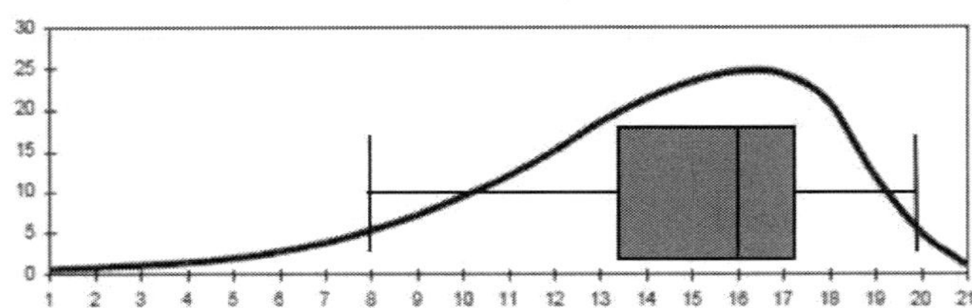

Abb. 65: Form einer Verteilung bei Boxplots

6.3 Grafiken in SPSS

In SPSS gibt es viele Möglichkeiten der Erstellung von Grafiken, wobei man dazu sagen muss, dass SPSS nicht das beste Programm zur Diagrammerstellung ist. Microsoft Excel ist eine gute Alternative dazu. Man kann z. B. Häufigkeitstabellen aus SPSS in ein Excel-Sheet kopieren und daraus Grafiken anfertigen. Dennoch sollen drei Wege, in SPSS zu Grafiken zu kommen, beschrieben werden.

Die einfachste Möglichkeit, ein Diagramm in SPSS zu erstellen, ist das Menü „Häufigkeiten". Hier gibt es ein Untermenü, das die Auswahl von Balkendiagramm[13], Kreisdiagramm oder Histogramm zulässt.

[13] In SPSS wird die Bezeichnung Balkendiagramm verwendet, im Output erscheint allerdings ein Säulendiagramm. Im Diagrammeditor kann aber auch ein tatsächliches Balkendiagramm generiert werden.

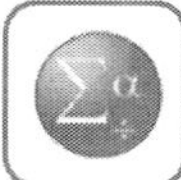

Analysieren => Deskriptive Statistiken => Häufigkeiten
Untermenü „Diagramme"

Das Menü ist dann sehr gut geeignet, wenn es nur darum geht, eine Variable in einem einfachen Diagramm darzustellen. Komplexere Grafiken mit mehr als einer Variable können hier nicht erstellt werden. Als Beispiel wird hier ein Balkendiagramm mit Prozentwerten zum Gesundheitszustand erstellt.

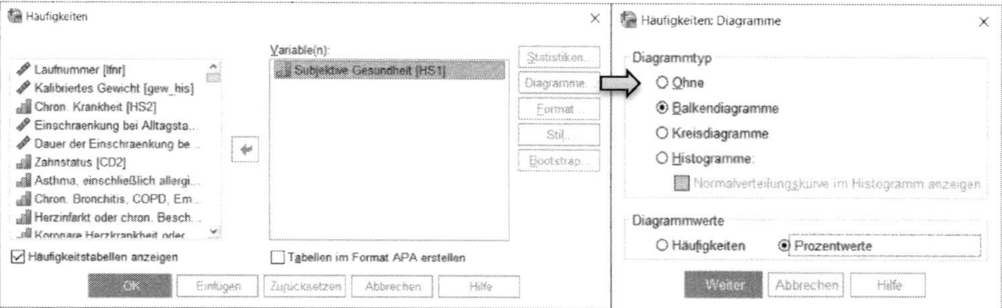

Abb. 66: Grafiken im Menü „Häufigkeiten"

Im Viewer wird nun eine Grafik angezeigt. Durch Doppelklick in die Grafik kann diese noch bearbeitet werden, was bei SPSS-Grafiken auch meist notwendig ist. So werden z. B. keine Beschriftungen der Balken angezeigt („Elemente => Datenbeschriftung anzeigen"). Auch die Textgrößen und die farbliche Gestaltung sollten meist noch angepasst werden. Grundsätzlich funktioniert das Bearbeiten so, dass sich im Diagramm-Editor durch Doppelklick auf ein Grafikelement ein Eigenschaften-Fenster öffnet. Durch Markierung jenes Elements, das verändert werden soll, erscheinen in diesem Fenster alle Möglichkeiten, die zur Verfügung stehen.

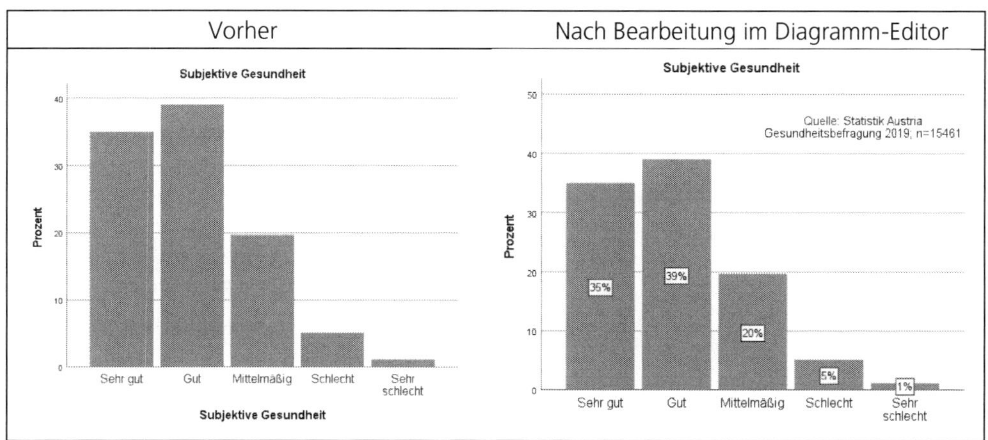

Abb. 67: Grafikbearbeitung in SPSS

Deutlich umfassendere Möglichkeiten der Grafikgestaltung liefert das Menü „Diagrammerstellung". Der Vorteil dieses Menüs ist, dass man bereits während der Zusammenstellung der Grafik eine Vorschau erhält, wie diese aussehen wird (inhaltlich handelt es sich bei der Vorschau aber noch nicht um die tatsächlichen Werte.) Dieses Menü ist allerdings sehr streng, was den Einsatz von Variablen mit verschiedenen Datenniveaus betrifft. Achten Sie daher bei der Nutzung des Menüs darauf, alle Variablen bezüglich des Datenniveaus richtig zu labeln. Ein Hinweisfenster erinnert Nutzer*innen auch bei jedem Öffnen dieses Menüs daran (es empfiehlt sich daher, dieses Fenster durch „nicht mehr anzeigen" zu deaktivieren).

Grafik => Diagrammerstellung

Über dieses Menü soll der Gesundheitszustand der Befragten nach Geschlecht dargestellt werden. In einem ersten Schritt wählt man dazu in der „Galerie" den richtigen Grafiktyp aus, in unserem Fall ein gruppiertes Säulendiagramm. Dieses zieht man dann in das noch leere Vorschaufenster oben.

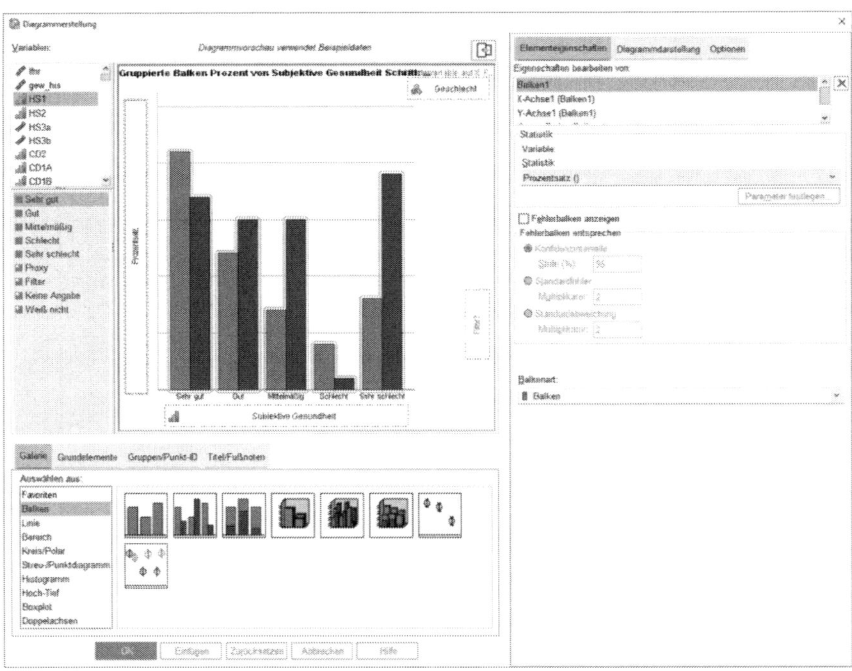

Abb. 68: Grafiken im Menü Diagrammerstellung

Danach geht es darum, die entstandenen Felder in der Vorschau mit Variablen zu befüllen. So zieht man die Variable Gesundheit in die X-Achse und die Variable Geschlecht in das Feld „Clustervariable auf x". In der Y-Achse scheint standardmäßig die absolute

Anzahl auf. Diese sollte im Eigenschaftenfenster rechts unter „Balken 1 – Statistik" noch auf den „Prozentsatz" ausgebessert werden. Unter „Parameter festlegen" sollte man sich außerdem dafür entscheiden, die Prozentwerte „gesamt für jede Kategorie der Legendenvariable" anzeigen zu lassen. Das bedeutet nichts anderes, als dass die Prozentwerte für Männer und Frauen getrennt ausgegeben werden.

Nach Bearbeitung im Diagramm-Editor könnte eine Grafik aus diesem Menü in etwa so aussehen, wie in der folgenden Abbildung dargestellt:

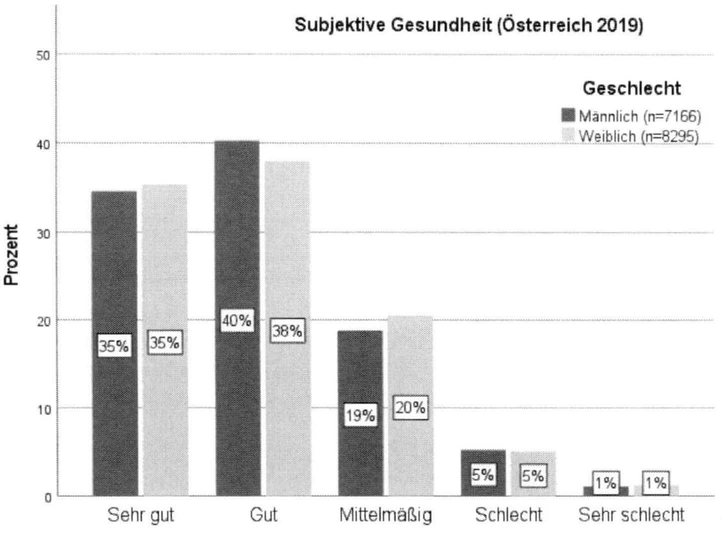

Abb. 69: Gruppiertes Säulendiagramm

Ebenso kann dieses Menü auch für die Erstellung von anderen Grafiktypen genutzt werden. Zu Beginn wird dies sicher ein längerer Prozess sein, der von Ausprobieren geprägt ist. Das Ergebnis sind aber Grafiken, die gut für die Darstellung von statistischen Ergebnissen genützt werden können.

Im Menüpunkt „Grafik => klassische Dialogfelder" findet sich ebenfalls die Möglichkeit, Grafiken zu erstellen. Diese Menüpunkte wurden in älteren SPSS-Versionen verwendet, bevor sie von der neuen, soeben vorgestellten Diagrammerstellung abgelöst wurden. Sie sind sehr leicht und gut zu verwenden, in den meisten Fällen auch relativ selbsterklärend.

Grafik => klassische Dialogfelder

III. Schließende Statistik

oder „Welche Zusammenhänge/Unterschiede gelten für die Grundgesamtheit?"

Während es mit Methoden der deskriptiven Statistik lediglich möglich ist, Aussagen über die Stichprobe zu treffen, erlauben Verfahren der schließenden Statistik, auch Inferenzstatistik genannt, einen Schluss von der Stichprobe auf die Grundgesamtheit. Und genau das ist ja auch das Ziel von statistischen Verfahren: eine Stichprobe zu ziehen, die es erlaubt, damit auf die Grundgesamtheit rückzuschließen, da es meist nicht möglich ist, eine Vollerhebung durchzuführen (vgl. Kapitel 1.1). Voraussetzung für den Schluss von der Stichprobe auf die Grundgesamtheit ist eine möglichst zufällig gezogene Stichprobe.

7 Überblick über die wichtigsten Testverfahren der schließenden Statistik

In der folgenden Übersicht wird versucht, einen Überblick über die wichtigsten statistischen Testverfahren zu geben, die in den kommenden Kapiteln näher beschrieben werden. Die Auswahl des Tests richtet sich nach zwei wesentlichen Fragen:

1) Welches Datenniveau weisen die abhängige und die unabhängige Variable auf?

2) Welche Fragestellung soll untersucht werden? Handelt es sich um einen Zusammenhang zwischen zwei Variablen (Z), der gefunden werden soll, oder will man Gruppenunterschiede (U) analysieren?

Die folgende Übersicht soll die Entscheidung für das passende Testverfahren erleichtern. Details zu den einzelnen statistischen Tests finden sich im jeweiligen Kapitel.

		Abhängige Variable		
		nominal	ordinal	metrisch
Unabhängige Variable	**nominal**	Chi^2-Test (U)	Chi^2-Test (U) U-Test (U) Kruskal-Wallis-Test (U)	T-Test (U) U-Test (U) Varianzanalyse (U) Kruskal-Wallis-Test (U)
	ordinal	Chi^2-Test (U)	Chi^2-Test (U) U-Test (U) Kruskal-Wallis-Test (U) Spearman-Korrelation (Z)	T-Test (U) U-Test (U) Varianzanalyse (U) Kruskal-Wallis-Test (U) Spearman-Korrelation (Z)
	metrisch	-	Spearman-Korrelation (Z)	Pearson-Korrelation (Z) Lineare Regression (Z)

Legende: Z – Zusammenhang; U - Unterschied

Abb. 70: Übersicht über die wichtigsten Testverfahren der schließenden Statistik

8 Konfidenzintervalle

Ein Verfahren aus dem Bereich der schließenden Statistik, das hier vorgestellt werden soll, ist das Konfidenzintervall. Konfidenzintervalle beruhen auf der Vorstellung, dass ein in der Stichprobe berechneter Wert (z. B. Prozentwert, Mittelwert etc.) nicht mit vollkommener Sicherheit jener Wert ist, der auch für die Grundgesamtheit gültig ist. Man geht davon aus, dass es bei einem Stichprobenwert noch eine gewisse Schwankungsbreite gibt, da man ja nur einen Teil der Grundgesamtheit – wenn auch zufällig – befragt hat. Man möchte nun rund um den Stichproben-Messwert ein Intervall berechnen, in dem der tatsächliche Wert in der Grundgesamtheit mit einer gewissen Wahrscheinlichkeit liegen könnte.

Als Grundlage für die Berechnung solcher Konfidenzintervalle dient die Normalverteilung, deren besondere Eigenschaften dies ermöglichen. Man stellt sich vor, man würde nicht nur eine Stichprobe ziehen, sondern unendlich oft in der gleichen Grundgesamtheit einen Teil der Personen zufällig auswählen und jeweils den gesuchten Messwert berechnen. Dabei besteht die Vorstellung, dass die Grundgesamtheit unendlich groß wäre. Die Verteilung dieser unendlich oft berechneten Messwerte (genannt: Stichprobenkennwertverteilung) folgt einer Normalverteilung, unabhängig davon, wie ein Merkmal ursprünglich verteilt war.

Angenommen, man würde unendlich viele Stichproben ziehen und jeweils den Anteil der Frauen in der Stichprobe messen. Die Verteilung des Frauenanteils würde danach einer Normalverteilung folgen, obwohl die nominale Variable „Geschlecht" in einer Stichprobe niemals normalverteilt sein kann.

Für die Normalverteilung der unendlich oft berechneten Messwerte aus unendlich vielen Stichproben gelten die spezifischen Eigenschaften, die jede Normalverteilung aufweist. Diese Eigenschaften sollen anhand der Standardnormalverteilung (siehe Abbildung unten) beschrieben werden und dienen in der Folge dazu, Verfahren der schließenden Statistik zu berechnen.

⇨ Wir haben eine Standardnormalverteilung mit dem Mittelwert 0 und einer Standardabweichung von 1.

⇨ Rechnet man zum Mittelwert einmal die Standardabweichung hinzu und zieht diese einmal ab, entsteht ein Intervall, das ***68 % aller Fälle*** (z. B. Personen) umfasst.

⇨ Rechnet man zum Mittelwert zwei Mal die Standardabweichung hinzu und zieht diese zwei Mal ab (genauer gesagt 1,96-mal), entsteht ein Intervall, das ***95 % aller Fälle*** (z. B. Personen) umfasst.

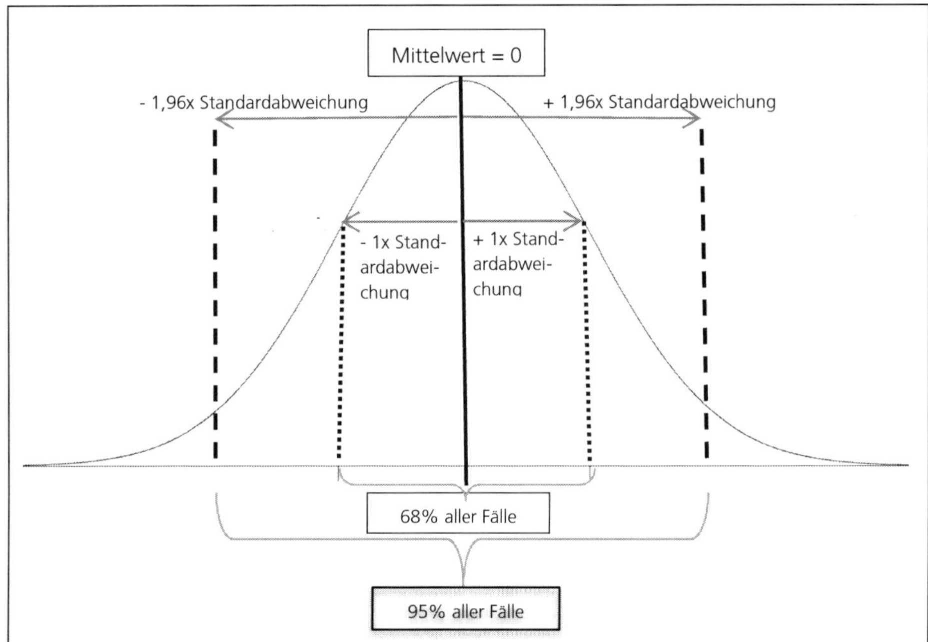

Abb. 71: Eigenschaften der Normalverteilung

Das zuvor beschriebene Ziel war, ein Intervall rund um einen Messwert aus der Stichprobe zu berechnen, das uns zeigt, wo dieser in der Grundgesamtheit mit einer gewissen Wahrscheinlichkeit liegen wird. Dieses Ziel können wir nun erreichen, indem wir die Schablone „Normalverteilung" verwenden. Wir nehmen unseren Stichproben-Messwert als Mitte der Stichprobenkennwertverteilung an, die bei unendlich häufigem Ziehen einer Stichprobe entstehen würde. Durch Addition bzw. Subtraktion des Standardfehlers (= Standardabweichung bei Stichprobenkennwertverteilungen) können wir ein Intervall berechnen, in dem unser Messwert mit 68%iger bzw. 95%iger Wahrscheinlichkeit liegen wird. In der Praxis wird am häufigsten ein sogenanntes 95-%-Konfidenzintervall berechnet. Soll die Schätzung noch genauer sein, kann auch ein 99-%-Konfidenzintervall verwendet werden. Dazu muss der Standardfehler 2,58-mal zum Messwert gerechnet werden. Generell ist dazu zu sagen: Je höher die Sicherheit bei der Schätzung eines Konfidenzintervalls wird, desto breiter wird dieses Intervall auch, da ja eine genauere Schätzung auch einen größeren Bereich umfasst.

Ein wichtiges Anwendungsgebiet von Konfidenzintervallen ist die Umlegung von Prävalenzzahlen aus einer Stichprobe auf die Grundgesamtheit. Unter Prävalenz versteht man die Häufigkeit des Vorkommens einer gewissen Krankheit oder eines Phänomens in einer Population (Bartholomeyczik et al., 2008). Wenn z. B. der Anteil der pflegenden Kinder in Österreich anhand einer Stichprobe ermittelt wird, wird es ein wesentlicher Teil der Ergebnisse sein, zu schätzen, in welchem Bereich sich dieser Anteil in der Grundgesamtheit bewegt.

Konfidenzintervalle können auch dazu verwendet werden, Unterschiede zwischen mehreren Gruppen, die in der Stichprobe ersichtlich sind, für die Grundgesamtheit zu testen. Dazu werden für jede Gruppe Konfidenzintervalle berechnet und dann überprüft, ob sich diese überschneiden. Gibt es Überschneidungen der Intervalle, ist nicht davon auszugehen, dass in der Grundgesamtheit ein Unterschied erkennbar sein muss, da die Werte ja auch genau an der gleichen Stelle liegen könnten. Gibt es allerdings keine Überschneidungen der Intervalle, kann man mit der jeweiligen Sicherheit, mit der das Konfidenzintervall berechnet wurde (z. B. 95 %), davon ausgehen, dass auch in der Grundgesamtheit ein Unterschied erkennbar sein wird.

In der Folge werden Konfidenzintervalle für Mittelwert und Anteilswert (= Prozentwert) dargestellt. Natürlich kann diese Berechnung aber auch für viele andere Messwerte durchgeführt werden.

8.1 Konfidenzintervall für den Anteilswert

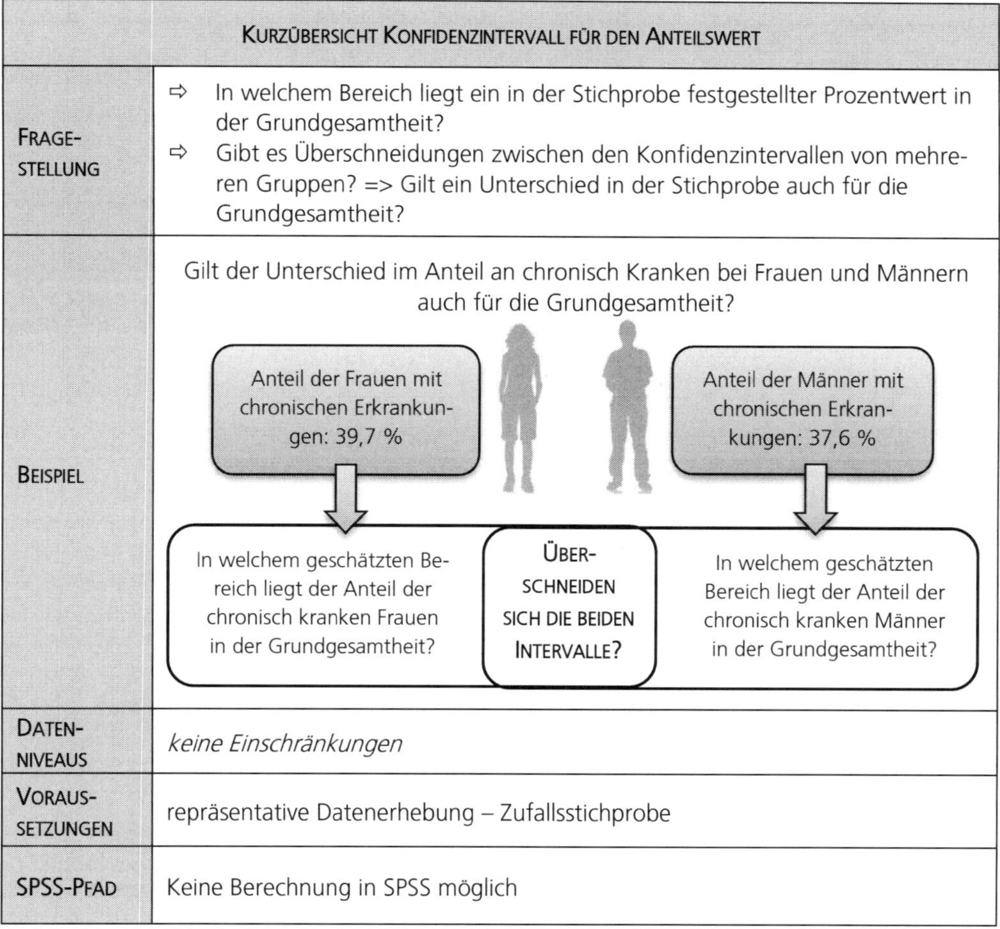

	KURZÜBERSICHT KONFIDENZINTERVALL FÜR DEN ANTEILSWERT
FRAGE-STELLUNG	⇨ In welchem Bereich liegt ein in der Stichprobe festgestellter Prozentwert in der Grundgesamtheit? ⇨ Gibt es Überschneidungen zwischen den Konfidenzintervallen von mehreren Gruppen? => Gilt ein Unterschied in der Stichprobe auch für die Grundgesamtheit?
BEISPIEL	Gilt der Unterschied im Anteil an chronisch Kranken bei Frauen und Männern auch für die Grundgesamtheit? Anteil der Frauen mit chronischen Erkrankungen: 39,7 % Anteil der Männer mit chronischen Erkrankungen: 37,6 % In welchem geschätzten Bereich liegt der Anteil der chronisch kranken Frauen in der Grundgesamtheit? ÜBERSCHNEIDEN SICH DIE BEIDEN INTERVALLE? In welchem geschätzten Bereich liegt der Anteil der chronisch kranken Männer in der Grundgesamtheit?
DATEN-NIVEAUS	*keine Einschränkungen*
VORAUS-SETZUNGEN	repräsentative Datenerhebung – Zufallsstichprobe
SPSS-PFAD	Keine Berechnung in SPSS möglich

Das Konfidenzintervall für den Anteilswert wird dann verwendet, wenn man herausfinden will, in welchem Bereich ein Prozentsatz mit 95%iger Wahrscheinlichkeit[14] in der Grundgesamtheit liegt. Zur Berechnung dieses Intervalls wird der Prozentwert als relative Häufigkeit (p) geschrieben (z. B. 0,35 für 35 %) und 1,96-mal der Standardfehler addiert bzw. subtrahiert. Der Standardfehler (s_p) berechnet sich durch Einsetzen der relativen Häufigkeit (p) und Division durch die Fallzahl (n).

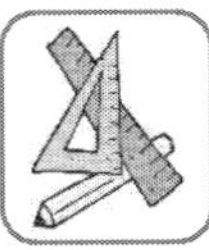

$$KI95\%\ Obergrenze = p + 1{,}96 * s_p$$

$$KI95\%\ Untergrenze = p - 1{,}96 * s_p$$

$$s_p = \sqrt{\frac{p * (1 - p)}{n}}$$

Diese Formel macht deutlich: Je höher die Stichprobengröße (n) ausfällt, umso kleiner wird das Schätzintervall. Denn erhöht sich die Fallzahl, wird der Standardfehler kleiner, und damit entsteht auch ein schmaleres Konfidenzintervall. Je größer die Stichprobe, desto näher liegt die Schätzung also am tatsächlichen Wert in der Grundgesamtheit.

Die Umsetzung der eben beschriebenen Formel soll anhand eines konkreten Beispiels verdeutlicht werden:

Wir untersuchen den Anteil der chronisch Kranken bei Männern und Frauen. Die Berechnung der Prozentwerte in der Gesundheitsbefragung ergibt, dass 37,6 % der Männer und 39,7 % der Frauen von chronischen Krankheiten betroffen sind. Wir wollen herausfinden, ob dieser Unterschied zwischen den Geschlechtern auch für die Grundgesamtheit anzunehmen ist.

Die Fragestellung kann mit einem 95-%-Konfidenzintervall beantwortet werden. Durch die Berechnung von Intervallen für Männer und Frauen kann überprüft werden, ob sich diese überschneiden oder ob der Unterschied auch für die Grundgesamtheit angenommen werden kann. Die einzelnen Berechnungsschritte finden sich im Detail in der Tabelle unten.

In einem ersten Schritt muss zur Berechnung der Konfidenzintervalle der Standardfehler bestimmt werden. Durch Einsetzen der Anteilswerte und Division durch die Fallzahlen (8.295 Frauen bzw. 7.164 Männer) werden Werte von rund 0,0057 bzw. 0,0054 berechnet. Schon diese Werte zeigen, dass die Schwankungsbreite aufgrund der sehr hohen Fallzahl sehr gering ausfällt. Sie beträgt bei beiden Geschlechtern lediglich rund 1 % nach oben und nach unten (Berechnung durch 1,96 * Standardfehler).

[14] Die Berechnung von Konfidenzintervallen mit 95%iger Wahrscheinlichkeit ist Standard in den meisten Wissenschaftsdisziplinen.

	Männer	Frauen
Prozentwert	37,6 %	39,7 %
Anteilswert p	0,376	0,397
Fallzahl n	7.164	8.295
Standardfehler	$s_p = \sqrt{\frac{0{,}376 * (1 - 0{,}376)}{7.164}} = 0{,}0057$	$s_p = \sqrt{\frac{0{,}397 * (1 - 0{,}397)}{8.295}} = 0{,}0054$
Obergrenze	$OG = 0{,}376 + 1{,}96 * 0{,}0057 = 0{,}3872$	$OG = 0{,}397 + 1{,}96 * 0{,}0054 = 0{,}4075$
Untergrenze	$UG = 0{,}376 - 1{,}96 * 0{,}0057 = 0{,}3648$	$UG = 0{,}397 - 1{,}96 * 0{,}0054 = 0{,}3865$
Konfidenz-intervall	[36,4 %; 38,8 %]	[38,6 %; 40,8 %]

Tab. 34: Beispiel Berechnung Konfidenzintervall für den Anteilswert

Dieser Standardfehler kann nun in die Formel zur Berechnung der Ober- bzw. Untergrenze des Konfidenzintervalls eingesetzt werden. Dadurch entsteht das folgende Ergebnis:

- ⇨ Mit 95%iger Wahrscheinlichkeit liegt der Anteil der Männer mit einer chronischen Erkrankung in der Grundgesamtheit zwischen 36,4 % und 38,8 %.
- ⇨ Mit 95%iger Wahrscheinlichkeit liegt der Anteil der Frauen mit einer chronischen Erkrankung in der Grundgesamtheit zwischen 38,6 % und 40,8 %.[15]

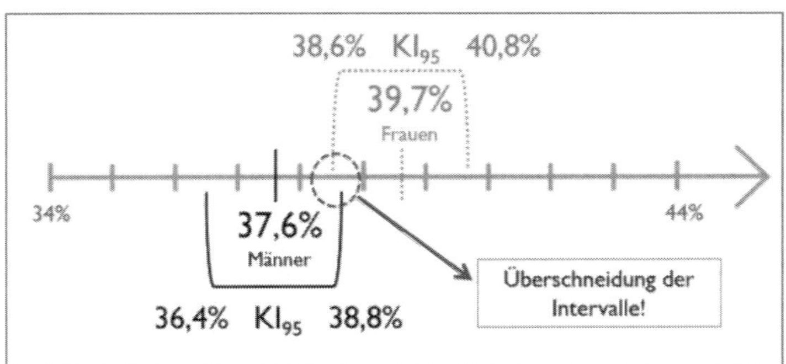

Abb. 72: Darstellung Ergebnis Konfidenzintervall für den Anteilswert

Die grafische Darstellung der berechneten Konfidenzintervalle unten zeigt, dass sich die beiden überschneiden. Das bedeutet, dass in der Grundgesamtheit nicht mit 95%iger Sicherheit ein Unterschied des Anteils an chronisch Kranken bei Männern und Frauen vorliegt, obwohl die Stichprobe das vermuten ließe. Beide Gruppen könnten mit einer

[15] Runden bei Konfidenzintervallen: Unabhängig davon, wie im Normalfall kaufmännisch gerundet würde, ist die Untergrenze beim Konfidenzintervall immer abzurunden und die Obergrenze aufzurunden, da man ansonsten keine 95%ige Sicherheit mehr vorweisen könnte.

gewissen Wahrscheinlichkeit in der Grundgesamtheit auch denselben Wert haben oder der Unterschied könnte genau umgekehrt sein. Dies wäre dann der Fall, wenn bei den Männern das laut Konfidenzintervall geschätzte Maximum und bei den Frauen das geschätzte Minimum dem realen Wert entsprechen würde. Der Unterschied in der Stichprobe ist also nicht eindeutig genug, um auch mit Sicherheit auf die Grundgesamtheit übertragen werden zu können.

8.2 Konfidenzintervall für den Mittelwert

KURZÜBERSICHT KONFIDENZINTERVALL FÜR DEN MITTELWERT	
FRAGE-STELLUNG	⇨ In welchem Bereich liegt ein in der Stichprobe berechneter Mittelwert in der Grundgesamtheit? ⇨ Gibt es Überschneidungen zwischen den Konfidenzintervallen von mehreren Gruppenmittelwerten? => Gilt ein Unterschied in der Stichprobe auch für die Grundgesamtheit?
BEISPIEL	Gilt der in der Gesundheitsbefragung festgestellte Unterschied der durchschnittlichen Anzahl an täglich gerauchten Zigaretten bei Frauen und Männern auch für die Grundgesamtheit? Frauen: Mittelwert Zigaretten/Tag 13,0 Männer: Mittelwert Zigaretten/Tag 17,2 In welchem Bereich liegt die durchschnittliche tägliche Zigarettenanzahl der Frauen in der Grundgesamtheit? ÜBERSCHNEIDEN SICH DIE BEIDEN INTERVALLE? In welchem Bereich liegt die durchschnittliche tägliche Zigarettenanzahl der Männer in der Grundgesamtheit?
DATEN-NIVEAUS	*Variable*: muss metrisch sein, da nur dann die Berechnung eines Mittelwertes Sinn ergibt
VORAUS-SETZUNGEN	repräsentative Datenerhebung – Zufallsstichprobe
SPSS-PFAD	Analysieren => Deskriptive Statistiken => Explorative Datenanalyse

Das Konfidenzintervall für den Mittelwert ermöglicht die Schätzung eines Intervalls, in dem der Mittelwert eines Messwertes mit 95%iger Wahrscheinlichkeit in der Grundgesamtheit liegt.

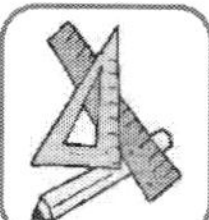

$$KI95\%\ Obergrenze = \bar{x} + 1{,}96 * s_{\bar{x}}$$

$$KI95\%\ Untergrenze = \bar{x} - 1{,}96 * s_{\bar{x}}$$

$$s_{\bar{x}} = \frac{s_x}{\sqrt{n}}$$

Die Berechnung dieses Schätzintervalls erfolgt durch eine rund zweifache Addition bzw. Subtraktion des Standardfehlers vom Mittelwert. Dieser wird aus der Standardabweichung (s_x) im Verhältnis zur Wurzel aus der Fallzahl (n) berechnet. Analog zum Konfidenzintervall für den Anteilswert gilt dementsprechend auch hier, dass mit steigender Stichprobengröße auch das berechnete Konfidenzintervall immer kleiner wird.

Betrachtet man im Gesundheitssurvey jene Personen, die rauchen, so zeigt sich, dass Männer im Durchschnitt mit 17,2 Zigaretten pro Tag etwas mehr rauchen als Frauen mit einem Mittelwert von 13,0 Zigaretten. Ist das ein Zufall in der Stichprobe oder gilt dieser Unterschied auch in der Grundgesamtheit?

Um die oben genannte Fragestellung zu untersuchen, empfiehlt es sich, Konfidenzintervalle für die beiden Mittelwerte zu berechnen und anschließend mögliche Überschneidungen zu überprüfen. Die Tabelle unten zeigt die dazu nötigen Schritte.

	Männer	Frauen
Mittelwert	17,2	13,0
Fallzahl n	1.466	1.381
Standard-abweichung	8,5	6,9
Standardfehler	$s_{\bar{x}} = \frac{8,}{\sqrt{1.466}} = 0{,}223$	$s_{\bar{x}} = \frac{6{,}9}{\sqrt{1.381}} = 0{,}186$
Obergrenze	$OG = 17{,}2 + 1{,}96 * 0{,}223 = 17{,}62$	$OG = 13{,}0 + 1{,}96 * 0{,}186 = 13{,}33$
Untergrenze	$UG = 17{,}2 - 1{,}96 * 0{,}223 = 16{,}74$	$UG = 13{,}0 - 1{,}96 * 0{,}186 = 12{,}60$
Konfidenz-intervall	[16,7; 17,7]	[12,6; 13,4]

Tab. 35: Beispiel Berechnung Konfidenzintervall für den Mittelwert

Zunächst wird aus der Standardabweichung und der Fallzahl ein Standardfehler des Mittelwertes berechnet, der die Schwankungsbreite des zu berechnenden Intervalls bestimmt. Aufgrund der hohen Fallzahlen fällt dieser Wert hier sehr gering aus. Generell kann gesagt werden, dass, je höher die Fallzahl ist, desto kleiner auch das berechnete

Konfidenzintervall ist. Anschließend werden der Mittelwert der Stichprobe und der berechnete Standardfehler in die Formel für die Ober- und Untergrenze des Konfidenzintervalls eingesetzt. In dem so berechneten Bereich liegt mit 95%iger Wahrscheinlichkeit der wahre Mittelwert in der Grundgesamtheit.

Das Ergebnis der Berechnung kann folgendermaßen zusammengefasst werden:

⇨ Mit 95%iger Wahrscheinlichkeit liegt die durchschnittliche Anzahl an täglich gerauchten Zigaretten bei den Männern in der Grundgesamtheit zwischen 16,7 und 17,7 Zigaretten.

⇨ Mit 95%iger Wahrscheinlichkeit liegt die durchschnittliche Anzahl an täglich gerauchten Zigaretten bei den Frauen in der Grundgesamtheit zwischen 12,6 und 13,3 Zigaretten.

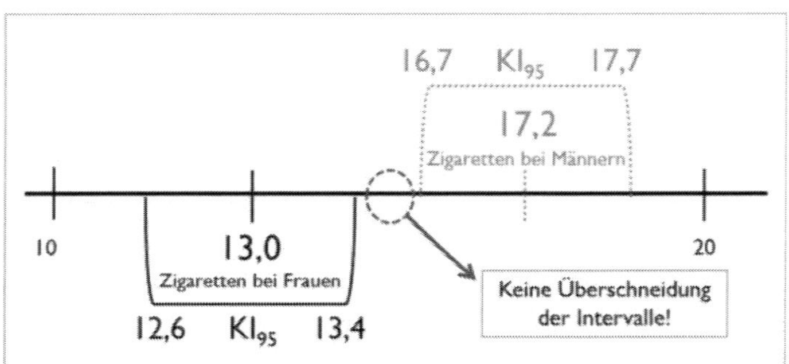

Abb. 73: Darstellung Konfidenzintervall für den Mittelwert

Die grafische Analyse (vgl. Abbildung oben) zeigt deutlich, dass sich die beiden berechneten Intervalle des durchschnittlichen Zigarettenkonsums nicht überschneiden. Demnach ist mit 95%iger Sicherheit davon auszugehen, dass es in Bezug auf das tägliche Rauchen auch in der Grundgesamtheit einen Unterschied zwischen Männern und Frauen gibt. Raucher konsumieren pro Tag durchschnittlich mehr Zigaretten als Raucherinnen.

Auch SPSS bietet die Möglichkeit, ein Konfidenzintervall für den Mittelwert zu berechnen. Dies ist Teil des Menüs „Explorative Datenanalyse", das an anderer Stelle bereits vorgestellt wurde (vgl. Kapitel 5.4.2). Neben anderen statistischen Kennzahlen wird hier auch ein Konfidenzintervall für den Mittelwert ausgegeben.

Analysieren => Deskriptive Statistiken => Explorative Datenanalyse

Die Tabelle unten zeigt den Output einer explorativen Datenanalyse für das Beispiel des täglichen Zigarettenkonsums. SPSS zeigt dabei die gleichen Ergebnisse, die auch bei der manuellen Berechnung des Konfidenzintervalls (siehe oben) herausgekommen sind. Diese sind auch analog dazu zu interpretieren.

Deskriptive Statistik

	Geschlecht			Statistik	Std.-Fehler
Anzahl der Zigaretten pro Tag	1 Männlich	Mittelwert		17,18	,223
		95% Konfidenzintervall des Mittelwerts	**Untergrenze**	16,74	
			Obergrenze	17,62	
		5% getrimmtes Mittel		16,65	
		Median		19,00	
		Varianz		72,86	
		Std.-Abweichung		8,536	
	2 Weiblich	Mittelwert		12,96	,186
		95% Konfidenzintervall des Mittelwerts	**Untergrenze**	12,60	
			Obergrenze	13,33	
		5% getrimmtes Mittel		12,54	
		Median		10,00	
		Varianz		47,78	
		Std.-Abweichung		6,912	

Tab. 36: Konfidenzintervall für den Mittelwert in SPSS

9 Die Logik von Signifikanztests

Das Ziel von statistischen Hypothesentests ist es, zu überprüfen, ob ein in der Stichprobe erkannter Unterschied bzw. Zusammenhang auch für die Grundgesamtheit angenommen werden kann. Diese Tests laufen alle nach einer einheitlichen Logik ab, die zu Beginn zugegebenermaßen etwas kompliziert erscheinen mag. Durch die praktische Anwendung der Signifikanztest wird sie aber kontinuierlich klarer. Die gemeinsame Logik hinter den Signifikanztests wird in der Folge näher beschrieben.[16] Die Abbildung unten zeigt die wesentlichen Schritte überblicksmäßig zusammengefasst.

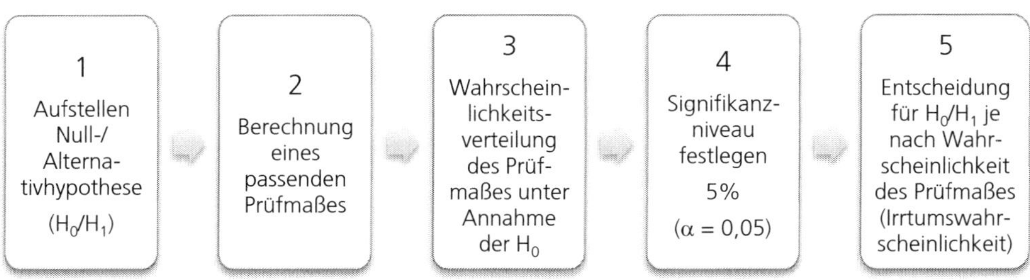

Abb. 74: Wesentliche Schritte eines Signifikanztests

Zu Beginn eines jeden Signifikanztests geht es darum, eine ***Nullhypothese (H_0)*** und eine ***Alternativhypothese (H_1)*** aufzustellen, die beide möglichen Ergebnisse des Tests repräsentieren. Während die H_0 davon ausgeht, dass es – je nach Fragestellung – keinen Unterschied bzw. Zusammenhang in der Grundgesamtheit gibt, geht H_1 immer von Zusammenhängen bzw. Unterschieden aus. Die Grundlage eines jeden Tests ist allerdings H_0. Man geht zu Beginn immer davon aus, dass es *keinen* Unterschied bzw. Zusammenhang gibt und versucht, dies zu widerlegen.

In einem nächsten Schritt wird ein ***Prüfmaß*** berechnet. Dieses Prüfmaß (z. B. t, f, Chi^2 etc.) wird für jeden Test anders berechnet. Das Ziel ist dabei aber immer das gleiche, nämlich einen Unterschied oder Zusammenhang in Form einer Zahl messbar zu machen. Das Prüfmaß ist sozusagen der in eine Zahl gegossene Unterschied/Zusammenhang.

Anschließend stellt man sich vor, ein solches Prüfmaß würde unendlich oft aus unendlich vielen unterschiedlichen Stichproben aus einer unendlich großen Grundgesamtheit berechnet. Daraus entsteht eine ***Wahrscheinlichkeitsverteilung des Prüfmaßes***, die angibt, welches Ergebnis wie wahrscheinlich ist. Wir überlassen es somit dem Zufall, wie eine Verteilung aussehen soll. Diese Wahrscheinlichkeitsverteilung zeigt also, wie das Prüfmaß verteilt wäre, wenn kein Unterschied bzw. Zusammenhang bestehen würde

[16] Wichtig ist, hier noch einmal festzuhalten, dass alle Signifikanztests nur dann sinnvoll zu interpretieren sind, wenn sie basierend auf einer repräsentativen Datenerhebung, also einer Zufallsstichprobe, berechnet wurden.

(wenn also H_0 gelten würde). Eine mögliche Wahrscheinlichkeitsverteilung eines Prüfmaßes zeigt die nächste Abbildung.

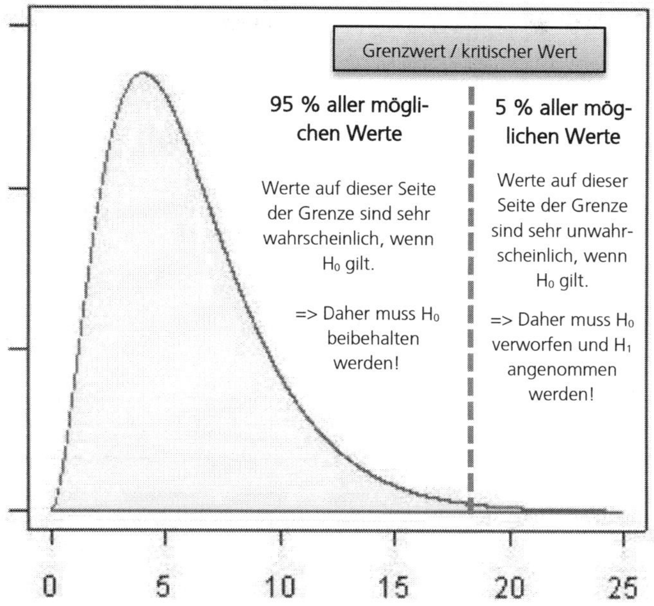

Abb. 75: Wahrscheinlichkeitsverteilung eines Prüfmaßes

Ist das errechnete Prüfmaß unter Annahme der H_0 nun sehr wahrscheinlich – also nichts Außergewöhnliches –, ist davon auszugehen, dass die H_0 weiterhin beibehalten werden kann. Hat man allerdings ein Prüfmaß berechnet, das unter H_0 sehr unwahrscheinlich, ja eher außergewöhnlich ist, sollte man eher dazu tendieren, die H_1 anzunehmen. Denn dann ist bei einer zufälligen Verteilung ein solches Ergebnis sehr unwahrscheinlich. Wir können also davon ausgehen, dass dieses Ergebnis keine zufällige, sondern eine systematische Ursache hat.

Nun stellt sich die Frage, wo die Grenze zwischen wahrscheinlichen und unwahrscheinlichen Ergebnissen des Prüfmaßes zu finden ist. Als Grenze dafür, ob ein Ereignis als eher wahrscheinlich oder eher unwahrscheinlich angesehen wird, nimmt man in den meisten Wissenschaftsdisziplinen einen Wert von 5 % an. Dieses sogenannte ***Signifikanzniveau Alpha*** besagt, dass alle Werte des Prüfmaßes, die unwahrscheinlicher sind als 5 %, für die H_1 sprechen, und alle Werte, die eine höhere Wahrscheinlichkeit als 5 % haben, für H_0. Die Abbildung oben zeigt eine grafische Darstellung dieser Annahme.

Die Entscheidung für H_0 oder H_1 kann demnach auf zwei unterschiedliche Arten erfolgen. Bei der manuellen Berechnung eines Signifikanztests wird das Prüfmaß berechnet. Anschließend wird in einer dafür vorgesehen „Grenzwerttabelle" abgelesen, wie hoch der kritische Wert ist. Dieser kritische Wert trennt den „wahrscheinlichen" Bereich, also 95 % aller möglichen Fälle, von jenem Wertebereich, der eher unwahrscheinlich ist. Liegt nun das berechnete Prüfmaß über dem Grenzwert, kann H_1 angenommen werden. Ist dem nicht so, muss H_0 beibehalten werden.

Lässt man einen Signifikanztest in einem Programm wie SPSS automatisiert berechnen, ist die Entscheidungsgrundlage für das Beibehalten von H_0 oder das Annehmen von H_1 ein Wahrscheinlichkeitswert. Dieser gibt an, wie hoch die Irrtumswahrscheinlichkeit bzw. die Wahrscheinlichkeit für das jeweilige Prüfmaß unter Annahme der H_0 ist. Liegt der Wert unter dem Signifikanzniveau von 5 % ($\alpha = 0{,}05$), darf H_1 angenommen werden; liegt er darüber, wird H_0 beibehalten.[17]

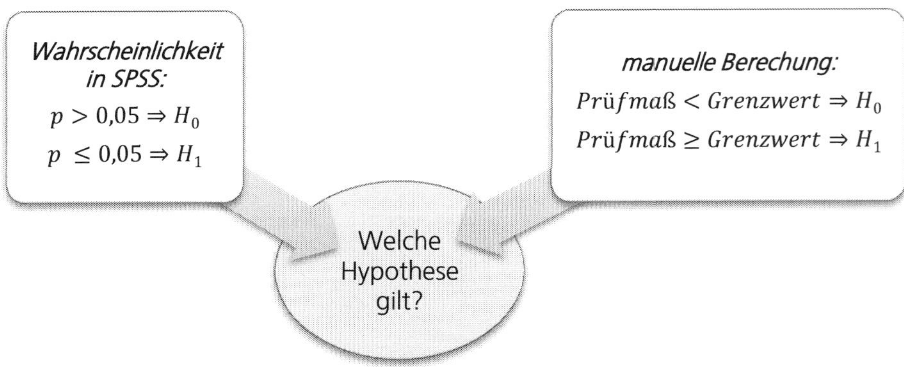

Abb. 76: Entscheidung für H_0 oder H_1 in einem Signifikanztest

Sobald die Alternativhypothese (H_1) angenommen werden kann, spricht man auch von einem signifikanten Unterschied oder Zusammenhang. Liegt die Wahrscheinlichkeit für ein Prüfmaß sogar unter dem Niveau von 1 %, spricht man von einem hoch signifikanten Ergebnis. In manchen Wissenschaftsdisziplinen (z. B. Medizin) wird auch generell auf ein Signifikanzniveau von $\alpha = 0{,}01$ zurückgegriffen, um noch mehr Sicherheit bei der Entscheidung für ein signifikantes Ergebnis zu haben.

Weiter oben wurde bereits das Wort Irrtumswahrscheinlichkeit verwendet, das nun noch näher betrachtet werden soll. Bei einem festgelegten Signifikanzniveau von 5 % ist davon auszugehen, dass man mit 5%iger Wahrscheinlichkeit fälschlich die Alternativhypothese annehmen wird, obwohl in der Grundgesamtheit in Wahrheit die H_0 gilt. Dieser Fehler wird auch Fehler 1. Art oder α-Fehler genannt. Umgekehrt besagt der β-Fehler, dass ein Zusammenhang/Unterschied, der in der Grundgesamtheit gilt, nicht

[17] Ein kleiner Hinweis zur Sprache im Rahmen von Signifikanztests: Geht es um H_0, spricht man immer davon, diese entweder beizubehalten oder zu verwerfen, da sie ja die Ausgangsbasis des Tests darstellte. H_1 wird hingegen immer „angenommen" oder „nicht angenommen", weil die Entscheidung für oder gegen sie erst am Ende eines Testverfahrens fällt.

gefunden wird. H_0 wird also beibehalten, obwohl eigentlich H_1 gelten würde. Wird H_0 beibehalten, bedeutet das außerdem nicht, dass H_0 wirklich gilt, sondern nur, dass noch kein Beweis für das Gegenteil gefunden wurde.

Umgangssprachlich wird das Wort Signifikanz für Sachverhalte verwendet, die als „bedeutsam" oder „wesentlich" angesehen werden. In der Statistik ist die Bedeutung aber eine etwas andere. Signifikanz bedeutet in der Statistik lediglich, dass ein Unterschied oder Zusammenhang groß genug ausfällt, um auch für die Grundgesamtheit mit einer Irrtumswahrscheinlichkeit von 5 % angenommen werden zu können. Das ist aber noch nicht gleichbedeutend damit, dass ein Ergebnis auch bedeutend ist. Es kann durchaus auch signifikante Zusammenhänge geben, die nur sehr leicht ausfallen, oder Unterschiede, die zwar signifikant, aber sehr klein sind. Hoch signifikant heißt dementsprechend nicht, dass ein Ergebnis „hoch bedeutend" ist, sondern nur, dass es mit sehr hoher Wahrscheinlichkeit für die Grundgesamtheit angenommen werden kann. Je größer die gezogene Stichprobe ausfällt, desto leichter werden signifikante Ergebnisse erzielt. Das heißt, bei größeren Stichproben reichen auch schon sehr kleine Unterschiede oder Zusammenhänge aus, um als signifikant zu gelten.[18] Man kann davon ausgehen, dass sich jede Alternativhypothese als statistisch signifikant absichern lässt, wenn die Stichprobe nur ausreichend groß ist (Bortz & Schuster, 2010). Das liegt daran, dass das Ergebnis umso näher an dem tatsächlichen Wert in der Grundgesamtheit liegt, je größer die Stichprobe ist. Somit ist es immer wichtig, nicht nur auf die Signifikanz zu achten, sondern auch die Bedeutung eines Ergebnisses und dessen Ausmaß in den Blick zu nehmen.

Bei der Einschätzung der Bedeutung eines Ergebnisses kann die Berechnung einer Effektgröße (oder auch Effektstärke genannt) sehr hilfreich sein. Effektgrößen (z. B. Cramers V, Cohens d, partielles Eta^2 etc.) werden passend zum jeweiligen Signifikanztest berechnet und geben Auskunft darüber, wie stark zwei Variablen zusammenhängen oder wie groß der Unterschied zwischen verschiedenen Gruppen ausfällt. Für die Einschätzung der Stärke eines Effektes gibt es Klassifikationen, die sich in der Statistik einerseits etabliert haben (z. B. Klassifikation nach Jacob Cohen, 1988). Andererseits müssen bei jedem Ergebnis eines Signifikanztests inklusive der Effektstärke immer auch Überlegungen zur praktischen Bedeutsamkeit angestellt werden. Diese kann nur dann gut eingeschätzt werden, wenn die eigenen Studienergebnisse mit dem Forschungsstand in Beziehung gesetzt werden. Während bei manchen Themenbereichen auch sehr kleine Effekte eine große Bedeutung haben können, gibt es andere Themen, bei denen auch große Effekte nur wenig praktische Relevanz aufweisen. (Bortz & Döring, 2016)

---

[18] Aus diesem Grund wird für die Darstellung von konkreten Beispielen zu den verschiedenen Signifikanztests zwar (wie auch schon im Kapitel zur deskriptiven Statistik) die Gesundheitsbefragung der Statistik Austria aus dem Jahr 2019 verwendet. Allerdings wurde nicht mit allen 15.461 Personen gerechnet, sondern nur eine Zufallsauswahl von 1.000 Personen gezogen. Dies hat den Zweck, Ergebnisse zu zeigen, die näher an der Realität von Forschungsstudien liegen, die ja meist nicht Tausende Befragte als Basis haben.

Eine wichtige Anmerkung sei hier noch gemacht: Die Basis eines jeden Hypothesentests sind, wie der Name schon sagt, Hypothesen. Das bedeutet, dass vor Beginn der statistischen Auswertung in Form von Signifikanztests Hypothesen über die möglichen Ergebnisse vorliegen müssen. Es ist die Grundidee von quantitativer Forschung, dass sie hypothesentestend vorgeht. Man sollte also grundsätzlich so vorgehen, dass man mittels Hypothesentests zuvor formulierte Fragen beantwortet und nicht durch unstrukturiertes „Wühlen in den Daten" die „besten" Ergebnisse findet. Das „Herumwühlen" hat auch seine Berechtigung, wenn es darum geht, ein Gefühl für die Daten zu bekommen, es sollte aber nicht bis in den Bereich der Hypothesentests reichen.

10 Chi-Quadrat-Test

Kurzübersicht Chi-Quadrat-Test	
Frage-stellung	⇨ Treten zwei Merkmale unabhängig oder abhängig voneinander auf? ⇨ Unterscheiden sich verschiedene Gruppen hinsichtlich eines kategorialen Merkmals? ⇨ Gibt es einen Zusammenhang zwischen zwei kategorialen Variablen?
Beispiel	Gibt es einen Unterschied zwischen Menschen mit und ohne Partner*in im Haushalt, was die subjektiv eingeschätzte Gesundheit betrifft? Zusammenleben mit Partner*in ⇨ ? ⇨ Subjektive Gesundheit
Daten-niveaus	*abhängige Variable*: kategoriales Datenniveau (nominal/ordinal) *unabhängige Variable*: kategoriales Datenniveau (nominal/ordinal)
Voraus-setzungen	Alle Zellen der Kreuztabelle sollen ausreichend viele Personen beinhalten. Dies drückt sich in einer erwarteten Häufigkeit größer 5 aus. Ist dies nicht der Fall, sollten Kategorien zusammengefasst werden. Der Toleranzwert an Zellen mit einer zu kleinen erwarteten Häufigkeit liegt bei etwa 20 %.
Hypothesen	Nullhypothese (H_0): Es gibt *keinen* signifikanten Unterschied zwischen den Gruppen der Variable A hinsichtlich Variable B in der Grundgesamtheit. Alternativhypothese (H_1): Es *gibt einen* signifikanten Unterschied zwischen den Gruppen der Variable A hinsichtlich Variable B in der Grundgesamtheit.
SPSS-Pfad	Analysieren => Deskriptive Statistiken => Kreuztabellen *Statistiken => Chi-Quadrat*

Der Chi-Quadrat-Test ist ein Signifikanztest, der zur Berechnung von Gruppenunterschieden bei kategorialen Variablen verwendet wird. Stellt man sich die Frage, ob sich nominale oder ordinale Merkmale zwischen verschiedenen Gruppen unterscheiden, ist dieser Test optimal geeignet. Es handelt sich demnach um einen Signifikanztest für prozentuelle Unterschiede.

Grundlage des Tests ist die Nullhypothese, die besagt, dass sich Gruppen nicht signifikant hinsichtlich eines Merkmals unterscheiden. Anschließend wird als Prüfmaß der Chi-Quadrat-Wert berechnet, der eine Maßzahl dafür ist, wie stark die tatsächlich erhobenen Werte von der Unabhängigkeit abweichen. Die Basis für diese Berechnung ist die Darstellung der Häufigkeitsverteilung der beiden Merkmale in einer Kreuztabelle. Auf Basis der Chi-Quadrat-Verteilung wird anschließend überprüft, wie wahrscheinlich der berechnete Chi-Quadrat-Wert wäre, wenn H_0 gelten würde. Mit einer Irrtumswahrscheinlichkeit von maximal 5 % wird schließlich die Entscheidung für oder gegen die Alternativhypothese getroffen.

10.1 Logik des Chi-Quadrat-Tests

Die Logik, die hinter der Berechnung eines Chi-Quadrat-Tests steckt, soll hier nun anhand eines konkreten Beispiels erklärt werden. Da die Bildung einer Kreuztabelle die Basis für einen Chi-Quadrat-Test darstellt, soll hier das Bespiel aus dem Kapitel zum Thema Kreuztabellen fortgesetzt werden (vgl. 4.2).

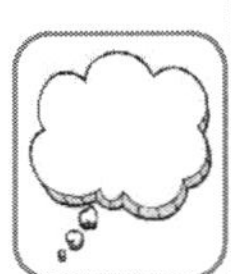

Es wurden 100 Personen hinsichtlich ihrer Zufriedenheit mit dem eigenen Körper befragt. Sie wollen herausfinden, ob es bei dieser Frage einen Geschlechtsunterschied gibt. Prozentberechnungen reichen allerdings nicht aus, da Sie herausfinden wollen, ob es sich um einen signifikanten Unterschied handelt, also um einen Unterschied, der für die Grundgesamtheit angenommen werden kann.

Da es sich bei den Variablen aus dieser Fragestellung um zwei kategoriale Merkmale handelt, eignet sich die Darstellung in Form einer Kreuztabelle und die darauf aufbauende Berechnung eines Chi-Quadrat-Tests. Dazu müssen wir zunächst die ***Hypothesen formulieren***, die wir überprüfen wollen:

H_0 – Nullhypothese:	Es gibt in der Grundgesamtheit *keinen* Geschlechtsunterschied was die Zufriedenheit mit dem eigenen Körper betrifft.
H_1 – Alternativhypothese:	Es *gibt* in der Grundgesamtheit *einen* Geschlechtsunterschied was die Zufriedenheit mit dem eigenen Körper betrifft.

Wir betrachten nun die Fallzahlen der gegebenen Antworten in Form der untenstehenden Kreuztabelle und erkennen bereits eine leichte Tendenz, dass Männer wohl etwas zufriedener mit ihrem Körper sind als Frauen. Diese subjektive Einschätzung soll aber nun objektiv messbar gemacht werden.

		Zufriedenheit mit dem eigenen Körper		GESAMT
		JA	NEIN	
Geschlecht	Männer	30	15	45
	Frauen	10	45	55
GESAMT		40	60	100

Tab. 37: Kreuztabelle Geschlecht/Zufriedenheit mit dem Körper

Um den Zusammenhang zwischen den beiden Variablen messbar zu machen, bedient man sich folgender Idee: Man überlegt sich, wie die Tabelle aussehen müsste, wenn die beiden Merkmale vollkommen unabhängig voneinander wären. Wie viele Personen müssten also in den einzelnen Zellen der Kreuztabelle zu finden sein, wenn Geschlecht und Zufriedenheit mit dem Körper nichts miteinander zu tun hätten? Man fertigt also eine Art Schablone an, die zeigt, wie die Tabelle aussehen müsste, wenn H_0 („Es gibt keinen Unterschied.") gelten würde. Anschließend wird geprüft, wie stark das eigene Ergebnis (die „beobachteten Werte") von den Ergebnissen abweicht, die erzielt worden wären, wenn die beiden Merkmale unabhängig voneinander wären („erwartete Werte"). Die grafische Darstellung unten zeigt diese Logik noch einmal in bildlicher Form zusammengefasst, wobei die Punkte schematisch für einzelne Personen in einer Tabelle stehen. Links sieht man beispielhaft beobachtete Werte in einer Kreuztabelle, die eine gewisse Antworttendenz zeigen. Rechts ist eine Indifferenztabelle, also eine Tabelle mit erwarteten Häufigkeiten dargestellt, die zeigt, dass sich unter Unabhängigkeit die Befragten gleichmäßig aufteilen würden.

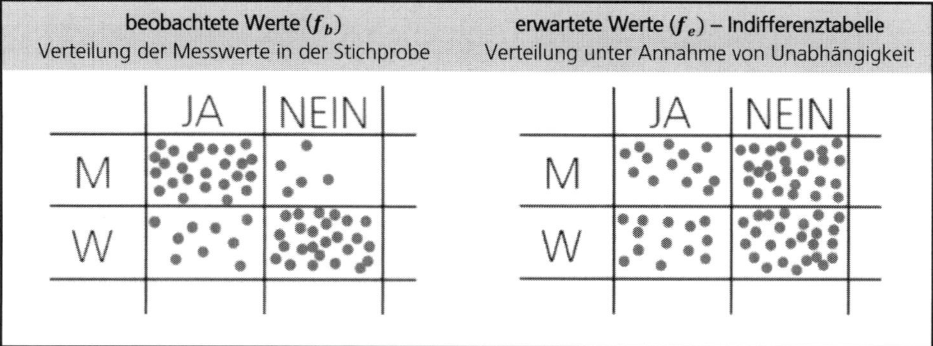

Abb. 77: Logik des Chi-Quadrat-Tests

Versuchen wir nun, diese Logik auf unser Beispiel umzulegen: Um die Berechnung „der Schablone" – also der unter Unabhängigkeit erwarteten Werte – zu demonstrieren, wurde die Tabelle zunächst vereinfacht (vgl. die Abbildung unten).

		Zufriedenheit Körper		GESAMT
		JA	NEIN	
Geschlecht	M	?		50
	F			50
GESAMT		50	50	100

⇨

		Zufriedenheit Körper		GESAMT
		JA	NEIN	
Geschlecht	M	25	25	50
	F	25	25	50
GESAMT		50	50	100

Tab. 38: Indifferenztabelle (1)

Nehmen wir an, wir hätten weiterhin 100 Personen befragt. Nun sind aber 50 männlich und 50 weiblich bzw. sind jeweils 50 Personen zufrieden und 50 unzufrieden mit ihrem Körper. Wenn nun der Zufall freie Hand hätte, die einzelnen Zellen der Kreuztabelle zu befüllen, wie müsste dann die Verteilung aussehen? Wie viele Personen müssten jeweils in den Zellen zu finden sein, wenn die beiden Variablen nichts miteinander zu tun hätten? Schnell wird man hier erkennen, dass es jeweils 25 Personen pro Zelle sein müssten, wenn Unabhängigkeit zwischen Geschlecht und Zufriedenheit herrschte. Gleich viele Frauen wie Männer müssten dann zufrieden bzw. unzufrieden sein.

Versuchen wir dieses Beispiel weiterzuspinnen. Angenommen, wir hätten nun nur mehr 40 zufriedene und 60 unzufriedene Personen (vgl. nächste Tabelle). Auch hier müsste die Tabelle so befüllt werden, dass eine gleichmäßige Verteilung zwischen Männern und Frauen bzw. Zufriedenen und Unzufriedenen besteht. Somit würden wir jeweils 20 zufriedene Männer und Frauen erwarten, und jeweils 30 unzufriedene Personen jeden Geschlechts.

		Zufriedenheit Körper		GE-SAMT
		JA	NEIN	
Ge-schlecht	M	?		50
	F			50
GESAMT		40	60	100

→

		Zufriedenheit Körper		GE-SAMT
		JA	NEIN	
Ge-schlecht	M	20	30	50
	F	20	30	50
GESAMT		40	60	100

Tab. 39: Indifferenztabelle (2)

Bisher konnte lediglich aufgrund von logischem Denken die Fallzahl berechnet werden, die unter Unabhängigkeit in der Tabelle stehen müsste. Kommen wir nun aber zurück zu unserer Ursprungstabelle:

		Zufriedenheit Körper		GE-SAMT
		JA	NEIN	
Ge-schlecht	M	?		45
	F			55
GESAMT		40	60	100

→

		Zufriedenheit Körper		GE-SAMT
		JA	NEIN	
Ge-schlecht	M	18	27	45
	F	22	33	55
GESAMT		40	60	100

Tab. 40: Indifferenztabelle (3)

Wir haben nun 45 Männer und 55 Frauen, 40 sind zufrieden, 60 unzufrieden. Um die erwarteten Häufigkeiten zu berechnen, gehen wir vor wie bisher: Wir beachten die Zeilensumme bzw. die Spaltensumme und setzen sie ins Verhältnis zur Gesamtanzahl der Befragten. Dafür können wir die folgende Formel verwenden: Zur Berechnung der erwarteten Häufigkeiten wird die Zeilensumme mit der Spaltensumme multipliziert und durch die Gesamtsumme dividiert. So erhält man die erwarteten Häufigkeiten, die auch in der Tabelle oben dargestellt sind (z. B. 40*45/100 = 18).

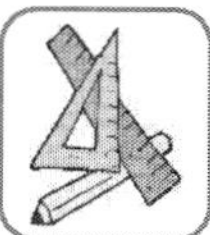

$$Erwartete\ Häufigkeiten\ (f_e) = \frac{Zeilensumme * Spaltensumme}{Gesamtsumme}$$

Die so berechneten erwarteten Häufigkeiten (man nennt dies, wenn sie in einer Tabelle zusammengefasst sind, auch Indifferenztabelle) werden nun mit den tatsächlich in der Stichprobe erhobenen Werten verglichen.

		Zufriedenheit mit dem eigenen Körper		GESAMT
		JA	NEIN	
Geschlecht	Männer	30 18 => +12	15 27 => -12	45
	Frauen	10 22 => -12	45 33 => +12	55
GESAMT		40	60	100

Tab. 41: Kreuztabelle mit beobachteten und erwarteten Werten

In der ersten Zelle ist z. B. ersichtlich, dass wir in der Stichprobe 30 Personen vorfinden, die männlich und mit ihrem Körper zufrieden sind. Wenn Unabhängigkeit herrschen würde, sollten es allerdings 18 Personen sein. Wir haben also 12 Personen zu viel. In den anderen Zellen verhält es sich ähnlich. Es gibt z. B. 12 Männer zu wenig, die unzufrieden mit dem eigenen Körper sind. Diese Abstände zwischen den beobachteten und den erwarteten Häufigkeiten werden Residuen genannt.

$$Residuum = f_b - f_e$$
$$Residuum = beobachteter\ Wert\ - erwarteter\ Wert$$

Basierend auf diesen Residuen soll nun eine Maßzahl berechnet werden, die festhält, wie groß der Unterschied zwischen den beobachteten Werten und der Unabhängigkeit ist. Diese Maßzahl heißt Chi-Quadrat (x^2).

$$\chi^2 = \sum \frac{(f_b - f_e)^2}{f_e}$$

Dazu werden alle Residuen zusammengezählt. Allerdings ergibt sich dabei ein Problem: Bildet man die Summe aus allen Residuen, ergibt sich immer ein Wert von 0. Einen Ausweg aus diesem Problem kann man finden, indem man die Residuen quadriert und somit alle ein positives Vorzeichen erhalten. Daraus ergibt sich die folgende Formel für die Berechnung von Chi-Quadrat: Die Residuen $(f_b - f_e)$ werden quadriert und durch die erwartete Anzahl dividiert, um das Ergebnis auch an der Fallzahl zu relativieren. Dieser Vorgang wird für jede Zelle der Kreuztabelle wiederholt und anschließend werden alle Werte summiert.

Die ***Berechnung von Chi-Quadrat*** würde für unser Beispiel folgendermaßen aussehen: Die Residuen werden zunächst quadriert. Danach wird jedes Residuum durch die erwartete Anzahl der jeweiligen Zelle dividiert. Die Summe aus den einzelnen Ergebnissen ergibt schließlich den Chi-Quadrat-Wert.

Residuen $(f_b - f_e)$	Quadrierte Residuen $(f_b - f_e)^2$	Quadrierte Residuen/ erwartete Anzahl $\frac{(f_b - f_e)^2}{f_e}$	Summe bilden
+12	144	144/18 = 8,0	χ^2 = 8+5,3+6,5+4,4 = 24,2
-12	144	144/27 = 5,3	
+12	144	144/22 = 6,5	
-12	144	144/33 = 4,4	

Tab. 42: Beispiel Berechnung von Chi²

Wir erhalten nun einen Chi-Quadrat-Wert von 24,2. Dieser Wert für sich allein betrachtet hat allerdings noch sehr wenig Aussagekraft. Daher ist es in einem nächsten Schritt notwendig, zu überprüfen, wie wahrscheinlich ein solcher Chi-Quadrat-Wert ist, wenn H_0 gelten würde. Dazu verwendet man die ***Chi-Quadrat-Wahrscheinlichkeitsverteilung***[19]. Die Abbildung unten zeigt, dass diese Verteilung sehr unterschiedlich aussehen kann. Dies hängt davon ab, wie viele „Freiheitsgrade" eine Kreuztabelle aufweist.

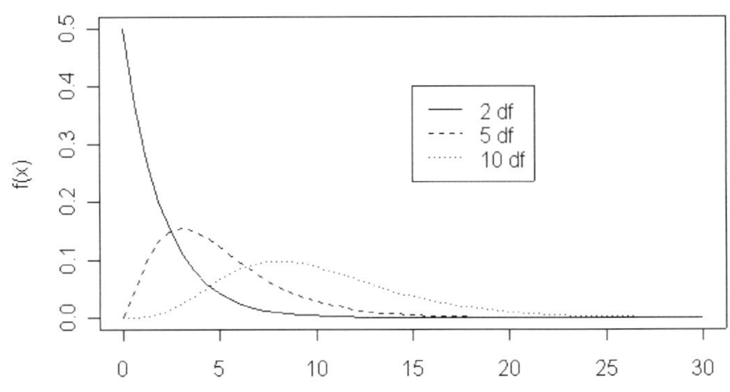

Abb. 78: Chi-Quadrat-Verteilung

[19] Die Chi-Quadrat-Verteilung ist eine quadrierte Normalverteilung.

Unter Freiheitsgraden (*degrees of freedom, „df"*) versteht man den Spielraum, den der Zufall beim Befüllen einer Kreuztabelle hat. Denken wir z. B. an unsere Kreuztabelle mit zwei Zeilen und zwei Spalten. Wäre die Randverteilung gegeben, so könnte der Zufall maximal eine Zelle befüllen, alle anderen Zellen würden sich automatisch durch die Randverteilung ergeben. Daher hat eine 2x2-Kreuztabelle nur einen Freiheitsgrad. Die Berechnung der Freiheitsgrade ist notwendig, da Chi-Quadrat immer an der Größe der Kreuztabelle gemessen werden muss. Denn je größer die Kreuztabelle ist, desto größer wird auch Chi-Quadrat, unabhängig davon, ob die Unterschiede zwischen Beobachtung und Unabhängigkeit wirklich größer sind. Die Freiheitsgrade können folgendermaßen berechnet werden:

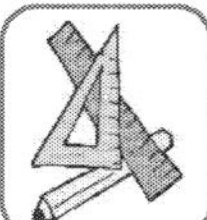

$$Freiheitsgrade = (Anzahl\,Zeilen\;-1) * (Anzahl\,Spalten\;-1)$$

Eine 3x4-Kreuztabelle hätte z. B. dementsprechend sechs, eine 5x8-Kreuztabelle 28 Freiheitsgrade.

Für unser Bespiel gilt also die Chi-Quadrat-Verteilung bei einem Freiheitsgrad ($df = 1$). Wir wollen nun herausfinden, ob unser berechneter Chi-Quadrat-Wert ($x^2 = 24{,}2$) in einem eher wahrscheinlichen oder eher unwahrscheinlichen Bereich zu finden ist, wenn die H_0 Gültigkeit hätte. Dazu muss man herausfinden, wo die Grenze zwischen „wahrscheinlich" und „unwahrscheinlich" festgemacht werden kann. Um das festzustellen, gibt es in den meisten umfangreichen Statistik-Büchern ausführliche Tabellen, aus denen diese kritischen Werte herausgelesen werden können (z. B. Bortz & Schuster, 2010; Field, 2018). Blickt man in eine solche Tabelle – ein Ausschnitt daraus ist in der Abbildung unten dargestellt – erkennt man, dass bei einem Freiheitsgrad und einem Signifikanzniveau von 5 % (α = 0,05) der kritische Wert bei 3,84 liegt. Dieser Wert teilt also die Verteilung in jene 95 % der Werte, die wahrscheinlich sind, und in die 5 % der Werte, die eher unwahrscheinlich sind.

Chi-Quadrat-Verteilung		(1-α)			
		,085	0,9	0,95	0,99
df	1	2,07	2,71	**3,84**	6,63
	2	3,79	4,61	5,99	9,21
	3	5,32	6,25	7,81	11,34
	4	6,74	7,78	9,49	13,28
	5	8,12	9,24	11,07	15,09
	6	9,45	10,64	12,59	16,81
	... usw. ...				

Abb. 79: Kritische Werte (Grenzwerte) der Chi-Quadrat-Verteilung

Der Vergleich unseres berechneten Chi-Quadrat-Wertes von 24,2 mit dem kritischen Wert 3,84 zeigt, dass es sehr unwahrscheinlich wäre, einen solchen Wert zu erhalten, wenn die H_0 gelten würde. 24,2 liegt deutlich über dem Grenzwert von 3,84. Daraus kann man schließen, dass H_1 angenommen werden darf und H_0 verworfen wird.

⇨ **Es gibt also einen signifikanten Geschlechtsunterschied in Bezug auf die Zufriedenheit mit dem eigenen Körper in der Grundgesamtheit.**

Aus den Berechnungen der Prozentwerte in der Kreuztabelle (vgl. Kapitel 4.2) wissen wir auch schon, dass dieser Unterschied in die Richtung geht, dass Frauen kritischer sind, was die Einschätzung ihres Körpers betrifft. Bei der Beschreibung von Ergebnissen von Signifikanztests ist es immer sehr wichtig, auch Überlegungen zur inhaltlichen Richtung des Zusammenhanges anzustellen.

Wir wissen nun also, dass für die Grundgesamtheit ein Geschlechtsunterschied angenommen werden kann. Wir wissen allerdings noch nicht, wie stark dieser ist. Diese Frage zu beantworten ist aber sehr wichtig, da ein signifikanter Zusammenhang allein noch nicht auf einen inhaltlich bedeutsamen Zusammenhang schließen lässt.

Basierend auf dem Chi-Quadrat-Wert können sogenannte Zusammenhangsmaße berechnet werden, die über die Stärke des Zusammenhangs Auskunft geben (auch Effektstärke genannt). Hier sollen zwei dieser Maßzahlen vorgestellt werden, nämlich Phi und Cramers V. Beide verfolgen das gleiche Ziel, nämlich den Chi-Quadrat-Wert auf Basis der Fallzahl zu standardisieren. Damit wird ein Chi-Quadrat-Wert unabhängig von der Stichprobengröße vergleichbar gemacht.

$$phi = \sqrt{\frac{x^2}{n}} \qquad Cramers\ V = \sqrt{\frac{x^2}{n*(k-1)}}$$

Beide Zusammenhangsmaße können Werte zwischen 0 und 1 annehmen, wobei 0 bedeutet, dass keinerlei Zusammenhang, also absolute Unabhängigkeit besteht, und 1 den höchstmöglichen Zusammenhang beschreibt. Die Werte dazwischen können in etwa so interpretiert werden, dass bis zu einem Wert von 0,3 von einem leichten Zusammenhang gesprochen wird. Zwischen 0,3 und 0,5 ist ein mittelstarker Zusammenhang erkennbar. Erreicht man Werte über 0,5, kann der Zusammenhang zwischen zwei Variablen als stark interpretiert werden.[20]

Beide hier vorgestellten Maßzahlen können bereits ab nominalem Datenniveau angewandt werden. Es gilt aber, zwei Dinge zu beachten:

[20] Hierbei handelt es sich keineswegs um fixe Grenzen für die Interpretation. In den Sozialwissenschaften haben sich die hier beschriebenen Bereiche nach Cohen (1988) allerdings etabliert, während z. B. in der Psychologie deutlich höhere Grenzen verwendet werden (z. B. starker Zusammenhang erst ab einem Wert über 0,7). Unabhängig davon muss die Stärke des Zusammenhanges aber je nach Themenbereich eingeordnet und immer mit Ergebnissen aus bestehenden Studien ins Verhältnis gesetzt werden.

⇨ Phi ist eine Vereinfachung des Cramers-V-Koeffizienten, die nur für 2x2-Kreuztabellen angewandt werden darf. Handelt es sich um größere Tabellen, muss Cramers V verwendet werden, wobei für „k" die kleinere Anzahl an Spalten oder Zeilen eingesetzt werden muss (z. B. bei einer 3x4-Kreuztabelle der Wert 3).

⇨ Cramers V und Phi können auch als Prozentwerte interpretiert werden. Erhält man also z. B. einen Wert von 0,300, kann man daraus schließen, dass 30,0 % des höchstmöglichen Zusammenhanges erreicht wurden.

Für unser Beispiel ergibt die Berechnung der Zusammenhangsmaße das folgende Ergebnis:

Phi	$phi = \sqrt{\frac{24{,}2}{100}} = 0{,}492$
Cramers V	$V = \sqrt{\frac{24{,}2}{100 * (2-1)}} = 0{,}492$

Tab. 43: Beispiel Berechnung Zusammenhangsmaße

Der signifikante Geschlechtsunterschied hinsichtlich der Zufriedenheit mit dem eigenen Körper kann als mittelstark bis stark eingeorndet werden. Bei der Berechnung der Zusammenhangsmaße ergibt sich ein Wert von rund 0,5, der dafür spricht, dass Geschlecht und Zufriedenheit mittelstark bis stark miteinander zusammenhängen. Der gefundene signifikante Zusammenhang ist also durchaus als bedeutend zu betrachten. Männer unterscheiden sich in der Grundgesamtheit mittelstark bis stark in der Zufriedenheit mit dem Körper von Frauen, die eine kritischere Haltung einnehmen.

10.2 Beispiel in SPSS

In SPSS kann der Chi-Quadrat-Test über das Menü „Kreuztabellen" aufgerufen werden.

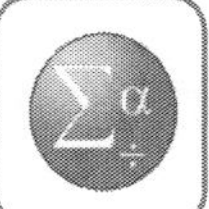

Analysieren => Deskriptive Statistiken => Kreuztabellen
Statistiken: Chi-Quadrat

Als Beispiel dienen wieder Daten aus der Gesundheitsbefragung der Statistik Austria aus dem Jahr 2019. Dazu soll folgende Frage beantwortet werden:

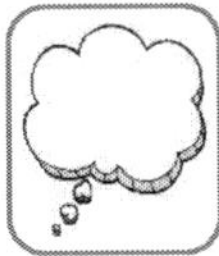

Gibt es einen signifikanten Unterschied zwischen Menschen, die mit oder ohne Partner*in in einem Haushalt leben, was deren subjektive Gesundheitseinschätzung betrifft?

Entsprechend dieser Frage können die folgenden Hypothesen aufgestellt werden:

H_0 – Nullhypothese:	Es gibt in der Grundgesamtheit *keinen* Unterschied zwischen Menschen mit und ohne Partner*in im Haushalt in Bezug auf die subjektiv eingeschätzte Gesundheit.
H_1 – Alternativhypothese:	Es *gibt* in der Grundgesamtheit *einen* Unterschied zwischen Menschen mit und ohne Partner*in im Haushalt in Bezug auf die subjektiv eingeschätzte Gesundheit.

Im Menü „Kreuztabellen" werden die betreffenden Variablen in die Zeilen bzw. Spalten gezogen. Da anzunehmen ist, dass „Partner*in im Haushalt" die unabhängige Variable darstellt, wird diese in den Zeilen platziert. Im Untermenü „Zellen" können verschiedene Maßzahlen angefordert werden, die in der Kreuztabelle dargestellt werden sollen. Das Menü „Statistiken" erlaubt die Auswahl des Chi-Quadrat-Tests und der dazugehörigen Zusammenhangsmaße.

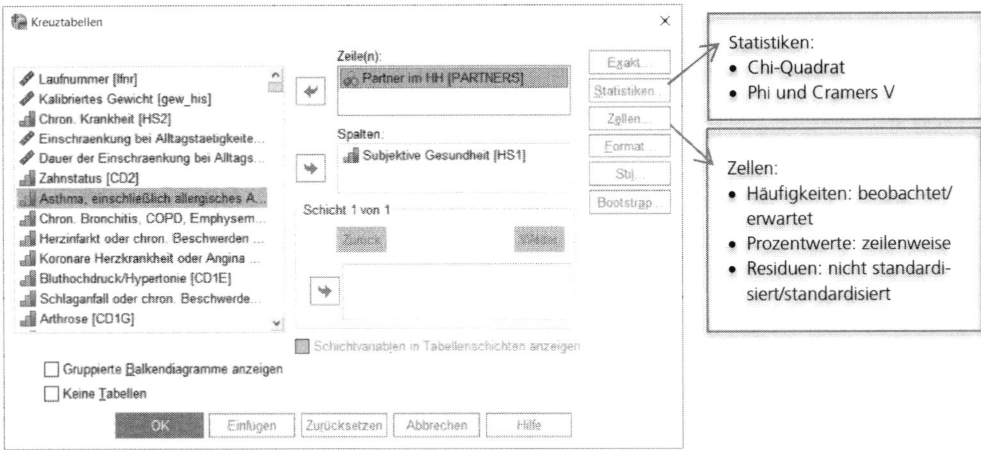

Abb. 80: Chi-Quadrat-Test in SPSS

Im Output erscheinen daraufhin drei Tabellen: die Kreuztabelle, die Chi-Quadrat-Testtabelle und die Tabelle zu den Zusammenhangsmaßen. Die Interpretation dieses Ergebnisses sieht wie folgt aus:

In der Kreuztabelle wurde „Partner*in im Haushalt" als unabhängige Variable in den Zeilen und die Gesundheit als abhängige Variable in den Spalten dargestellt. Daraus ergeben sich die folgenden Ergebnisse:

			subjektiver Gesundheitszustand					
			1 Sehr gut	2 Gut	3 Mittel-mäßig	4 Schlecht	5 Sehr schlecht	Gesamt
Partner*in im Haushalt	1 ja	Anzahl	198	276	108	24	7	613
		Erwartete Anzahl	205,4	250,1	120,1	27,6	9,8	613,0
		%	32,3%	45,0%	17,6%	3,9%	1,1%	100,0%
		Residuen	-7,4	25,9	-12,1	-3,6	-2,8	
		Standard. Residuum	-,5	1,6	-1,1	-,7	-,9	
	2 nein	Anzahl	137	132	88	21	9	387
		Erwartete Anzahl	129,6	157,9	75,9	17,4	6,2	387,0
		%	35,4%	34,1%	22,7%	5,4%	2,3%	100,0%
		Residuen	7,4	-25,9	12,1	3,6	2,8	
		Standard. Residuum	,6	-2,1	1,4	,9	1,1	
Gesamt		Anzahl	335	408	196	45	16	1.000
		Erwartete Anzahl	335,0	408,0	196,0	45,0	16,0	1.000,0
		%	33,5%	40,8%	19,6%	4,5%	1,6%	100,0%

Tab. 44: Kreuztabelle Chi-Quadrat-Test

Die Berechnung der ***Zeilenprozentwerte*** zeigt, dass sich Personen mit Partner*in im Haushalt etwas gesünder einschätzen als Personen ohne Partner*in. 77 % der mit Partner*in Lebenden geben an, sich (sehr) gut zu fühlen, bei den ohne Partner*in lebenden liegt dieser Prozentsatz bei 69 %. Bei ersteren gibt es außerdem etwas weniger Personen, die angegeben haben, sich schlecht oder sehr schlecht zu fühlen.

Die ***erwartete Anzahl*** zeigt, wie die Befüllung der Zellen ausfallen hätte müssen, wenn kein Zusammenhang zwischen „Partner*in im Haushalt" und Gesundheit bestehen würde. Hier zeigen sich gewisse Abweichungen zur beobachteten Anzahl.

Die ***Residuen*** machen die absoluten Unterschiede zwischen Beobachtung und Erwartung noch deutlicher. Es ist klar ersichtlich, in welchen Zellen zu viele und in welchen zu wenige Personen zu finden sind, um von Unabhängigkeit sprechen zu können.

Nun stellt sich allerdings die Frage, welches Residuum als hoch und welches als niedrig bezeichnet werden kann. Dies hängt immer stark von der Fallzahl ab. Bei einer Stichprobe von 20 Personen ist sicher ein anderer Wert als hoch einzustufen als bei einer Stichprobe mit 2000 Personen. Daher werden die Residuen standardisiert, d. h. auf ein gemeinsames Niveau gebracht, um vergleichbar zu sein. Dies erfolgt durch die Division der Residuen durch die Wurzel der erwarteten Häufigkeiten. Diese ***standardisierten Residuen*** können so interpretiert werden, dass Werte, die größer sind als der Betrag von 2, signifikante Abweichungen von der Unabhängigkeit darstellen (damit sind also alle Werte gemeint, die größer 2 oder kleiner als -2 sind).

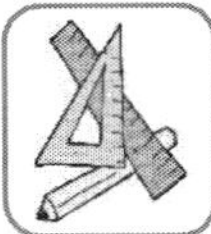

$$standardisiertes\ Residuum = \frac{Residuum}{\sqrt{erwartete\ Häufigkeit}}$$

In unserem Bespiel weist nur eine Zelle ein signifikantes standardisiertes Residuum auf. Dies deutet bereits darauf hin, dass ein möglicher Zusammenhang wahrscheinlich nicht sehr hoch ausfallen wird, denn dazu müssten in mehr Zellen signifikante Abweichungen gefunden werden. Signifikante standardisierte Residuen deuten darauf hin, bei welchen Antwortkategorien besonders starke Abweichungen unter den Befragten auftreten.

Aus den Residuen wird im Anschluss ein Chi-Quadrat-Wert berechnet, der sich in der Tabelle „Chi-Quadrat-Test" ablesen lässt. Wir erreichen bei dieser Analyse einen Chi-Quadrat-Wert von 14,1 bei vier Freiheitsgraden. Nun geht es darum, zu überprüfen, wie wahrscheinlich es ist, einen solchen Wert zu erreichen. Unter Annahme der Nullhypothese liegt die Wahrscheinlichkeit bei 0,7 % ($p = 0{,}007$). Damit liegt die Irrtumswahrscheinlichkeit, fälschlich die H_1 anzunehmen, bei unter 5 %, was bedeutet, dass die H_1 anzunehmen und H_0 zu verwerfen ist. Wir können daher mit sehr hoher Wahrscheinlichkeit davon ausgehen, dass es in der Grundgesamtheit zwischen dem Zusammenleben mit einem/einer Partner*in und der subjektiven Gesundheit einen Zusammenhang gibt.

Chi-Quadrat-Tests

	Wert	df	Asymptotische Signifikanz (zweiseitig)
Chi-Quadrat nach Pearson	14,064[a]	4	,007
Likelihood-Quotient	14,080	4	,007
Zusammenhang linear-mit-linear	2,047	1	,152
Anzahl der gültigen Fälle	1000		

a. 0 Zellen (0,0%) haben eine erwartete Häufigkeit kleiner 5. Die minimale erwartete Häufigkeit ist 6,19.

Tab. 45: Chi-Quadrat-Test-Statistik

Eine wichtige Voraussetzung für die Berechnung eines Chi-Quadrat-Tests ist, dass die Fallzahlen in den einzelnen Zellen groß genug sind. Mit steigender Größe der Kreuztabelle steigert sich auch die Wahrscheinlichkeit, dass der Test ein signifikantes Ergebnis bringt. Denn je mehr Zellen eine Kreuztabelle hat, desto höher wird auch der Chi-Quadrat-Wert, unabhängig davon, ob es wirklich größere Unterschiede gibt. Aus diesem Grund sollte keine Zelle der Kreuztabelle eine erwartete Häufigkeit haben, die weniger als fünf Personen umfasst. Da dies in der Praxis kaum möglich ist, besagt eine Faustregel, dass maximal 20 % der Zellen eine zu geringe erwartete Häufigkeit vorweisen dürfen. Die Fußnote unter der Chi-Quadrat-Test-Tabelle zeigt diese Prozentzahl. In unserem Beispiel ist der Wert mit 0 % perfekt. Der Test ist damit seriös interpretierbar. Wäre er höher als 20 %, müsste man überlegen, welche Kategorien man sinnvollerweise zusammenfassen kann, um die Tabelle zu verkleinern und den Chi-Quadrat-Test damit aussagekräftiger zu machen.

Um nun noch eine Aussage darüber treffen zu können, wie stark der eben gefundene Zusammenhang in der Grundgesamtheit ist, können die „symmetrischen Maße" betrachtet werden. Zunächst ist immer darauf zu achten, dass diese auch signifikant sind und damit für die Grundgesamtheit verwendet werden können. Diese Bedingung ist hier für beide Maßzahlen mit einer Irrtumswahrscheinlichkeit von 0,7 % gegeben. Allerdings darf der Phi-Koeffizient in diesem Beispiel nicht verwendet werden, da es sich um keine 2x2-Tabelle handelt. Cramers V ergibt einen Wert von 0,119, was darauf hindeutet, dass es sich um einen leichten Zusammenhang zwischen dem Zusammenleben mit einem/r Partner*in und der Gesundheit handelt. Es zeigt sich also, dass der Unterschied hier zwar signifikant und damit auf die Grundgesamtheit übertragbar ist, dass es sich aber nur um einen geringen Unterschied handelt. Im nächsten Schritt würde nun die Interpretation dieses Ergebnisses folgen, wo Überlegungen angestellt werden müssten, warum sich Menschen, die mit Partner*innen im Haushalt leben, tendenziell etwas gesünder einschätzen als Menschen ohne Partner*in.

Symmetrische Maße

		Wert	Näherungsweise Signifikanz
Nominal- bzgl. Nominalmaß	Phi	,119	,007
	Cramers V	,119	,007
Anzahl der gültigen Fälle		1000	1000

Tab. 46: Zusammenhangsmaße – Chi-Quadrat-Test

11 Normalverteilungstests

Für viele statistische Testverfahren ist die Normalverteilung der abhängigen Variable eine Voraussetzung (z. B.: Mittelwertsvergleiche, Regression etc.), da nur so die Berechnungen sinnvoll durchgeführt werden können. Daher ist es notwendig, diese Bedingung vor Durchführung einiger Tests zu überprüfen. Ist die Bedingung nicht erfüllt, sollte man auf ein anderes Verfahren (z. B. auf nichtparametrische Tests) ausweichen.

Auf rein deskriptiver Ebene kann die Voraussetzung einer Normalverteilung grafisch mithilfe von Q-Q-Plots oder Histogrammen bzw. tabellarisch mithilfe der Formmaße Kennzahlen, Schiefe und Kurtosis (vgl. Kapitel 5.3) überprüft werden. Beides kann in SPSS im Menü „Explorative Datenanalyse" ausgegeben werden.

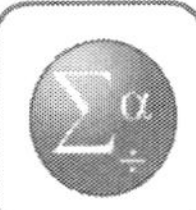

Analysieren => Deskriptive Statistiken => Explorative Datenanalyse

Diagramme: Histogramm, Normalverteilungsdiagramm mit Tests

Als Beispiel soll hier die Variable Körpergröße im Gesundheitsdatensatz der Statistik Austria auf Normalverteilung getestet werden. Die Tabelle unten zeigt die statistischen Kennzahlen, die helfen, die Körpergröße der Befragten zu beschreiben. Konkret auf die Normalverteilung bezogen, zeigt der Wert bei der Schiefe von 0,230, dass die Verteilung leicht rechtsschief ist. Die Kurtosis mit einem Wert von -0,505 zeigt außerdem an, dass es sich um eine Verteilung handelt, die ein wenig flacher ist als die Normalverteilung. Es handelt sich bei beiden Ergebnissen allerdings nur um leichte Tendenzen, da beide Werte relativ nahe bei 0 liegen.

Analyse auf Basis von Formmaßen

Deskriptive Statistik

			Statistik
Körpergröße in cm	Mittelwert		171,1
	95% KI des Mittelwerts	UG	170,5
		OG	171,7
	5% getrimmtes Mittel		170,9
	Median		170,0
	Varianz		86,99
	Std.-Abweichung		9,3
	Minimum		147
	Maximum		196
	Spannweite		49
	Interquartilbereich		14
	Schiefe		,230
	Kurtosis		-,505

Abb. 81: Überprüfung der Normalverteilung mit Formmaßen

Auch die ausgegebenen Grafiken zeigen, dass die Verteilung der Körpergröße einer Normalverteilung sehr stark ähnelt. Im Histogramm sieht man, dass im Vergleich zur eingezeichneten Kurve lediglich leichte Abweichungen erkennbar sind.

Das Quantil-Quantil-Plot (Q-Q-Plot), das die beobachteten Werte aus der Stichprobe den erwarteten Werten einer Normalverteilung gegenüberstellt, deutet ebenso auf eine Normalverteilung hin. Als Vergleichsbasis wird im Q-Q-Plot eine 45 Grad-Gerade eingezeichnet. Entspricht die empirische Verteilung einer Normalverteilung, sollten alle Punkte auf dieser Geraden liegen. Abweichungen von der Geraden deuten hingegen darauf hin, dass keine Normalverteilung gegeben ist. Für unser Beispiel der Körpergröße zeigt das untenstehende Q-Q-Diagramm, dass es nur wenige Abweichungen vom Idealfall gibt. Mit wenigen Ausnahmen sind alle Punkte sehr nahe an der Linie zu finden. Auch das spricht dafür, dass es sich bei der Körpergröße um ein Merkmal handelt, das der Normalverteilung sehr ähnlich ist.

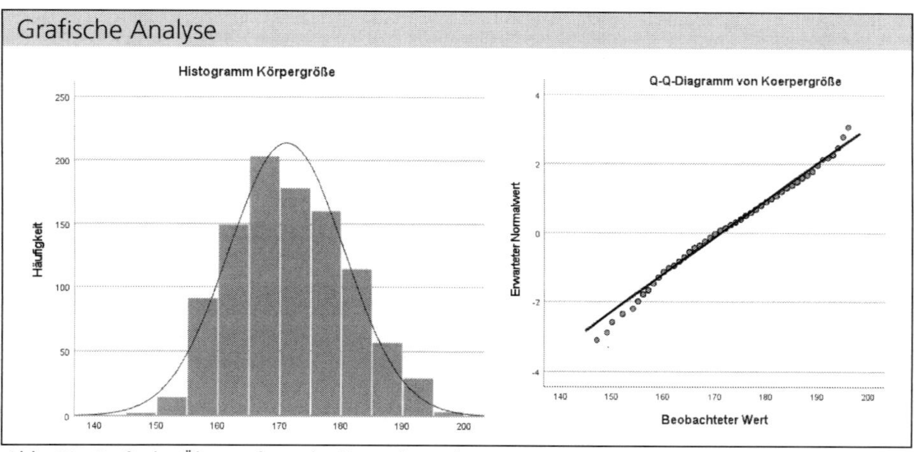

Abb. 82: Grafische Überprüfung der Normalverteilung

Ein erstes Resümee könnte lauten, dass die Verteilung der Körpergröße sehr nahe an einer Normalverteilung ist.

Neben den dargestellten deskriptiven Möglichkeiten zur Testung einer Normalverteilung gibt es auch eigene Signifikanztests, die diesen Zweck erfüllen, den Kolmogorov-Smirnov-Anpassungstest und den Shapiro-Wilk-Test. Ziel dieser Testverfahren ist es, zu ermitteln, ob von signifikanten Unterschieden einer empirischen Verteilung zu einer Normalverteilung ausgegangen werden kann.

KURZÜBERSICHT KOLMOGOROV-SMIRNOV-ANPASSUNGSTEST/SHAPIRO-WILK-TEST	
FRAGE-STELLUNG	⇨ Entspricht eine Verteilung in der Stichprobe einer theoretischen Verteilung (z. B. Normalverteilung)?
BEISPIEL	Ist die Variable Körpergröße in der Gesundheitsbefragung normalverteilt? VERTEILUNG KÖRPERGRÖẞE ? = NORMALVERTEILUNG
DATEN-NIVEAUS	*Testvariable*: metrisches Datenniveau
HYPOTHESEN	Nullhypothese (H_0): empirische Verteilung = Normalverteilung Alternativhypothese (H_1): empirische Verteilung ≠ Normalverteilung
SPSS-PFAD	Analysieren => Nichtparametrische Tests => Eine Stichprobe *ODER* Analysieren => Nichtparametrische Tests => Alte Dialogfelder => K-S bei einer Stichprobe *ODER* Analysieren => Deskriptive Statistik => Explorative Datenanalyse (Diagramme => Normalverteilungsdiagramm mit Tests)

Die oben zusammengefassten Testverfahren überprüfen die Nullhypothese, ob eine empirische Verteilung einer theoretischen Verteilung folgt. Eine theoretische Verteilung kann dabei etwa die Normalverteilung sein. Während man sich bei anderen Testverfahren eher wünscht, dass die H_1 angenommen werden kann, ist es hier umgekehrt: Das gewünschte Ergebnis ist meist, dass die geprüfte Verteilung einer Normalverteilung folgt, also H_0 beibehalten wird.

Demnach muss die Tauglichkeit dieser Testverfahren für die Auswertungspraxis noch vor deren genauerer Darstellung hinterfragt werden. Blickt man zurück auf die bisherigen Überlegungen zu Signifikanztestungen (vgl. Kapitel 9) ist bereits bekannt, dass je größer die Stichprobe ist, desto kleinere Unterschiede bereits ausreichen, um zu einem signifikanten Ergebnis zu führen. Ebenso verhält es sich auch bei Signifikanztests auf Normalverteilung. Bei sehr großen Stichproben sind schon minimale Unterschiede zwischen empirischer Verteilung und Normalverteilung ausreichend, um die H_0 zu verwerfen. Gleichzeitig haben die Testverfahren in kleinen Stichproben eine sehr geringe Teststärke, die notwendig wäre, um Abweichungen von der Normalverteilung sichtbar zu machen. Dabei wird in großen Stichproben die Normalverteilung immer unwichtiger, während es in kleineren Stichproben für viele Testverfahren relevant ist, Abweichungen zur Normalverteilung zu erkennen (Field, 2018). Darum lautet die generelle Empfehlung, Signifikanztests auf Normalverteilung immer nur in Kombination mit deskriptiven

Auswertungen (Formmaße, Grafiken) zu verwenden und bei großen Stichproben ganz darauf zu verzichten.

Möchte man trotz allem einen Kolmogorov-Smirnov-Test (K-S-Test) oder einen Shapiro-Wilk-Test berechnen, gibt es in SPSS mehrere Möglichkeiten:

Analysieren => Deskriptive Statistik => Explorative Datenanalyse
Menü Diagramme: Normalverteilungsdiagramm mit Tests
ODER
Analysieren => Nichtparametrische Tests => eine Stichprobe

Für die Körpergröße der Befragten aus der Gesundheitsbefragung ergeben sich folgende Ergebnisse:

Tests auf Normalverteilung

	Kolmogorov-Smirnov[a]			Shapiro-Wilk		
	Statistik	df	Signifikanz	Statistik	df	Signifikanz
Körpergröße in cm	,073	1000	,000	,988	1000	,000

a. Signifikanzkorrektur nach Lilliefors

Abb. 83: Output Tests auf Normalverteilung in SPSS

Die Wahrscheinlichkeit unter Annahme der H_0 (Verteilung = Normalverteilung), ein Prüfmaß von 0,073 bzw. 0,988 zu erhalten liegt bei annähernd 0 %. Damit ist die Irrtumswahrscheinlichkeit kleiner als das Signifikanzniveau von 5 %. Somit muss H_0 verworfen und H_1 angenommen werden. Es ist also ein signifikanter Unterschied zwischen der Verteilung der Körpergröße aus der Stichprobe und der Normalverteilung festzustellen. Laut K-S-Test und Shapiro-Wilk-Test kann die Körpergröße demnach nicht als normalverteilt bezeichnet werden.

Dieses Ergebnis verwundert doch, wenn man bedenkt, dass alle Analysen davor (Histogramm, Q-Q-Plot, Formmaße) stark dafür gesprochen haben, dass die Körpergröße zumindest annähernd normalverteilt ist. Hier kommt die oben beschriebene Problematik zum Tragen, dass bei sehr großen Stichproben auch schon sehr kleine Unterschiede zwischen der empirischen Verteilung und der Normalverteilung ausreichen, um als signifikante Unterschiede erkannt zu werden. Bei der hier vorliegenden großen Stichprobe von 1.000 Personen fallen die Tests bereits sehr streng aus. Man sollte hier also eher den Grafiken und Formmaßen vertrauen. Natürlich ist diese Analyse subjektiv, dennoch sind die Ergebnisse der grafischen Analyse hier überzeugend, sodass sie durchaus verwendet werden können. Somit kann die Körpergröße als zumindest annähernd normalverteilte Variable betrachtet werden.

12 Tests für Gruppenvergleiche

Verfolgt man im Rahmen der Datenauswertung das Ziel, verschiedene Gruppen von Personen miteinander zu vergleichen, benötigt man einen Test für Gruppenvergleiche. Hier bietet sich eine Fülle von Tests an, wovon eine Auswahl hier vorgestellt werden soll. Die Tabelle unten zeigt eine Übersicht über die folgenden Tests. Die Basis für die Entscheidung, welcher Test der richtige für die zu untersuchende Fragestellung ist, bilden die folgenden drei Fragen:

1. ***Wie viele Gruppen sollen verglichen werden?***
   Die Gruppenvergleichstests teilen sich in jene Tests, die es lediglich erlauben, zwei Gruppen von Befragten bzw. zwei Variablen miteinander zu vergleichen, und jene Tests, bei denen auch ein Vergleich von mehr als zwei Gruppen möglich ist.

2. ***Handelt es sich um abhängige oder um unabhängige Stichproben?***
   Werden zwei Gruppen miteinander verglichen, muss im nächsten Schritt die Frage geklärt werden, ob es sich um unabhängige oder abhängige Stichproben handelt. Unter „unabhängige Stichproben" versteht man den Vergleich zwischen zwei Untersuchungsgruppen. Es wird also bei jeder Person ein Wert gemessen (z. B. das Körpergewicht), danach werden Untergruppen der Personen gebildet und es wird überprüft, ob sich diese Gruppen hinsichtlich des Messwertes unterscheiden.

   Abhängige Stichproben (auch verbundene oder gepaarte Stichproben) liegen hingegen vor, wenn mehrere Messwerte verglichen werden sollen. Für jede Person werden also zwei oder mehr Messwerte erfasst (z. B. Gewicht vor und nach der Diät). Danach soll überprüft werden, ob sich diese Messwerte unterscheiden.

3. ***Sind die Voraussetzungen für ein parametrisches Verfahren erfüllt oder muss ein nichtparametrisches Verfahren verwendet werden?***
   Unter „parametrischen Verfahren" versteht man Signifikanztests, die als Basis der Berechnung Mittelwert und Standardabweichung der Variablen verwenden. Daher muss die Testvariable bei diesen Tests metrisches Datenniveau aufweisen. Außerdem ist für diese Verfahren die Normalverteilung in allen Gruppen bzw. zwischen den Messwerten eine Voraussetzung. Nichtparametrische Verfahren setzen hingegen keine Normalverteilung voraus und können auch schon ab ordinalem Datenniveau angewandt werden. Details zur Entscheidung zwischen parametrischen und nichtparametrischen Verfahren finden sich in den folgenden Unterkapiteln.

   Häufig werden die nichtparametrischen Testverfahren als schlechtere Alternative zu den parametrischen Tests angesehen, da sie ein geringeres Berechnungsniveau aufweisen. Dem ist aber keinesfalls so: Sie sind gleichwertige statistische Verfahren, die jedoch unter anderen Voraussetzungen angewandt werden können. Es ist immer besser, aufgrund der Prüfung der Voraussetzungen den richtigen Test zu wählen, als einen Test aufgrund seiner größeren Genauigkeit anzuwenden, der dann aber eine geringere Teststärke aufweist, weil er nicht gut zu den Daten passt.

		parametrische Verfahren	nichtparametrische Verfahren
zwei Gruppen	unabhängige Stichproben	T-Test für unabhängige Stichproben	Mann-Whitney-U-Test
	abhängige Stichproben	T-Test für abhängige Stichproben	Wilcoxon-Vorzeichen-Rang-Test
mehr als zwei Gruppen	unabhängige Stichproben	Varianzanalyse	Kruskal-Wallis-Test
	abhängige Stichproben[21]	Varianzanalyse mit Messwiederholung	Friedmann-Test

Tab. 47: Überblick Test für Gruppenvergleiche

12.1 Vergleichstest für zwei unabhängige Stichproben

Ist es das Ziel eines Hypothesentests, zwei Gruppen von befragten Personen hinsichtlich eines ordinalen oder metrischen Merkmals miteinander zu vergleichen, eigenen sich Vergleichstests für unabhängige Stichproben sehr gut. Die unabhängige Variable ist dabei jenes Merkmal, das die Personen in zwei Gruppen einteilt (z. B. Geschlecht, Bildung etc.). Als abhängige Variable wird die zu testende Variable bezeichnet (z. B. Einkommen, Gesundheit etc.).

Ist die abhängige – also die zu testende – Variable metrisch skaliert, sollte in einem nächsten Schritt überprüft werden, ob in den beiden Gruppen, die miteinander verglichen werden sollen, jeweils mindestens 30 Personen zu finden sind.[22] Schließlich muss überprüft werden, ob die Testvariable in beiden Untergruppen einer Normalverteilung folgt. Sind all diese Bedingungen erfüllt, kann ein T-Test für unabhängige Stichproben berechnet werden. Studien zeigen allerdings, dass der T-Test sehr robust gegenüber Verletzungen dieser Bedingungen reagiert, also dennoch treffende Ergebnisse liefert (Bortz & Schuster, 2010).

[21] Auf die Darstellung der beiden Tests für mehr als zwei abhängige Stichproben muss hier verzichtet werden.

[22] Dies hat den Hintergrund, dass die Basis der Berechnung ein Mittelwert darstellt, der erst ab dieser Fallzahl Sinn ergibt. Bei Gruppen, die kleiner sind als 30 Personen, wird der Mittelwert durch Ausreißer sehr stark verzerrt. Bei Stichproben unter 30 Personen können Variablen außerdem nur schwer normalverteilt werden.

Ist die abhängige Variable ordinal skaliert oder ist eine der anderen genannten Voraussetzungen für den T-Test verletzt, kann ein Mann-Whitney-U-Test gerechnet werden.

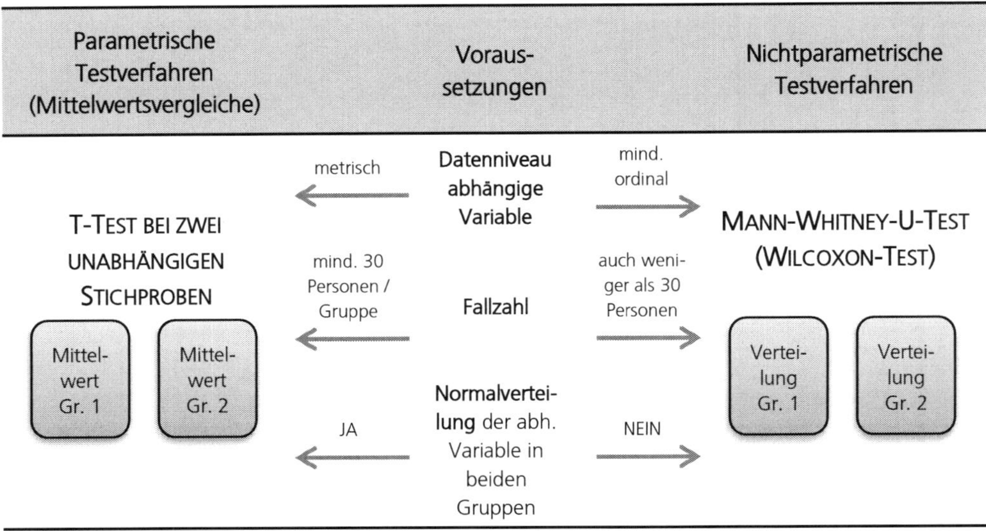

Abb. 84: Übersicht Vergleichstests für unabhängige Stichproben

12.1.1 T-Test für unabhängige Stichproben

Der T-Test für unabhängige Stichproben wird verwendet, um Mittelwertsunterschiede in zwei Untersuchungsgruppen zu überprüfen. Soll ein Vergleich zwischen mehr als zwei Gruppen stattfinden, ist der T-Test nicht geeignet. Stattdessen kann eine Varianzanalyse berechnet werden (vgl. Kapitel 12.3.1). Die Berechnung eines T-Test für unabhängige Stichproben wird in der Folge anhand eines konkreten Beispiels dargestellt.

Kurzübersicht T-Test für unabhängige Stichproben	
Frage- stellung	⇨ Unterscheiden sich zwei Gruppen von Befragten im Durchschnitt hinsichtlich eines Merkmals? ⇨ Gibt es einen Mittelwertsunterschied zwischen zwei Gruppen von Befragten?
Beispiel	Unterscheidet sich der durchschnittliche BMI zwischen Männern und Frauen? BMI BMI BMI BMI BMI BMI BMI BMI BMI Mittelwert BMI Frauen ? = Mittelwert BMI Männer
Daten- niveaus	*abhängige Variable:* metrisches Datenniveau *unabhängige Variable:* kategoriales Datenniveau (nominal/ordinal)
Voraus- setzungen	⇨ Normalverteilung der abhängigen Variable in beiden Untersuchungsgruppen (=> Histogramm, Q-Q-Plot, Formmaße, K-S-Test) ⇨ mind. 30 Personen pro Untersuchungsgruppe ⇨ Homogenität der Varianzen (Verletzung kann allerdings durch eine bereinigte Formel ausgeglichen werden => Entscheidung je nach Ergebnis des F-Test)
Hypo- thesen	Nullhypothese (H_0): Es gibt *keinen* signifikanten Mittelwertsunterschied zwischen Gruppe A und Gruppe B in der Grundgesamtheit. Alternativhypothese (H_1): Es *gibt* einen signifikanten Mittelwertsunterschied zwischen Gruppe A und Gruppe B in der Grundgesamtheit.
SPSS-Pfad	Analysieren => Mittelwerte vergleichen => T-Test für unabhängige Stichproben

Logik des T-Tests für unabhängige Stichproben

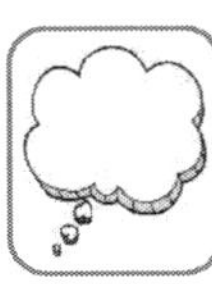

*In zwei Pflegeheimen wurde bei zufällig ausgewählten Bewohner*innen der BMI gemessen. Es zeigt sich, dass in Einrichtung A ein Mittelwert von 26,9 Punkten und in Einrichtung B ein Mittelwert von 25,4 Punkten erreicht wurde. Nun soll die Frage geklärt werden, ob es sich bei diesem Unterschied zwischen den beiden Pflegeheimen um einen signifikanten Mittelwertsunterschied handelt.*

Anhand dieses Beispiels soll nun die Berechnung eines T-Tests für unabhängige Stichproben dargestellt werden. Die Bedingung der Normalverteilung der abhängigen Variable nehmen wir hier als gegeben an. Wir setzen voraus, dass der BMI einer Normalverteilung folgt und wollen nun die folgenden ***Hypothesen*** überprüfen:

H_0 – Nullhypothese:	Die beiden Pflegeheime unterscheiden sich in der Grundgesamtheit *nicht* hinsichtlich des durchschnittlichen BMI.
H_1 – Alternativhypothese:	Die beiden Pflegeheime *unterscheiden* sich in der Grundgesamtheit hinsichtlich des durchschnittlichen BMI.

Die folgende Tabelle zeigt eine Übersicht über die erhobenen Daten in den beiden Einrichtungen. Neben den Mittelwerten ist auch die Streuung in Form der Varianz und die Anzahl der befragten Bewohner*innen bekannt.

BMI	Pflegeeinrichtung A	Pflegeeinrichtung B
Mittelwert ($\bar{x}$)	26,9	25,4
Varianz (s^2)	4,5	3,9
Fallzahl (n)	36	31

Tab. 48: Beispiel T-Test für unabhängige Stichproben

Im nächsten Schritt muss ein Prüfmaß berechnet werden, das hilft, den Mittelwertsunterschied in einer Maßzahl auszudrücken. Für den vorliegenden Test wird das ***Prüfmaß T*** verwendet. Für die Berechnung dieses T-Wertes ist allerdings Voraussetzung, dass die Varianzen in den beiden Testgruppen homogen sind. Das bedeutet, dass sich die Streuungen nicht signifikant voneinander unterscheiden dürfen. Allerdings bedeutet die Nichterfüllung dieser Voraussetzung nicht, dass der T-Test nicht gerechnet werden darf, sondern nur, dass eine Fehlerkorrektur vorgenommen werden muss. Praktisch ändert sich schlichtweg die Formel, die für die Berechnung des T-Tests verwendet wird, und zwar je nachdem, ob Varianzhomogenität oder -heterogenität angenommen werden kann. Um herauszufinden, welche Berechnungsart des T-Tests die richtige ist, ist ein separater Signifikanztest notwendig, der F-Test oder Levene-Test.

Der ***F-Test*** testet die Nullhypothese „Die Varianzen sind homogen". H_1 würde besagen, dass sich die Varianzen in den beiden Gruppen signifikant voneinander unterscheiden. Der F-Wert wird in diesem Test berechnet, indem die beiden Varianzen zueinander ins Verhältnis gesetzt werden. Wichtig ist es hier, die Varianzen zu verwenden und nicht etwa die Standardabweichungen und die größere Varianz oberhalb des Bruchstrichs zu schreiben.

$$F = \frac{s_1^2}{s_2^2} \qquad df_1 = n_1 - 1 \qquad df_2 = n_2 - 1$$

Für unser Beispiel ergeben sich die beiden Werte bei den Freiheitsgraden von 35 und 30. Diese liefern die Basis, um in einer Grenzwerttabelle nachzusehen, wo der kritische Wert zu finden ist. In diesem Fall liegt die Grenze zwischen eher wahrscheinlichen und eher unwahrscheinlichen Werten auf Basis der F-Verteilung (vgl. Abb. 85 unten) bei einem Wert von 1,79 (vgl. Grenzwerttabelle, z. B. in Bortz & Schuster, 2010; Field, 2018). Die Berechnung des Prüfmaßes F ergibt einen Wert von 1,15. Da das berechnete Prüfmaß unter dem Grenzwert von 1,79 liegt, kann man davon ausgehen, dass es sich um einen sehr wahrscheinlichen Wert handelt. Daher ist die Nullhypothese beizubehalten. Die Varianzen sind demnach homogen.

Berechnung F-Test	
Freiheitsgrade	$df_1 = 36 - 1 = 35$ $df_2 = 31 - 1 = 30$
F-Wert	$F = \frac{4,5}{3,9} = 1,15$
Kritischer Wert aus Tabelle	$F_{krit} = 1,79$
1,15 < 1,79 => H_0 wird beibehalten => Varianzen sind homogen	

Tab. 49: Beispiel Berechnung F-Test

Dieses Testergebnis sagt aber noch nichts über unsere eigentliche Fragestellung aus, ob sich der durchschnittliche BMI in den beiden Pflegeeinrichtungen signifikant unterscheidet oder nicht. Das Ergebnis des F-Tests hilft uns lediglich, zu entscheiden, welche Formel zur Berechnung des Prüfmaßes T für den T-Test zur Anwendung kommt. Die Tabelle unten stellt die beiden Formeln gegenüber. In unserem Beispiel müssten wir die Formel in der ersten Zeile verwenden, da der F-Test Varianzhomogenität ergeben hat.

Grundsätzlich gilt für beide Formeln zur Berechnung von T, dass es darum geht, die Mittelwertsunterschiede zu berechnen und diese mit der Standardabweichung zu relativieren. Die Freiheitsgrade basieren jeweils auf den Fallzahlen in den beiden Gruppen.

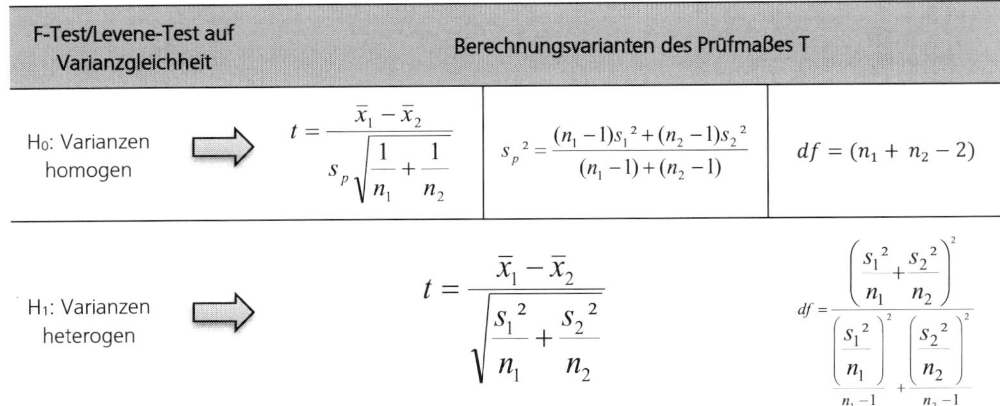

F-Test/Levene-Test auf Varianzgleichheit	Berechnungsvarianten des Prüfmaßes T		
H_0: Varianzen homogen ⇨	$t = \frac{\bar{x}_1 - \bar{x}_2}{s_p \sqrt{\frac{1}{n_1} + \frac{1}{n_2}}}$	$s_p^2 = \frac{(n_1 - 1)s_1^2 + (n_2 - 1)s_2^2}{(n_1 - 1) + (n_2 - 1)}$	$df = (n_1 + n_2 - 2)$
H_1: Varianzen heterogen ⇨	$t = \frac{\bar{x}_1 - \bar{x}_2}{\sqrt{\frac{s_1^2}{n_1} + \frac{s_2^2}{n_2}}}$		$df = \frac{\left(\frac{s_1^2}{n_1} + \frac{s_2^2}{n_2}\right)^2}{\frac{\left(\frac{s_1^2}{n_1}\right)^2}{n_1 - 1} + \frac{\left(\frac{s_2^2}{n_2}\right)^2}{n_2 - 1}}$

Tab. 50: Übersicht Formeln T-Test für unabhängige Stichproben

Wendet man nun die Formel für homogene Varianzen an, erhält man das Testergebnis, das in der Tabelle unten ersichtlich ist. Auf Basis der Fallzahlen wurden die Freiheitsgrade *(df)* mit 65 berechnet. Die Berechnung des Prüfmaßes T ergibt einen Wert von 2,98. Der kritische Wert, der die Grenze zwischen wahrscheinlichen und eher unwahrscheinlichen Ergebnissen markiert, liegt hier bei 1,99 (vgl. Grenzwerttabellen z. B. in Bortz & Schuster, 2010 oder Field, 2018). Da das berechnete Prüfmaß über dem Grenzwert liegt, handelt es sich also um einen Wert, der sehr unwahrscheinlich ist, wenn H_0 gelten würde. Somit darf H_1 angenommen werden.

Berechnung T-Test	
Freiheitsgrade	$df = 36 + 31 - 2 = 65$
T-Wert	$T = 2{,}98$
Kritischer Wert aus Tabelle	$T_{krit} = 1{,}994$
2,979 > 1,994 => H_1 wird angenommen => signifikanter Mittelwertsunterschied	

Tab. 51: Beispiel Berechnung T-Test

⇨ **Wir können also davon ausgehen, dass es einen signifikanten Unterschied des durchschnittlichen BMI in den beiden Pflegeheimen gibt.**

Der Unterschied ist demnach nicht durch Zufall entstanden, sondern gilt auch für die Grundgesamtheit. Inhaltlich können wir festhalten, dass der durchschnittliche BMI in Pflegeeinrichtung A höher ist als in Einrichtung B.

Ein wesentlicher Aspekt bei der Berechnung eines T-Tests wurde bisher ausgespart: Betrachtet man die unten dargestellte Wahrscheinlichkeitsverteilung des Prüfmaßes T, zeigt sich, dass der T-Wert sowohl positiv als auch negativ sein kann, je nachdem welche der beiden untersuchten Gruppen einen höheren Mittelwert aufweist. Nun stellt sich die Frage, wo in einer solchen Verteilung der kritische Wert einzuzeichnen wäre, der die Grenze zwischen wahrscheinlichen und unwahrscheinlichen Werten markiert.

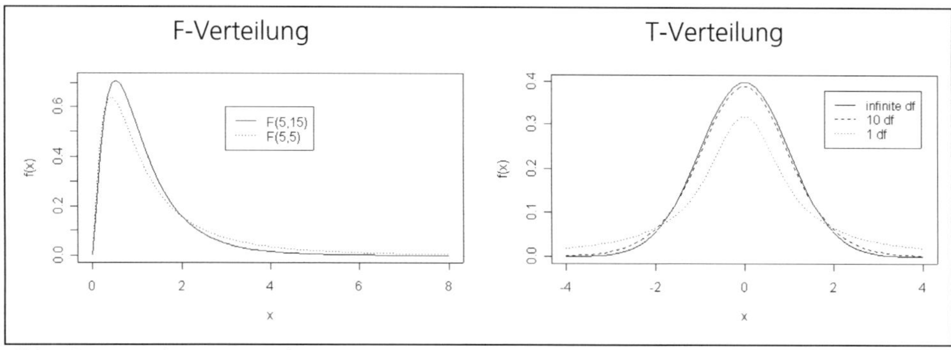

Abb. 85: F-Verteilung, T-Verteilung

Man muss davon ausgehen, dass auf beiden Seiten der Verteilung die Werte immer unwahrscheinlicher werden, je weiter sie von 0 entfernt liegen. Daher müssen sowohl am rechten als auch am linken Ende der Verteilung je 2,5 % der Werte „abgeschnitten" werden; diese gelten dann als besonders unwahrscheinlich. Diese Vorgehensweise nennt man ***zweiseitige Testung***. Man lässt sowohl Ergebnisse in die eine als auch in die andere Richtung offen. Auch unsere Fragestellung war zweiseitig formuliert. Wir haben danach gefragt, ob sich die Mittelwerte des BMI unterscheiden oder nicht, haben dabei aber noch keine Richtung vorgegeben.

Von einer ***einseitigen Testung*** spricht man, wenn schon die Hypothese in eine bestimmte Richtung weist. Das bedeutet für unsere Fragestellung, dass die Hypothese H_1 folgendermaßen formuliert sein müsste: Der Durschnitts-BMI ist in Pflegeeinrichtung A signifikant höher als in Pflegeeinrichtung B. Damit hätten wir bereits eine Richtung vorgegeben und so nur einen Wert auf einer Seite der T-Verteilung zugelassen. Dementsprechend müssten daher nur auf einer Seite der Verteilung 5 % abgeschnitten werden.

Bei manueller Berechnung eines T-Tests würde man in der Grenzwerttabelle (siehe unten) bei einseitiger Testung den Wert bei 0,95 (5 % werden „abgeschnitten") und bei zweiseitiger Testung den Wert bei 0,975 (2,5 % werden „abgeschnitten") ablesen.

einseitige Testung | zweiseitige Testung

T-Verteilung		(1-α)			
		,085	0,9	0,95	0,975
df	1	1,963	3,078	**6,314**	12,706
	2	1,386	1,886	2,920	4,303
	3	1,250	1,638	2,353	3,182
	… usw.…				

Abb. 86: Grenzwerttabelle T-Verteilung

Man muss hier darauf hinweisen, dass ein Ergebnis bei einseitiger Testung stets eher signifikant wird, weil dadurch der Grenzwert näher in Richtung des Wertes 0 verschoben wird (durch das Abschneiden von 5 % auf einer Seite statt 2,5 %). Eine einseitige Testung sollte daher nur dann verwendet werden, wenn man durch eine vorangegangene Recherche zu bisherigen Studien oder theoretischen Überlegungen eine klare Tendenz in eine bestimmte Richtung vermuten kann.

Beispiel in SPSS

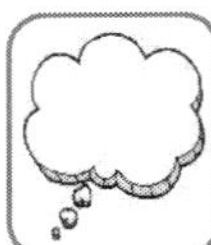

Unterscheidet sich der durchschnittliche BMI zwischen Männern und Frauen in der Grundgesamtheit?

Um dieser Fragestellung nachgehen zu können, muss überprüft werden, ob die Variable BMI sowohl bei den Männern als auch bei den Frauen einer Normalverteilung folgt. Dazu wurde das Menü „explorative Datenanalyse" verwendet (vgl. Kapitel 11).

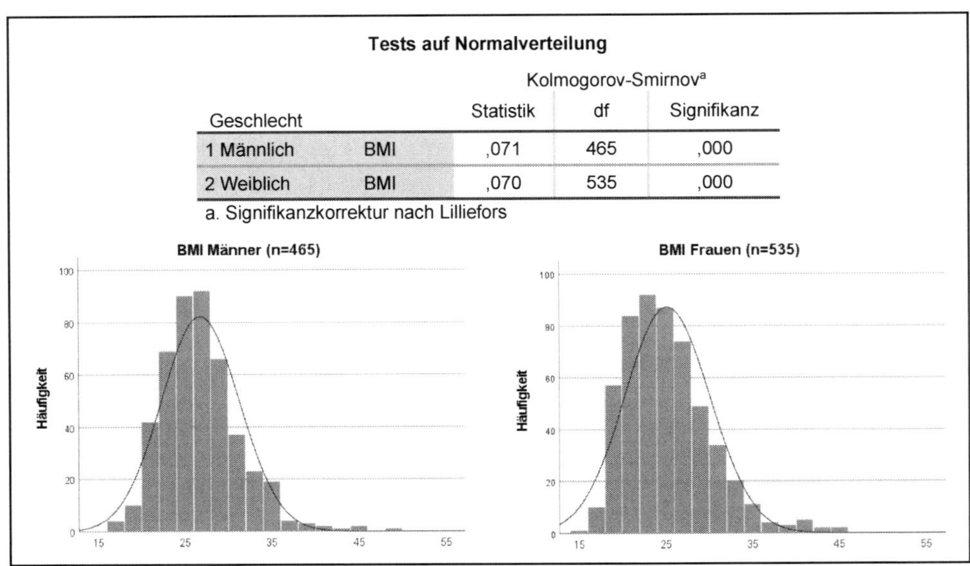

Tests auf Normalverteilung

Geschlecht		Kolmogorov-Smirnov[a] Statistik	df	Signifikanz
1 Männlich	BMI	,071	465	,000
2 Weiblich	BMI	,070	535	,000

a. Signifikanzkorrektur nach Lilliefors

Abb. 87: Überprüfung der Normalverteilung in beiden Untersuchungsgruppen

Die grafische Analyse zeigt, dass der BMI sowohl bei Männern als auch bei Frauen eingipfelig und leicht rechtsschief ist. Die Abweichungen von der Normalverteilung sind aber nicht sehr stark. Der K-S-Test zeigt mit $p = 0{,}000$ signifikante Abweichungen von der Normalverteilung. Da der T-Test robust gegenüber Verletzungen der Voraussetzungen ist und die Abweichungen von der Normalverteilung als eher gering eingestuft werden können, soll in weiterer Folge ein T-Test berechnet werden. Wären die Unterschiede erheblicher, müsste auf einen U-Test ausgewichen werden.

Der T-Test testet die folgenden Hypothesen, die zweiseitig formuliert sind, da noch keine Richtung vorgegeben wird, in die das Ergebnis gehen könnte:

H_0 – Nullhypothese:	Männer und Frauen unterscheiden sich in der Grundgesamtheit *nicht* hinsichtlich des durchschnittlichen BMI.
H_1 – Alternativhypothese:	Männer und Frauen *unterscheiden* sich in der Grundgesamtheit hinsichtlich des durchschnittlichen BMI.

In SPSS findet sich der T-Test im Menü „Mittelwerte vergleichen":

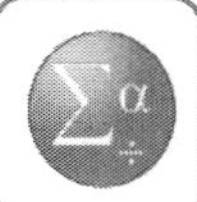

Analysieren => Mittelwerte vergleichen => T-Test bei unabhängigen Stichproben

Als Testvariable ist im SPSS-Menü die abhängige Variable einzutragen. Die unabhängige Variable muss ins Feld „Gruppierungsvariable" gezogen werden. Dort erscheint diese zunächst mit zwei Fragezeichen. Das liegt daran, dass der T-Test nur für maximal zwei Gruppen bestimmt ist und SPSS nicht automatisch erkennt, ob es sich bei der Variable um eine handelt, die zwei oder mehr Ausprägungen hat. Daher muss im Menü „Gruppen definieren" festgelegt werden, welche Gruppen untersucht werden sollen. In unserem Fall soll Gruppe 1 „Männer" mit Gruppe 2 „Frauen" verglichen werden.

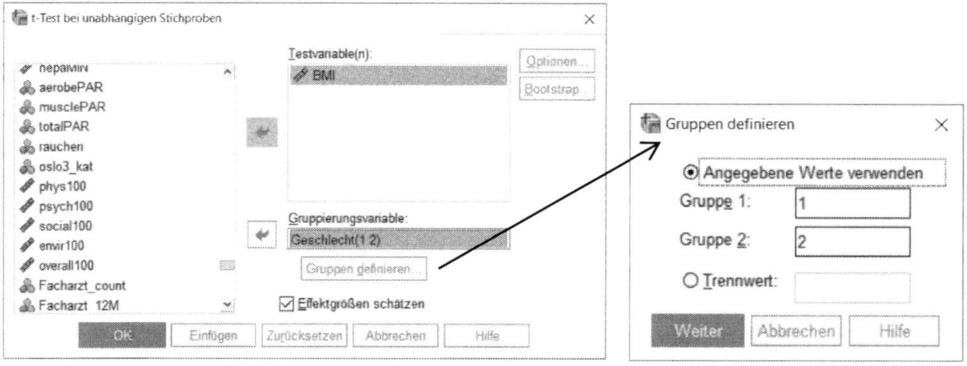

Abb. 88: Menü „T-Test bei unabhängigen Stichproben"

Der Output des T-Tests besteht aus zwei Tabellen. In der Tabelle „Gruppenstatistiken" wird zunächst dargestellt, dass jeweils rund 500 Personen in jeder Untersuchungsgruppe zu finden sind. Damit ist eine Voraussetzung des T-Tests erfüllt, nämlich die minimale Fallzahl von 30 Personen. Außerdem ist ersichtlich, dass die Männer im Durchschnitt einen BMI von 26,8 Punkten aufweisen; jener der Frauen liegt im Durchschnitt bei 25,2 Punkten. In der Stichprobe kann also ein deutlicher Unterschied im Mittelwert des BMI festgestellt werden. Nun gilt es zu überprüfen, ob dieser Unterschied auch für die Grundgesamtheit gilt, also groß genug ist, um als signifikant bezeichnet zu werden.

Gruppenstatistiken

	Geschlecht	N	Mittelwert	Std.-Abweichung	Standardfehler des Mittelwertes
BMI	1 Männlich	465	26,8	4,5	,209
	2 Weiblich	535	25,2	4,9	,211

Tab. 52: Tabelle Gruppenstatistik – T-Test für unabhängige Stichproben

Die Tabelle „Test bei unabhängigen Stichproben" besteht aus zwei Tests. Auf der linken Seite findet sich in den ersten beiden Spalten der Levene-Test, der die Varianzhomogenität überprüft (ähnlich dem F-Test bei der händischen Berechnung). Der zweite Teil der Tabelle umfasst dann den eigentlichen T-Test.

Test bei unabhängigen Stichproben

		Levene-Test der Varianzgleichheit		T-Test für die Mittelwertgleichheit						
									95% KI der Differenz	
		F	Signifikanz	T	df	Sig. (2-seitig)	Mittlere Differenz	Standardfehler der Differenz	Untere	Obere
BMI	Varianzen sind gleich	3,92	,048	5,35	998	,000	1,599	,299	1,012	2,186
	Varianzen sind nicht gleich			5,38	994,5	,000	1,599	,297	1,016	2,182

Tab. 53: T-Test bei unabhängigen Stichproben

SPSS rechnet hier beide Varianten des T-Tests, die weiter oben dargestellt wurden. In der ersten Zeile wurde die Formel für gleiche Varianzen angewandt, in der zweiten Zeile wurden die Werte für Gruppen mit ungleichen Varianzen berechnet. Je nach dem Ergebnis beim Levene-Test muss man sich nun für eine der beiden Zeilen entscheiden. Folgende Ergebnisse können aus der Tabelle herausgelesen werden:

Beim ***Levene-Test*** wurde ein F-Wert von 3,92 berechnet. Die Wahrscheinlichkeit, einen solchen Wert unter Annahme der H_0 zu erhalten, liegt bei 4,8 %. Es ist also ein unwahrscheinlicher Wert, daher muss H_0 verworfen werden. Wir können dementsprechend davon ausgehen, dass die ***Varianzen heterogen*** sind und lesen daher nur in der zweiten Zeile weiter. Die erste Zeile (Varianzen sind gleich) können wir ignorieren. Der F-Test ist also wirklich nur dazu da, eine der beiden Zeilen auszuwählen. Er sagt aber noch nichts über das eigentliche Testergebnis aus.

Der ***T-Test*** zeigt ein Prüfmaß T von 5,38. Bei 994,5 Freiheitsgraden wäre dieses Ergebnis sehr unwahrscheinlich, wenn H_0 gelten würde. Da wir uns in annähernd 0 % der Fälle irren würden[23], wenn wir hier H_1 annähmen, und die Irrtumswahrscheinlichkeit demnach kleiner ist als 5 %, können wir H_1 tatsächlich annehmen.[24] Damit gilt die Alternativhypothese, die besagt, dass es einen ***signifikanten Mittelwertsunterschied*** bezüglich des BMI zwischen Männern und Frauen gibt. Betrachtet man noch einmal die Mittelwerte, wird ersichtlich, dass die Männer im Durchschnitt einen signifikant höheren BMI aufweisen als die Frauen.

Wir könnten hier außerdem noch anhand des Konfidenzintervalls für die Differenz ablesen, dass die Differenz zwischen Männern und Frauen in der Grundgesamtheit mit 95%iger Wahrscheinlichkeit zwischen 1,29 und 2,38 Punkten liegen wird.

Zusätzlich zur gewonnenen Information, dass wir es im vorliegenden Beispiel mit einem signifikanten Mittelwertsunterschied zu tun haben, ist auch die Einschätzung relevant, als wie stark dieser Unterschied eingeschätzt werden kann. Denn die Signifikanz allein muss noch nicht gleichbedeutend mit einem starken Effekt sein (vgl. Kapitel 9). Die passende Effektstärke zum T-Test ist die Kennzahl Cohens d, die in den neuesten Versionen von SPSS automatisch im Rahmen des T-Test berechnet wird. In früheren Versionen des Programmes musste die Effektstärke zum Test mittels einer händischen Berechnung ergänzt werden.

In der untenstehenden Tabelle ist der Wert von Cohens d in der Spalte „Punktschätzung" mit $d = 0{,}339$ abzulesen. Die Werte von Cohens d können wie folgt interpretiert werden: Ab einem Wert von 0,2 spricht man von einem schwachen, ab 0,5 von einem mittleren und ab 0,8 von einem starken Effekt (Bortz, 2005). In unserem Beispiel können wir also festhalten, dass sich der BMI von Männern und Frauen signifikant unterscheidet, der Unterschied aber nur als leicht eingestuft werden kann.

Effektgrößen bei unabhängigen Stichproben

		Standardisierer	Punktschätzung	95% Konfidenzintervall	
				Unterer Wert	Oberer Wert
BMI	Cohens d	4,71	,339	,214	,464
	Hedges' Korrektur	4,72	,339	,214	,464
	Glass' Delta	4,89	,327	,201	,453

Tab. 54: Effektstärke T-Test bei unabhängigen Stichproben

[23] Hier wird absichtlich von „annähernd" 0 % gesprochen, obwohl in der Ausgabe der Wert 0,000 zu lesen ist. Die Wahrscheinlichkeit kann nie genau den Wert 0 annehmen; an irgendeiner Nachkommastelle wird immer ein Wert größer 0 erscheinen. Daher sollte man nie davon sprechen, dass die Wahrscheinlichkeit gleich 0 ist.

[24] SPSS testet immer automatisch zweiseitig. Angenommen, man würde diesen Test gerne einseitig durchführen, da die Hypothese aufgrund der Vorrecherche schon gerichtet formuliert werden konnte, so muss der Wahrscheinlichkeitswert aus dem SPSS-Output halbiert werden.

12.1.2 Mann-Whitney-U-Test

KURZÜBERSICHT MANN-WHITNEY-U-TEST	
FRAGE-STELLUNG	⇨ Unterscheiden sich zwei Gruppen von Befragten hinsichtlich der Verteilung eines Merkmals? ⇨ Gibt es einen Verteilungsunterschied zwischen zwei Gruppen von Befragten?
BEISPIEL	Unterscheidet sich die Verteilung der mittleren Lebensqualität zwischen Männern und Frauen? LQ LQ LQ LQ LQ LQ LQ LQ LQ VERTEILUNG LEBENSQUALITÄT FRAUEN ? = VERTEILUNG LEBENSQUALITÄT MÄNNER
DATEN-NIVEAUS	*abhängige Variable:* mindestens ordinales Datenniveau *unabhängige Variable:* kategoriales Datenniveau (nominal/ordinal)
VORAUS-SETZUNGEN	zwei Vergleichsgruppen
HYPO-THESEN	Nullhypothese (H_0): Es gibt *keinen* signifikanten Unterschied der Verteilung zwischen Gruppe A und Gruppe B in der Grundgesamtheit. Alternativhypothese (H_1): Es *gibt* einen signifikanten Unterschied der Verteilung zwischen Gruppe A und Gruppe B in der Grundgesamtheit.
SPSS-PFAD	Analysieren => Nichtparametrische Tests => Unabhängige Stichproben *ODER* Analysieren => Nichtparametrische Tests => Klassische Dialogfelder => Zwei unabhängige Stichproben

Der Mann-Whitney-U-Test wird angewandt, um zwei Gruppen von Befragten hinsichtlich der Verteilung eines mindestens ordinal skalierten Merkmals miteinander zu vergleichen. Der Test kann immer angewandt werden, wenn mindestens eine Bedingung für einen T-Test für unabhängige Stichproben verletzt ist. Da es sich beim U-Test um ein nichtparametrisches Verfahren handelt, werden kein Mittelwert und keine Standardabweichung zur Berechnung verwendet. Die anstelle dessen verwendete Logik soll in der Folge beschrieben werden.

Logik des U-Test

Die Grafik unten zeigt die in der Folge beschriebene Logik bildlich Schritt für Schritt auf. Man stelle sich vor, man möchte einen Test berechnen, der Auskunft darüber gibt, ob sich die Verteilung des Körpergewichts zwischen Männern und Frauen signifikant unterscheidet.

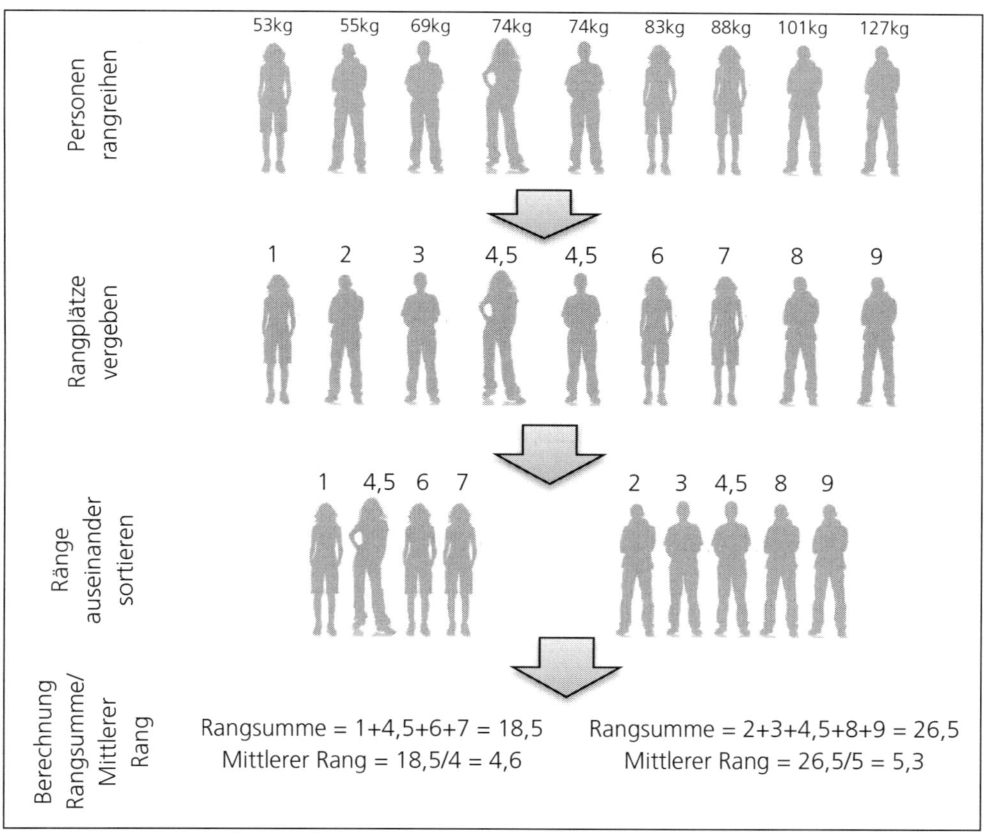

Abb. 89: Logik des U-Tests

Ein erster wesentlicher Schritt bei der Berechnung eines nichtparametrischen Tests ist die **Rangreihung** der Befragten. Das bedeutet, dass die Personen nach ihrem Messwert geordnet werden. Im Beispiel wurde das Körpergewicht erfasst, dementsprechend wurde mit der Person mit dem geringsten Gewicht begonnen, eine Reihe zu bilden.

Anschließend werden statt der tatsächlichen Messwerte beim Körpergewicht **Rangplätze** vergeben. Die Person mit dem geringsten Gewicht bekommt den ersten Rang, die schwerste Person den letzten (= höchsten) Rang. Haben zwei Personen das gleiche Körpergewicht angegeben, müssen sogenannte verbundene Ränge vergeben werden. Es wäre hier nicht zulässig, jeder Person willkürlich einen anderen Rang zuzuteilen, da sie ja eben den gleichen Messwert haben. So bekommt jede*r den durchschnittlichen Rang, der allen zusammen zustehen würde. In unserem Fall wiegen zwei Personen 74 kg. Diese hätten die Ränge 4 und 5 zugewiesen gekommen. Der Durchschnitt und damit der verbundene Rang ist also 4,5.

Interessieren wir uns nun für Unterschiede zwischen Männern und Frauen, sortieren wir die Ränge auseinander. Wir stellen alle Frauen – zumindest bildlich gesprochen – auf die eine Seite und alle Männer auf die andere Seite.

Nun ist es möglich, zu berechnen, welche Rangsumme jede Gruppe insgesamt hat. Frauen haben insgesamt eine Rangsumme von 18,5, Männer von 26,5. Dies bildet auch die Basis für die Berechnung eines mittleren Ranges. Dieser sagt aus, wo die Befragten im Durchschnitt in der Reihung vorzufinden sind. Frauen haben in unserem Beispiel einen mittleren Rang von 4,6, während die Männer durchschnittlich an Stelle 5,3 stehen. In einer Rangreihung des Körpergewichts stehen Frauen also ein wenig weiter vorne, wenn mit dem geringeren Körpergewicht begonnen wird. Sie sind also tendenziell leichter als Männer. Der mittlere Rang muss immer ins Verhältnis zur Fallzahl gesetzt werden. In unserem Beispiel haben wir neun Befragte, dementsprechend stehen beide Gruppen im Durchschnitt relativ in der Mitte, was dafür spricht, dass es wenige Unterschiede zwischen den beiden Gruppen geben wird.

Die mittleren Ränge werden nun für den U-Test, aber auch für andere nichtparametrische Testverfahren als Basis der Berechnung anstelle des Mittelwerts verwendet. Der Vollständigkeit halber sollen hier auch die Formeln zur Berechnung eines U-Tests angeführt werden. Die Umsetzung des Tests wird hingegen direkt in SPSS demonstriert.

$$\textbf{Prüfmaß } z = \frac{U-\bar{U}}{SE_U}$$

$$U = n_1 * n_2 + \frac{n_1*(n_1+1)}{2} - R \qquad \bar{U} = \frac{n_1*n_2}{2}$$

$$SE_U = \sqrt{\frac{n_1 * n_2 * (n_1 + n_2 + 1)}{12}}$$

Es soll nur eine Anmerkung zur händischen Berechnung gemacht werden: Das Prüfmaß beim U-Test ist „z". Dafür wird eine der beiden Rangsummen standardisiert. Es handelt sich dabei also um einen standardisierten Wert, der unabhängig von der

Gruppengröße immer am Grenzwert von 1,96 (bei zweiseitiger Testung) bzw. 1,65 (einseitige Testung) gemessen wird.

Beispiel in SPSS

Wir wollen wissen, ob sich die Verteilung der Variable „Lebensqualität" zwischen Personen mit und ohne Studium signifikant unterscheidet.

Die abhängige Variable in dieser Fragestellung ist „Lebensqualität". Diese wurde in der Gesundheitsbefragung auf einer Skala von 1 „sehr schlecht" bis 5 „sehr gut" abgefragt. Da es sich um eine ordinal skalierte Variable handelt, scheidet der T-Test für unabhängige Stichproben aus und der U-Test wird angewandt.

Für die Erstellung von nichtparametrischen Tests gibt es in SPSS zwei verschiedene Möglichkeiten. Die neueren Menüs zeichnen sich durch grafisch schön aufbereitete Ergebnisse aus und liefern außerdem das Testergebnis in Textform und nicht nur in Form von Zahlen. Die „klassischen Dialogfelder" erfordern von Nutzer*innen hingegen mehr Eigenentscheidung und liefern nüchternere Outputs. Das alte Menü ist außerdem bezüglich der Datenniveaus der verwendeten Variablen vollkommen flexibel, während die neuen Menüs bezüglich der Verwendung sehr streng sind. Bezüglich des Ergebnisses sind die Ausgaben allerdings ident, es obliegt demensprechend dem/r Nutzer*in, welche Variante er oder sie bevorzugt.

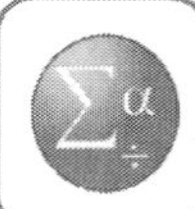

Analysieren => Nichtparametrische Tests => Unabhängige Stichproben
ODER
Analysieren => Nichtparametrische Tests => Klassische Dialogfelder => Zwei unabhängige Stichproben

Hier soll die Vorgehensweise im neuen Menü dargestellt werden, da die klassischen Dialogfelder in hohem Maß selbsterklärend sind und daher auch eigenständig ausprobiert werden können.

⇨ Im ersten Fenster muss das „***Ziel***" des Tests bestimmt werden. Hier kann die Standardeinstellung „Verteilungen zwischen Gruppen automatisch vergleichen" eingestellt bleiben, da ja genau dies das Ziel unseres Tests ist.

⇨ Das Fenster „***Felder***" ist dafür vorgesehen, die Variablen zu bestimmen, die in die Analyse miteinfließen sollen. Unter „Testvariable" wird die abhängige Variable eingegeben (in unserem Fall Lebensqualität), in das Feld „Gruppen" muss die unabhängige Variable gezogen werden (hier „Studium").

⇨ Im dritten Fenster „*Einstellungen*" könnte ein bestimmter Test ausgewählt werden. Es gibt aber auch die Möglichkeit, SPSS die Entscheidung für den optimalen Test zu überlassen. Das Programm entscheidet dann je nach Datenniveau und Ausprägungen der Variablen, welcher Test am besten passt.

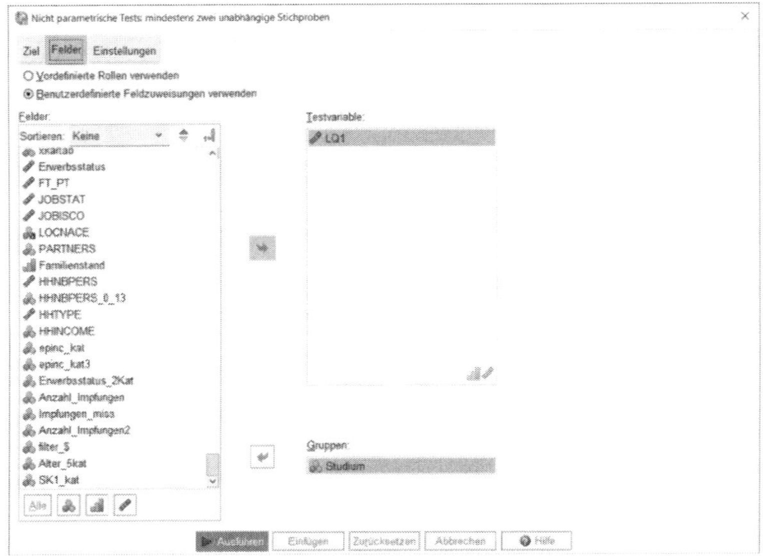

Abb. 90: Menü „Nichtparametrische Tests – Unabhängige Stichproben"

Richten wir den Blick nun auf das Ergebnis des U-Tests, um die Frage beantworten zu können, ob sich die Verteilung der Lebensqualität zwischen Personen mit und ohne Studium signifikant unterscheidet. SPSS liefert zunächst eine Tabelle, die zeigt, dass tatsächlich der U-Test ausgewählt wurde. Außerdem ist darin die Nullhypothese formuliert, die besagt, dass die beiden Verteilungen gleich sind. Weiters ist ein Signifikanzwert von p = 0,000 abzulesen. Der Vorteil dieses Outputs ist, dass ohne weitere Kenntnisse der Logik von Signifikanztests abgelesen werden kann, dass die Nullhypothese abgelehnt werden muss. Man könnte dies aber natürlich auch daran erkennen, dass die Irrtumswahrscheinlichkeit kleiner als 5 % und damit H_1 anzunehmen ist.

Hypothesentestübersicht

	Nullhypothese	Test	Sig.[a,b]	Entscheidung
1	Die Verteilung von Lebensqualität ist über die Kategorien von Studium identisch.	Mann-Whitney-U-Test bei unabhängigen Stichproben	,000	Nullhypothese ablehnen

a. Das Signifikanzniveau ist ,050.
b. Asymptotische Signifikanz wird angezeigt.

Abb. 91: U-Test in SPSS (1)

⇨ **Wir können also davon ausgehen, dass es in der Verteilung der Lebensqualität zwischen Personen mit und ohne Studium einen signifikanten Unterschied gibt (also einen Unterschied, der für die Grundgesamtheit gilt).**

Im Output werden noch weitere Details der Auswertung dargestellt. In einer Detail-Tabelle kann die Fallzahl von 987 Personen abgelesen werden. Außerdem sind die einzelnen Werte, welche die Grundlage für die Berechnung des Tests darstellen, aufgelistet. Auch die Irrtumswahrscheinlichkeit von p = 0,000 wird hier noch einmal angeführt. Weiters liefert der Output eine grafische Darstellung des Verteilungsunterschiedes der Lebensqualität bei Personen mit und ohne Studium. Die mittleren Ränge in der Grafik zeigen, dass Personen ohne Studium durchschnittlich an der 480. Stelle von 987 stehen, Personen mit Studium an der 594. Stelle. Bedenkt man, dass ein niedriger Wert bei der Lebensqualität „sehr schlecht" bedeutet, kann man darauf schließen, dass Personen ohne Studium ihre Lebensqualität signifikant schlechter einschätzen als Personen mit Studium. Die grafische Darstellung hilft also dabei, das Testergebnis noch besser interpretieren zu können. Für die weitere Darstellung, z. B. in einem Auswertungsbericht, ist diese grafische Darstellung allerdings nicht geeignet, es empfiehlt sich stattdessen, z. B. ein gruppiertes Säulendiagramm zu erstellen.

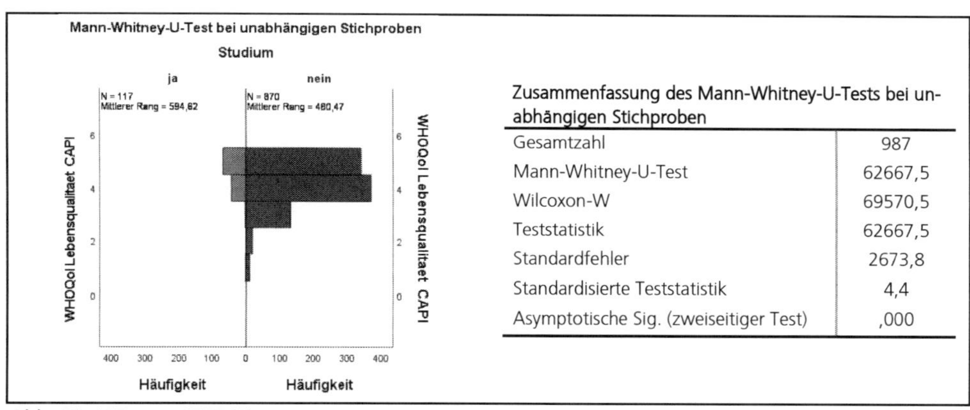

Zusammenfassung des Mann-Whitney-U-Tests bei unabhängigen Stichproben

Gesamtzahl	987
Mann-Whitney-U-Test	62667,5
Wilcoxon-W	69570,5
Teststatistik	62667,5
Standardfehler	2673,8
Standardisierte Teststatistik	4,4
Asymptotische Sig. (zweiseitiger Test)	,000

Abb. 92: U-Test in SPSS (2)

Auch bei nichtparametrischen Verfahren wie dem U-Test empfiehlt es sich, zusätzlich zum Ergebnis des Signifikanztests auch eine Effektstärke zu berechnen, um besser einschätzen zu können, wie stark ein gefundener signifikanter Unterschied ist. Wie beim T-Test kann auch für den U-Test die Effektstärke Cohens d berechnet werden. Diese Kennzahl ist aber in SPSS für den U-Test nicht abrufbar. Für die zusätzliche manuelle Berechnung der Effektstärke Cohens d sei hier die Website www.psychometrica.de empfohlen, die Tools anbietet, um auf Basis der Outputs in SPSS Effektstärken zu berechnen (Lenhard & Lenhard, o.D.). Die Berechnung von Cohens d für den U-Test auf dieser Seite ergibt einen Wert von 0,261, wodurch von einem leichten Verteilungsunterschied der Lebensqualität zwischen Menschen mit und ohne Studium gesprochen werden kann[25].

[25] Interpretation Cohens d: ab 0,2 schwacher Effekt; ab 0,5 mittlerer Effekt, ab 0,8 starker Effekt.

12.2 Vergleichstests für zwei abhängige Stichproben

Möchte man testen, ob sich zwei Variablen, die auf der gleichen Skala gemessen wurden, hinsichtlich ihres Durchschnittswertes bzw. ihrer Verteilung voneinander unterscheiden, kann ein Test für abhängige Stichproben verwendet werden. Unter „abhängige Stichproben" versteht man, dass bei einer Person zwei Messwerte erhoben wurden, die unter anderen Umständen dasselbe messen. Damit kann z. B. gemeint sein, dass ein Messwert zu zwei verschiedenen Zeitpunkten erhoben wird. Man stelle sich etwa vor, man würde das Gewicht der Befragten vor und nach der Diät messen. Ein weiteres Beispiel, in dem es nicht um unterschiedliche Messzeitpunkte geht, wäre die Erfassung des Einkommens der Befragten und ihrer Partner*innen. Wichtig ist aber immer, dass beide Variablen die gleiche Maßeinheit besitzen. Es hat z. B. keinen Sinn, „Schuhgröße" und „Gewicht", die beide unterschiedliche Maßeinheiten haben, miteinander zu vergleichen. Hier braucht man wahrscheinlich keinen statistischen Test, um herauszufinden, dass sich diese beiden Variablen im Durchschnitt unterscheiden.[26]

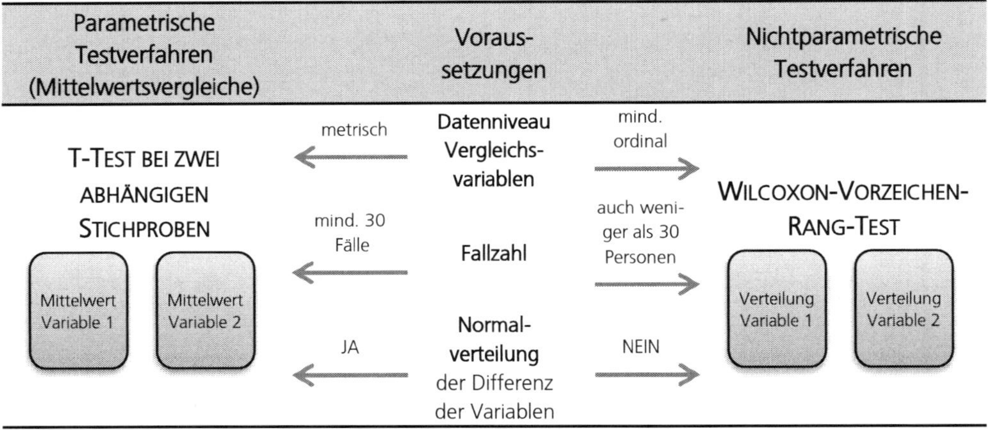

Abb. 93: Übersicht Vergleichstests für abhängige Stichproben

Es geht also nun darum, herauszufinden, ob die beiden Messwerte zu einer Person hinsichtlich des Mittelwerts bzw. der Verteilung signifikant voneinander abweichen. Zur Beantwortung dieser Fragestellung kann – sollten die beiden Variablen metrisch skaliert sein – ein T-Test für zwei abhängige Stichproben verwendet werden. Außerdem sollten mindestens 30 Personen bei beiden Items eine Antwort gegeben haben. Weiters muss vor der Durchführung des T-Tests für abhängige Stichproben getestet werden, ob die Differenz der beiden Variablen einer Normalverteilung folgt. Ist eine der Bedingungen

[26] Anders wäre es, wenn die beiden Variablen zuerst durch eine Z-Transformation standardisiert und damit vergleichbar gemacht würden. Dies passiert durch Subtraktion des Mittelwerts und Division durch die Standardabweichung bei jedem Wert (Bortz, 2005).

verletzt, kann stattdessen ein nichtparametrisches Verfahren – nämlich der Wilcoxon-Vorzeichen-Rang-Test – zur Anwendung kommen.

12.2.1 T-Test für abhängige Stichproben

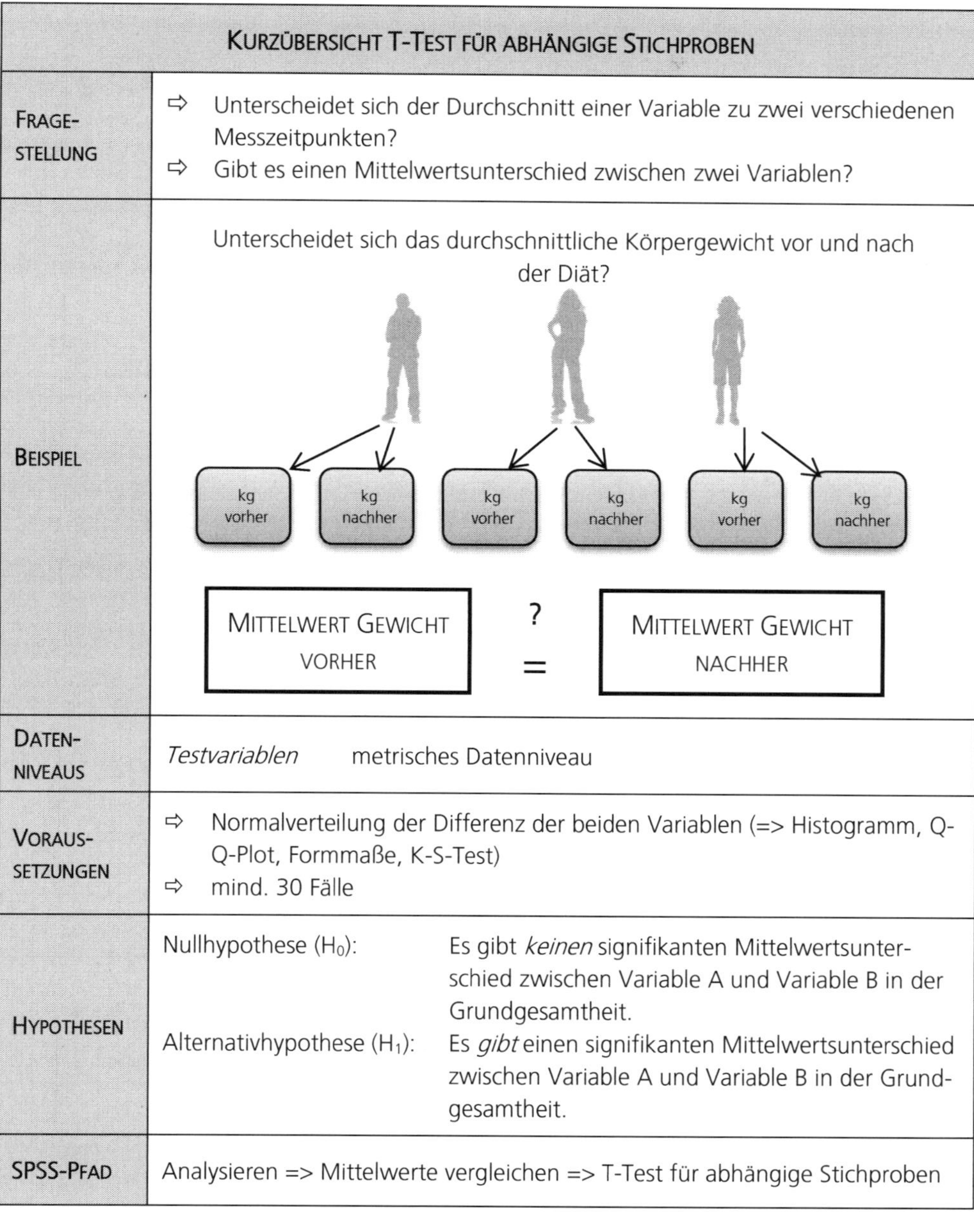

KURZÜBERSICHT T-TEST FÜR ABHÄNGIGE STICHPROBEN		
FRAGE-STELLUNG	⇨ Unterscheidet sich der Durchschnitt einer Variable zu zwei verschiedenen Messzeitpunkten? ⇨ Gibt es einen Mittelwertsunterschied zwischen zwei Variablen?	
BEISPIEL	Unterscheidet sich das durchschnittliche Körpergewicht vor und nach der Diät? kg vorher · kg nachher · kg vorher · kg nachher · kg vorher · kg nachher MITTELWERT GEWICHT VORHER ?= MITTELWERT GEWICHT NACHHER	
DATEN-NIVEAUS	*Testvariablen*	metrisches Datenniveau
VORAUS-SETZUNGEN	⇨ Normalverteilung der Differenz der beiden Variablen (=> Histogramm, Q-Q-Plot, Formmaße, K-S-Test) ⇨ mind. 30 Fälle	
HYPOTHESEN	Nullhypothese (H_0): Alternativhypothese (H_1):	Es gibt *keinen* signifikanten Mittelwertsunterschied zwischen Variable A und Variable B in der Grundgesamtheit. Es *gibt* einen signifikanten Mittelwertsunterschied zwischen Variable A und Variable B in der Grundgesamtheit.
SPSS-PFAD	Analysieren => Mittelwerte vergleichen => T-Test für abhängige Stichproben	

Der T-Test für abhängige Stichproben testet Mittelwertsunterschiede zwischen zwei Variablen. Es handelt sich also um einen paarweisen Vergleich von zwei Merkmalen. Ein anderer Name für diesen Test ist demnach auch T-Test für gepaarte bzw. verbundene Stichproben. Hier können maximal zwei Variablen miteinander verglichen werden. Sollte man eine Variable zu mehr als zwei Zeitpunkten erhoben haben, könnte z. B. eine Varianzanalyse mit Messwiederholung berechnet werden. Nach welcher Logik der T-Test für abhängige Stichproben aufgebaut ist, soll im Folgenden erklärt werden.

Logik des T-Tests für abhängige Stichproben

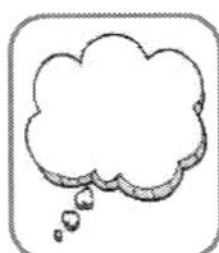

*Sie möchten eine neue Diätvariante testen, die als sehr vielversprechend gelobt wird. Dazu erheben Sie das Körpergewicht der Proband*innen vor Beginn der Intervention und sechs Monate später. Sie wollen nun testen, ob sich das Gewicht im Durchschnitt signifikant verändert hat.*

Anhand dieses Beispiels soll nun die Berechnung eines T-Tests dargestellt werden. Die Bedingung der Normalverteilung der Differenzen nehmen wir hier vorläufig als gegeben an. Wir setzen voraus, dass die Gewichtsabnahme einer Normalverteilung folgt. Wir wollen nun die folgenden ***Hypothesen*** überprüfen:

H_0 – Nullhypothese:	Es gibt in der Grundgesamtheit *keinen* Unterschied des durchschnittlichen Körpergewichts vor und nach der Diät.
H_1 – Alternativhypothese:	Es *gibt* in der Grundgesamtheit einen Unterschied des durchschnittlichen Körpergewichts vor und nach der Diät.

Die folgende Tabelle zeigt eine Übersicht über die erhobenen Daten zu beiden Messzeitpunkten und die Differenz zwischen den beiden Gewichtsmessungen.[27]

	Gewicht vor der Diät Messwert 1	Gewicht nach der Diät Messwert 2	Abnahme (Differenz)
Person 1	95	90	5
Person 2	99	98	1
Person 3	101	93	8
Person 4	82	82	0
Person 5	80	78	2

Tab. 55: Beispiel Berechnung T-Test für abhängige Stichproben

Möchte man nun ein Prüfmaß berechnen, das dabei hilft, einzuschätzen, ob sich das Durchschnittsgewicht vor und nach der Diät signifikant unterscheidet, fällt die Wahl auf das ***Prüfmaß T***. Dieses T wird berechnet, indem man die durchschnittliche Abweichung

[27] Zum Zweck der einfachen Demonstration des T-Tests für abhängige Stichproben wurde hier mit nur fünf Personen gerechnet, obwohl der Test korrekterweise eigentlich mindestens 30 Befragte erfordern würde.

zwischen den Messwerten berechnet und danach mit der Standardabweichung bzw. der Fallzahl (n) ins Verhältnis setzt.

$$t = \frac{\bar{D}}{S_D/\sqrt{n}} \qquad df = n - 1$$

Für unser Beispiel bedeutet das, dass wir zunächst die durchschnittliche Gewichtsreduktion berechnen müssen. Dazu wird das arithmetische Mittel verwendet, das einen Wert von 3,2 kg durchschnittlicher Abnahme ergibt (zur Berechnung des Mittelwertes vgl. Kapitel 5.1.1). Außerdem ist es nötig, die durchschnittliche Streuung der Abnahme in Form der Standardabweichung zu berechnen (zur Berechnung der Standardabweichung vgl. Kapitel 5.2.1). Hier kommt man auf einen Wert von 2,9 kg. Da wir fünf Personen befragt haben, beträgt die Fallzahl $n = 5$. „T" kann demnach folgendermaßen berechnet werden:

$$t = \frac{3{,}2}{2{,}9/\sqrt{5}} = 2{,}44$$

Die Freiheitsgrade, also die Einschätzung, wie viel Spielraum der Zufall beim Zustandekommen des Ergebnisses hat, beträgt hier $n - 1$, also $df = 4$. Da sich auch dieser T-Test, ebenso wie der T-Test für unabhängige Stichproben, auf die ***T-Wahrscheinlichkeitsverteilung*** bezieht, sind beim Prüfmaß T sowohl positive als auch negative Ergebnisse möglich. Es muss also die Entscheidung getroffen werden, ob einseitig oder zweiseitig getestet werden soll (für Details dazu vgl. Kapitel 12.1.1). Da unsere Fragestellung ungerichtet war, also keine Richtung des Ergebnisses vorgegeben hat, wird hier zweiseitig getestet (die gerichtete Formulierung müsste lauten: Wiegen die Personen nach der Diät weniger? Wir haben aber nur gefragt, ob es einen Unterschied gibt.). Somit gehen wir davon aus, dass auf beiden Seiten der Verteilung die unwahrscheinlichsten 2,5 % der Werte abgeschnitten werden.

T-Verteilung		(1-α)			
		,085	0,9	0,95	0,975
df	1	1,963	3,078	6,314	12,706
	2	1,386	1,886	2,920	4,303
	3	1,250	1,638	2,353	3,182
	4	1,190	1,533	2,132	2,776
	… usw.…				

Tab. 56: Grenzwerttabelle T-Verteilung

Daher muss in der Tabelle auf der Suche nach dem Grenzwert (vgl. Tabelle oben; siehe auch z. B. Bortz & Schuster, 2010; Field, 2018) auch in der Spalte „0,975" nachgesehen werden. Somit ergibt sich ein kritischer Wert von 2,776.

Unser berechnetes Prüfmaß T liegt mit 2,44 unter dem Grenzwert, der die wahrscheinlichen von den unwahrscheinlichen Werten trennt. Unser Prüfmaß ist daher unter Annahme der H_0 eher wahrscheinlich. Daher ist H_0 auch beizubehalten.

⇨ **Wir können nicht davon ausgehen, dass es in der Grundgesamtheit einen Gewichtsunterschied vor und nach der Diät gibt.**

Beispiel in SPSS

Wir wollen das gleiche Beispiel, wenn auch mit mehr und anderen Fällen, nun auch in Form einer SPSS-Analyse betrachten.[28] Die Hypothesen sind demnach ident mit den oben formulierten. Um einen T-Test für abhängige Stichproben berechnen zu können, muss zunächst die Voraussetzung überprüft werden, ob die Differenz der beiden Variablen einer Normalverteilung folgt. Dazu ist es nötig, eine neue Variable zu berechnen, die die Differenz der beiden Messzeitpunkte misst. Hierfür wird das Gewicht nach der Diät vom Gewicht davor subtrahiert.

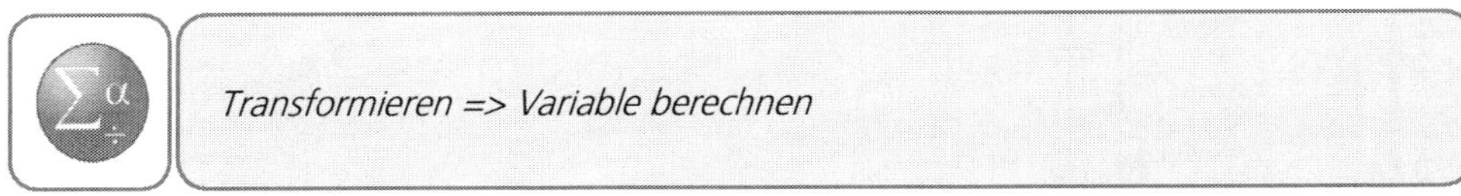

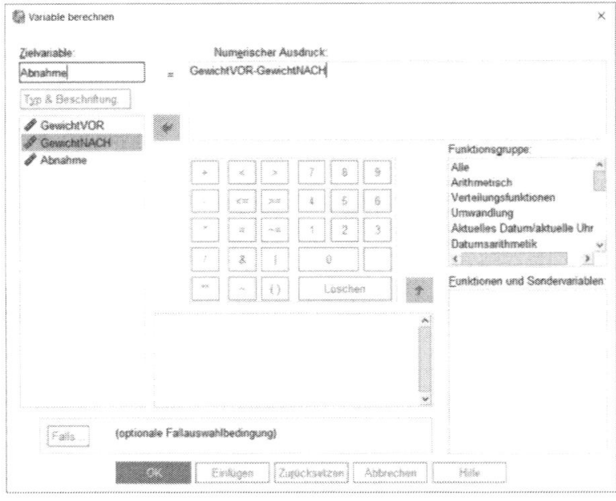

Abb. 94: Berechnung der Differenz zweier Merkmale

Führt man nun mit der neuen Variable „Abnahme" zunächst eine grafische Analyse durch (vgl. Kapitel 11), so zeigen sowohl das Histogramm als auch das Q-Q-Plot, dass die Verteilung der Gewichtsabnahme einer Normalverteilung relativ ähnlich ist, wenn auch mit gewissen Abweichungen. Aber die Verteilung ist zumindest eingipfelig und

[28] Da in der Gesundheitsbefragung der Statistik Austria, die die Beispiele für die anderen Testverfahren lieferte, keine Variablen für gepaarte Stichproben enthalten sind, wird hier mit frei erfundenen Daten gerechnet.

symmetrisch. Der dazugehörige Kolmogorov-Smirnov-Test deutet mit einer Irrtumswahrscheinlichkeit von $p = 0{,}000$ hingegen darauf hin, dass es signifikante Unterschiede zur Normalverteilung gibt.

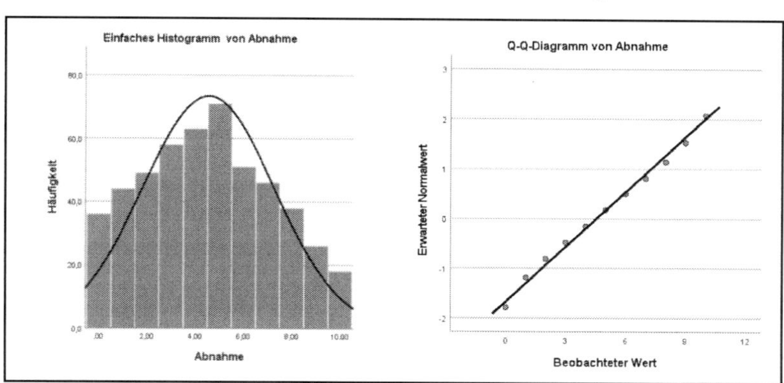

Abb. 95: Überprüfung der Normalverteilung

Wie in Kapitel 11 ausgeführt ist der K-S-Test allerdings sehr streng und T-Tests relativ robust gegenüber Verletzungen der Voraussetzungen. Daher kann hier die Normalverteilung als ausreichend gegeben gesehen werden, um den T-Test für abhängige Stichproben zu berechnen.

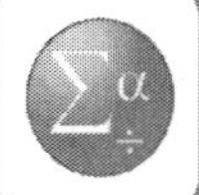

Analysieren => Mittelwerte vergleichen => T-Test bei verbundenen Stichproben

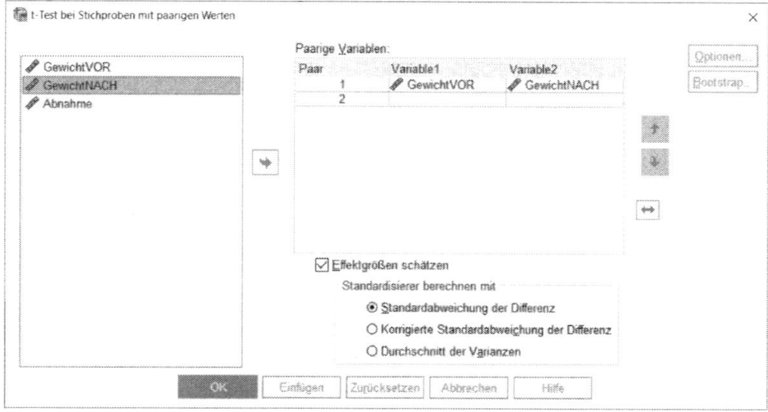

Abb. 96: Menü „Gepaarte Stichproben"

Im Menüfenster werden die beiden zu vergleichenden Variablen ins Fenster „Paarige Variablen" verschoben, und sofort als Variablenpaar dargestellt. Es sind keine weiteren Einstellungen erforderlich.

Der Output zeigt drei Tabellen:

Statistik bei gepaarten Stichproben

		Mittelwert	N	Std.-Abweichung	Standardfehler des Mittelwertes
Paaren 1	GewichtVOR	73,42	500	15,09	,675
	GewichtNACH	68,88	500	15,26	,683

Tab. 57: T-Test bei gepaarten Stichproben (1)

In der Tabelle „Statistik bei gepaarten Stichproben" werden die statistischen Kennzahlen, die die Grundlage der Berechnung bilden, dargestellt. Es ist zu erkennen, dass die 500 Befragten vor der Diät im Durchschnitt 73,4 kg und nach der Diät im Mittel 68,9 kg wiegen. Die durchschnittliche Streuung um diese Werte beträgt jeweils rund 15 kg.

Korrelationen bei gepaarten Stichproben

		N	Korrelation	Signifikanz
Paaren 1	GewichtVOR & GewichtNACH	500	,984	,000

Tab. 58: T-Test bei gepaarten Stichproben (2)

Die zweite Tabelle zeigt, wie stark die beiden untersuchten Variablen miteinander korrelieren. Es ist eine sehr hohe Korrelation feststellbar ($r = 0{,}984$). Das bedeutet: Je höher das Gewicht vor der Diät ist, desto höher ist es auch danach (Details zur Korrelation vgl. Kapitel 13).

Test bei gepaarten Stichproben

	Gepaarte Differenzen					T	df	Sig. (2-seitig)
				95% Konfidenzintervall der Differenz				
	Mittelwert	Std.-Abweichung	Standardfehler des Mittelwertes	Untere	Obere			
GewichtVOR - GewichtNACH	4,538	2,714	,121	4,299	4,776	37,4	499	,000

Tab. 59: T-Test bei gepaarten Stichproben (3)

Nun zur eigentlichen Testtabelle „Test bei gepaarten Stichproben": Die Befragten haben zwischen den beiden Messzeitpunkten durchschnittlich 4,5 kg Körpergewicht verloren („Mittelwert"). Die Streuung dieser Differenz beträgt rund 2,7 kg („Standardabweichung"). Möchte man wissen, in welchem Bereich die Differenz in der Grundgesamtheit liegt, kann man das Konfidenzintervall betrachten. Es zeigt, dass in der Grundgesamtheit mit 95%iger Wahrscheinlichkeit ein Gewichtsverlust von 4,2 kg–4,8 kg erreicht wird. Aus der mittleren Differenz und der dazugehörigen Standardabweichung wird das Prüfmaß T berechnet. Nach dem Vergleich dieses Wertes mit der Wahrscheinlichkeitsverteilung von T ergibt sich, dass es äußerst unwahrscheinlich ist, einen solchen Wert zu erhalten, wenn H_0 gelten würde. Die Irrtumswahrscheinlichkeit liegt mit annähernd 0 % unter 5 %, was besagt, dass H_1 angenommen werden kann.

⇨ **Es gibt also einen signifikanten Unterschied zwischen dem durchschnittlichen Gewicht vor und nach der Diät in der Grundgesamtheit.**

Effektgrößen bei Stichproben mit paarigen Werten

		Standardisierer[a]	Punktschätzung	95% Konfidenzintervall	
				Unterer Wert	Oberer Wert
Paaren 1	Cohens d	2,71428	1,672	1,536	1,807
	Hedges' Korrektur	2,71632	1,671	1,535	1,806

Tab. 60: T-Test bei gepaarten Stichproben (4)

Die Berechnung der Effektstärke Cohens d zeigt außerdem, dass der ermittelte signifikante Unterschied mit $d = 1{,}672$ als sehr stark eingestuft werden kann. Die Diät zeigt also einen signifikanten, starken Effekt.

12.2.2 Wilcoxon-Vorzeichen-Rang-Test

Der Wilcoxon-Vorzeichen-Rang-Test ist eine Alternative zum T-Test für gepaarte Stichproben. Er eignet sich dafür, zwei zusammenhängende Variablen auf Verteilungsunterschiede zu untersuchen, wenn die Voraussetzungen für einen T-Test verletzt sind.

Kurzübersicht Wilcoxon-Vorzeichen-Rang-Test	
Frage-stellung	⇨ Unterscheiden sich zwei abhängige Variablen hinsichtlich der Verteilung? ⇨ Gibt es einen Verteilungsunterschied zwischen zwei Merkmalen?
Beispiel	Unterscheidet sich die Verteilung des Körpergewichts vor und nach der Diät? 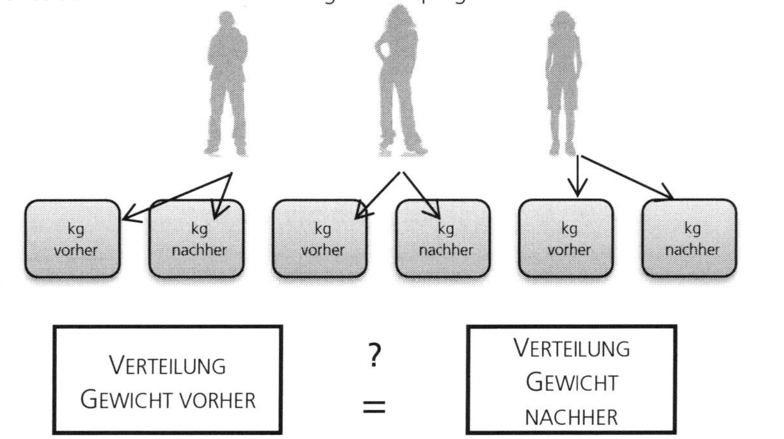 kg vorher / kg nachher — kg vorher / kg nachher — kg vorher / kg nachher Verteilung Gewicht vorher ? = Verteilung Gewicht nachher
Daten-niveaus	*Testvariablen:* mindestens ordinales Datenniveau
Voraus-setzungen	zwei abhängige Stichproben
Hypothesen	Nullhypothese (H_0): Es gibt *keinen* signifikanten Verteilungsunterschied zwischen Variable A und Variable B in der Grundgesamtheit. Alternativhypothese (H_1): Es *gibt* einen signifikanten Verteilungsunterschied zwischen Variable A und Variable B in der Grundgesamtheit.
SPSS-Pfad	Analysieren => Nichtparametrische Tests => Abhängige Stichproben *ODER* Analysieren => Nichtparametrische Tests => Klassische Dialogfelder => Zwei verbundene Stichproben

Logik des Wilcoxon-Vorzeichen-Rang-Tests

*Wir wollen – wie auch schon beim T-Test für verbundene Stichproben – wieder eine neue Diät testen. Wir messen das Körpergewicht der Proband*innen vor Beginn der Diät und sechs Monate danach. Wir nehmen an, dass die Differenz zwischen den beiden Messwerten nicht normalverteilt ist und rechnen daher einen Wilcoxon-Vorzeichen-Rang-Test.*

Diese zweiseitige Fragestellung (es wird keine Richtung vorgegeben) kann in folgenden ***Hypothesen*** zusammengefasst werden:

H_0 – Nullhypothese:	Es gibt in der Grundgesamtheit *keinen* Unterschied der Verteilung des Körpergewichts vor und nach der Diät.
H_1 – Alternativhypothese:	Es *gibt* in der Grundgesamtheit einen Unterschied der Verteilung des Körpergewichts vor und nach der Diät.

Nehmen wir an, wir hätten sieben Personen in unsere Untersuchung miteinbezogen und deren Gewicht zu zwei Zweitpunkten gemessen. Diese sind in den ersten beiden Spalten in der Tabelle unten aufgelistet. Außerdem wurde die Gewichtsabnahme berechnet. Diese Differenz hat in den meisten Fällen einen positiven Wert, da Gewicht reduziert wurde. In zwei Fällen gib es aber auch eine negative Gewichtsabnahme, was bedeutet, dass jemand zugenommen hat.

Gewicht vor Diät *(Messwert 1)*	Gewicht nach Diät *(Messwert 2)*	Differenz der Messwerte
123	117	6
118	120	-2
99	92	7
131	117	14
81	85	-4
94	94	0
109	106	3

Betrag der geordneten Differenzen	Ränge	Ränge der positiven Abweichungen	Ränge der negativen Abweichungen
0			
2	1		1
3	2	2	
4	3		3
6	4	4	
7	5	5	
14	6	6	
Rangsumme		2+4+5+6 = 17	1+3 = 4
Mittlerer Rang		17/4 = 4,25	4/2 = 2

Tab. 61: Beispiel Berechnung Wilcoxon-Vorzeichen-Rang-Test

Zur Berechnung des Prüfmaßes für diesen Test wird eine Rangreihung vorgenommen, so wie es in allen nichtparametrischen Verfahren als Alternative zum Mittelwert gemacht wird. Die Differenzen zwischen den beiden Variablen werden ohne Vorzeichen in eine Reihenfolge von der kleinsten bis zur größten Abweichung gebracht. Danach werden Ränge für jede Abweichung vergeben. Die Person mit der kleinsten Abweichung erhält den 1. Rangplatz, die Person mit der größten Abweichung in unserem Beispiel den 6. Rangplatz. Für alle Befragten, bei denen es keine Differenz zwischen erstem und zweitem Messwert gibt, werden keine Ränge vergeben. Die Fälle, in denen sich die beiden Messwerte nicht unterscheiden, nennt man „Bindungen". Ist die Zahl dieser Bindungen sehr hoch, spricht das dafür, dass es keinen Unterschied zwischen den Messwerten gibt, dass also H_0 gilt.

Im nächsten Schritt werden die vergebenen Ränge in zwei Gruppen aufgeteilt, nämlich in jene Personen mit negativen und jene mit positiven Abweichungen zwischen den Messwerten. Damit ist auch ersichtlich, woher dieser Test seinen Namen hat. Danach werden für diese beiden Gruppen getrennt Rangsummen und mittlere Ränge berechnet. Es ist erkennbar, dass bezüglich der Abweichungen die „negativen Ränge" durchschnittlich an der 2. von 6 Stellen zu finden sind. Die „positiven Ränge" stehen hingegen mit einem mittleren Rang von 4,25 von 6 Personen bildlich gesprochen eher weiter hinten. Das deutet darauf hin, dass es im negativen Bereich weniger hohe Differenzen gibt als im positiven Bereich. Daher kann man annehmen, dass es mehr Gewichtsreduktionen als -zunahmen gab, was auch die Ursprungsdaten so vermuten lassen.

In einem letzten Schritt kann nun die ***Prüfgröße z*** berechnet werden. Auf die weitere Berechnung anhand der untenstehenden Formeln soll hier aber verzichtet werden. Wichtig ist allerdings, festzuhalten, dass die Rangsummen der negativen und positiven Abstände zwischen zwei Messwerten die Basis für die Berechnung eines Wilcoxon-Vorzeichen-Rang-Tests liefern. Die kleinere Rangsumme wird als Wilcoxon T verwendet und standardisiert. Der daraus entstehende z-Wert wird als Prüfmaß verwendet. Da es sich um einen standardisierten Wert handelt, gilt bei zweiseitiger Testung immer 1,96 als Grenzwert für ein signifikantes Ergebnis, bei einseitiger Testung 1,65.

$$\bar{T} = \frac{n*(n+1)}{4} \qquad SE_T = \sqrt{\frac{n*(n+1)*(2n+1)}{24}}$$

$$\text{Prüfmaß } z = \frac{T-\bar{T}}{SE_t}$$

Beispiel in SPSS

Auch in der SPSS-Anwendung des Wilcoxon-Vorzeichen-Rang-Tests soll das Beispiel der Überprüfung einer Gewichtsveränderung durch eine spezielle Diät beibehalten werden. Nehmen wir an, wir hätten 500 Personen dahingehend untersucht. Für die Anwendung des Wilcoxon-Tests stehen in SPSS ein altes und ein neues Menü zur Verfügung. Das Menü „Klassische Dialogfelder" ist sehr verständlich aufgebaut und soll hier daher nicht näher beschrieben werden.

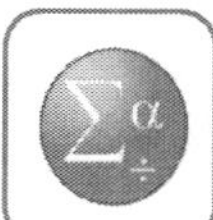

Analysieren => Nichtparametrische Tests => Verbundene Stichproben
ODER
Analysieren => Nichtparametrische Tests => Klassische Dialogfelder => Zwei verbundene Stichproben

Zunächst muss das „Ziel" der Analyse bestimmt werden, das hier standardmäßig auf „beobachtete und hypothetische Daten automatisch vergleichen" eingestellt belassen werden kann. Anschließend können unter „Felder" die beiden Variablen ins Fenster „Testvariablen" gezogen werden. Unter „Einstellungen" hätte man noch die Möglichkeit, selbst einen passenden Signifikanztest auszuwählen, allerdings gibt es auch die Variante, SPSS anhand der eingegebenen Daten selbst entscheiden zu lassen, welcher Test am sinnvollsten erscheint. Wir wollen die Entscheidung hier SPSS überlassen.

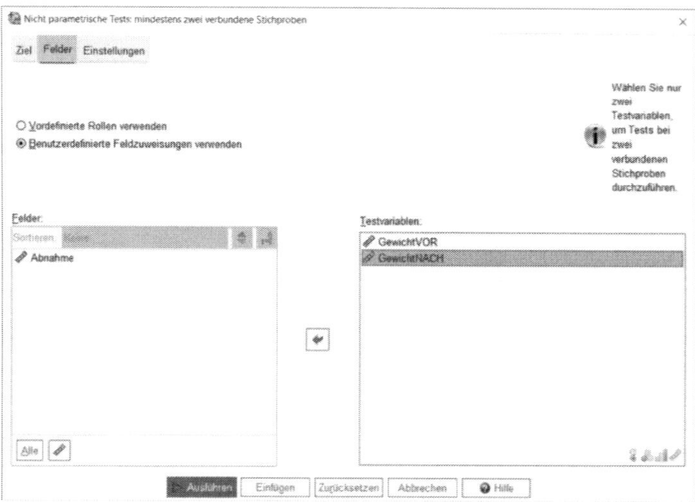

Abb. 97: Menü – „Nichtparametrische Tests – Verbundene Stichproben"

Der Output zeigt, dass ein Wilcoxon-Vorzeichen-Rang-Test gewählt wurde, so wie auch wir es vorgesehen hätten. Es wird die Nullhypothese getestet, die hier etwas sperrig formuliert ist: „Der Median der Differenzen zwischen GewichtVOR und GewichtNACH ist 0". Das bedeutet aber einfach: Die H_0 besagt, dass die Verteilung des Gewichts vor und nach der Diät ident ist. Und das wäre eben dann erreicht, wenn es gleichmäßig viele positive und negative Abweichungen zwischen den beiden Messzeitpunkten gäbe.

Aufgrund einer Irrtumswahrscheinlichkeit von annähernd 0 %, die kleiner ist als unser Signifikanzniveau von 5 %, kann H_0 verworfen und H_1 angenommen werden. Die beiden Verteilungen von Gewicht vor und nach der Diät unterscheiden sich also in der Grundgesamtheit voneinander.

Hypothesentestübersicht

	Nullhypothese	Test	Sig.[a,b]	Entscheidung
1	Der Median der Differenzen zwischen GewichtVOR und GewichtNACH ist gleich 0.	Wilcoxon-Test bei verbundenen Stichproben	,000	Nullhypothese ablehnen

a. Das Signifikanzniveau ist ,050.
b. Asymptotische Signifikanz wird angezeigt.

Abb. 98: Wilcoxon-Vorzeichen-Rang-Test in SPSS (1)

Die weiteren Outputs zeigen Details zur Testung. Es werden z. B. in Form eines Histogramms die positiven und die negativen Ränge dargestellt. Daraus wird deutlich, dass es viel mehr negative als positive Abweichungen zwischen den beiden Messzeitpunkten gibt, also viel mehr Personen, die abgenommen als zugenommen haben.

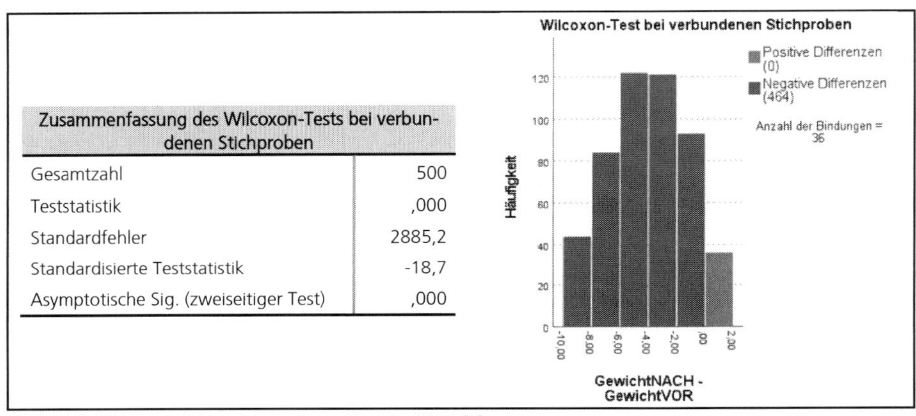

Zusammenfassung des Wilcoxon-Tests bei verbundenen Stichproben	
Gesamtzahl	500
Teststatistik	,000
Standardfehler	2885,2
Standardisierte Teststatistik	-18,7
Asymptotische Sig. (zweiseitiger Test)	,000

Abb. 99: Wilcoxon-Vorzeichen-Rang-Test in SPSS (2)

Die zusätzlich zu den SPSS-Outputs durchgeführte manuelle Berechnung der Effektstärke Cohens d (Lenhard & Lenhard, o.D.) ergibt mit einem Wert von d = 3,051 einen sehr starken Effekt.[29] Es kann demnach von einer signifikanten, starken Gewichtsreduktion durch die Diät gesprochen werden.

12.3 Vergleichstests für mehr als zwei Gruppen

Die beiden hier vorgestellten Tests sind im Grunde eine Fortsetzung der Tests für den Vergleich von zwei unabhängigen Gruppen, also den T-Test für unabhängige Stichproben und den U-Test. Sie sind dafür vorgesehen, mehr als zwei unabhängige Gruppen von Personen hinsichtlich eines Merkmals miteinander zu vergleichen.

Für einen Gruppenvergleich von mehr als zwei Gruppen, bei dem die abhängige Variable metrisches Datenniveau hat, wird die Varianzanalyse (ANOVA) verwendet. Für die Durchführung müssen aber noch weitere Voraussetzungen erfüllt sein. Zunächst sollten

[29] Interpretation Cohens d: ab 0,2 schwacher Effekt; ab 0,5 mittlerer Effekt, ab 0,8 starker Effekt.

in jeder Untersuchungsgruppe mindestens 30 Personen befragt worden sein, da die Interpretation eines Mittelwertes, der die Basis für diesen Test darstellt, sonst nicht sinnvoll möglich ist. Außerdem muss die zu untersuchende Variable nicht nur metrisch skaliert sein, sondern auch in allen Untersuchungsgruppen einer Normalverteilung folgen. Da die Streuung der abhängigen Variable bei der Varianzanalyse eine wesentliche Rolle spielt, wird schließlich vorausgesetzt, dass die Varianz der abhängigen Variable in allen Testgruppen homogen ist. Es darf also keine großen Unterschiede der Streuung in den Gruppen geben. Ist diese Bedingung verletzt, kann allerdings die korrigierte Formel der Berechnung nach Welch zur Anwendung kommen (Field, 2018).

Eine Alternative für die Berechnung einer ANOVA ist ein nichtparametrisches Testverfahren, nämlich der Kruskal-Wallis-Test. Dieser kann bereits für ordinal skalierte abhängige Variablen oder nicht normalverteilte metrische Variablen angewandt werden. Die Fallzahl spielt hier weiters keine große Rolle, es können auch Gruppen mit weniger als 30 Personen verglichen werden

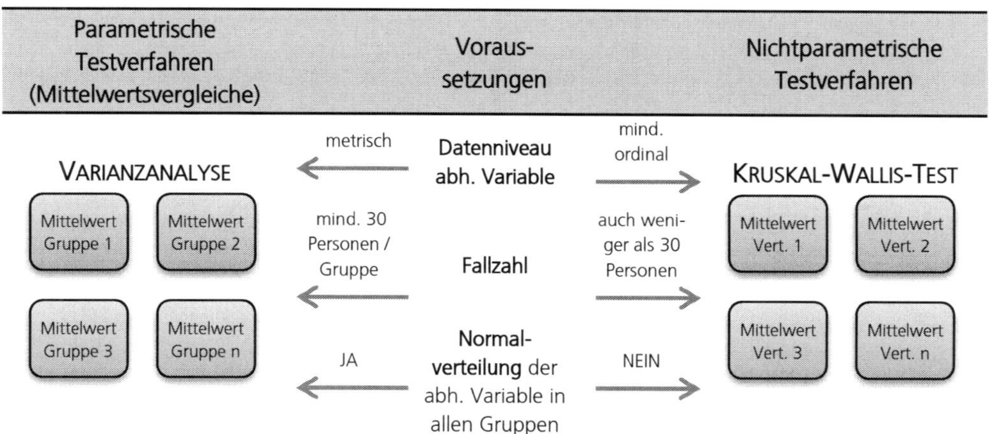

Abb. 100: Übersicht Vergleichstests für mehr als zwei Gruppen

12.3.1 Varianzanalyse

Die Varianzanalyse (ANOVA) hat zum Ziel, Mittelwerte einer abhängigen Variable zwischen mehr als zwei Gruppen zu vergleichen. Die Berechnung basiert auf der Streuung der abhängigen Variable um den Mittelwert, wie die folgende Darstellung anhand eines konkreten Beispiels zeigen soll.

Kurzübersicht Varianzanalyse (ANOVA)	
Fragestellung	⇨ Unterscheiden sich mehr als zwei Gruppen von Befragten im Durchschnitt hinsichtlich eines Merkmals? ⇨ Gibt es einen Mittelwertsunterschied zwischen mehr als zwei Gruppen von Befragten?
Beispiel	Gibt es einen signifikanten Mittelwertsunterschied bezüglich des BMI zwischen Personen aus verschiedenen Altersgruppen? bis 29 J. → BMI; 50–69J. → BMI; 50–69J. → BMI; 30–49J. → BMI; bis 29J. → BMI; 30–49J. → BMI; 50–69J. → BMI Mittelwert BMI „bis 29-Jährige" ?= Mittelwert BMI „30–49-Jährige" ?= Mittelwert BMI „50–69-Jährige"
Datenniveaus	*abhängige Variable:* metrisches Datenniveau *unabhängige Variablen:* kategoriales Datenniveau (nominal/ordinal)
Voraussetzungen	⇨ Normalverteilung der abhängigen Variable in allen Untersuchungsgruppen (=> Histogramm, Q-Q-Plot, Formmaße, K-S-Test) ⇨ mind. 30 Personen pro Untersuchungsgruppe ⇨ Homogenität der Varianzen der abhängigen Variable über alle Gruppen (Verletzung kann durch den Welch-Test behoben werden.)
Hypothesen	Nullhypothese (H_0): Es gibt *keinen* signifikanten Mittelwertsunterschied zwischen den Untersuchungsgruppen in der Grundgesamtheit. Alternativhypothese (H_1): Es *gibt* zwischen mindestens zwei Untersuchungsgruppen einen signifikanten Mittelwertsunterschied in der Grundgesamtheit.
SPSS-Pfad	Analysieren => Mittelwerte vergleichen => Einfaktorielle Varianzanalyse Analysieren => Allgemeines lineares Modell => Univariat

Logik der Varianzanalyse

Es soll analysiert werden, ob sich verschiedene Altersgruppen hinsichtlich des durchschnittlichen BMI signifikant unterscheiden. Da es sich um mehr als zwei Gruppen handelt, die verglichen werden sollen, wird eine Varianzanalyse berechnet (die Überprüfung der Modellvoraussetzungen folgt im SPSS-Beispiel).

Der BMI als eine metrisch skalierte Variable soll zur Beantwortung der oben gestellten Frage zwischen vier Altersgruppen getestet werden (bis 29-Jährige, 30–49-Jährige, 50–69-Jährige, über 70-Jährige). Dafür eignet sich die Berechnung einer Varianzanalyse, die die folgenden ***Hypothesen*** prüfen soll:

H_0 – Nullhypothese:	Der durchschnittliche BMI unterscheidet sich in der Grundgesamtheit *nicht* zwischen den Altersgruppen.
H_1 – Alternativhypothese:	Der durchschnittliche BMI *unterscheidet* sich in der Grundgesamtheit zwischen mindestens zwei Altersgruppen.

Zu den Hypothesen ist zu sagen: Die H_0 besagt, dass sich keine der untersuchten Altersgruppen von einer anderen Gruppe signifikant unterscheidet. In allen Gruppen wäre der durchschnittliche BMI demnach gleich. Ergibt der Test allerdings, dass H_1 angenommen werden muss, so weiß man dadurch nur, dass sich mindestens zwei Gruppen voneinander unterscheiden. Es ist damit aber nicht bekannt, wie viele und welche Gruppen das betrifft. Das Spektrum kann hier vom Unterschied von nur zwei Gruppen bis hin zu allen Gruppen reichen. Daher wird es später notwendig sein, noch einen sogenannten Post-hoc-Test durchzuführen, um nach den konkreten Unterschieden zu suchen.

Wie kommt man im Rahmen der Varianzanalyse aber nun zu einem Prüfmaß, das dabei hilft, eine Entscheidung für oder gegen H_1 zu treffen? Wie schon erwähnt, sind es die Varianzen – also die Streuung –, die dazu hinführen sollen. Die Grafik unten zeigt ein Streudiagramm der Variable „BMI" in Zusammenhang mit den untersuchten Altersgruppen. Für jede Untersuchungsgruppe ist ersichtlich, wie sich die Verteilung des BMI darstellt. Die Streuung dieser Variable soll nun näher betrachtet werden.

Der Blick soll zunächst auf den Gesamtmittelwert gerichtet werden. Die Berechnung des durchschnittlichen BMI, unabhängig von den Altersgruppen, zeigt einen Wert von 25,1 Punkten. Für jede einzelne Altersgruppe ist ersichtlich, dass es eine gewisse Streuung um diesen Mittelwert gibt. Manche Gruppen weichen mehr, manche weniger vom Wert 25,1 ab. Die Personen haben also eine gewisse Varianz rund um den Gesamtmittelwert. Nun stellt sich die Frage, wie diese Streuung erklärt werden kann. Warum haben nicht alle Personen den gleichen BMI-Wert? Wir versuchen hier zu klären, ob vielleicht das Alter einen Einfluss darauf hat.

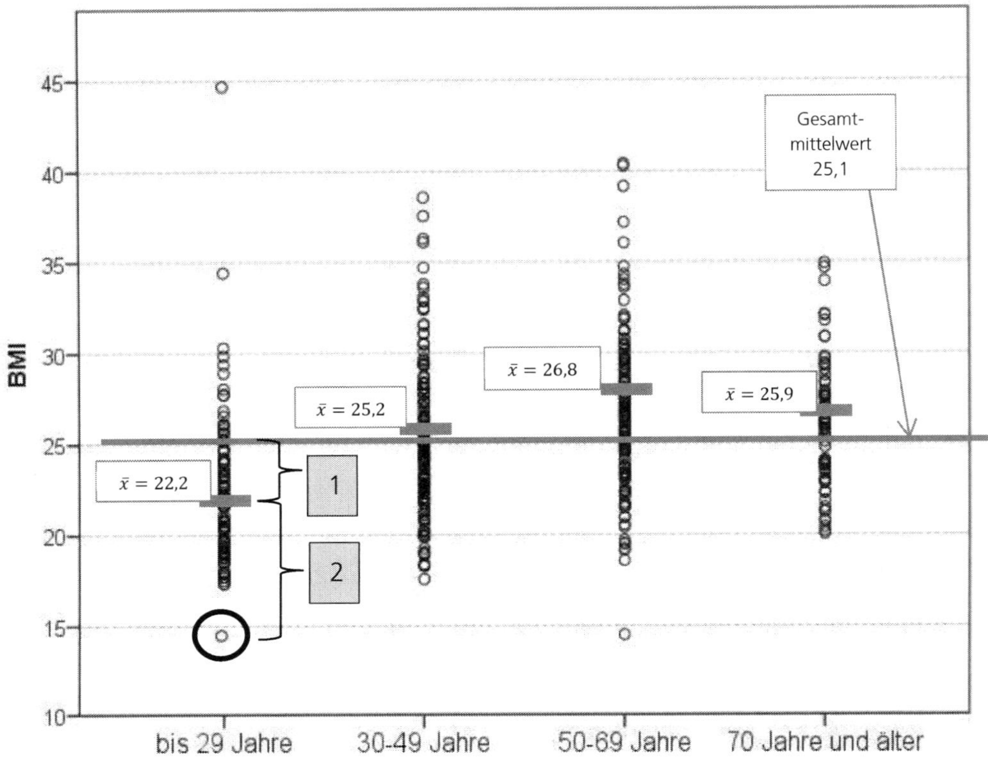

Abb. 101: Grafische Darstellung Logik Varianzanalyse

Um diese Frage zu beantworten, wird die Varianz in zwei Teile aufgeteilt (siehe Beschriftung „1" und „2" in der Abbildung oben). Diese beiden Varianzteile sollen anhand des oben markierten Punktes, der sehr weit vom Mittelwert entfernt liegt, erklärt werden. Warum hat die Person, die durch den Punkt dargestellt wird, einen im Vergleich zum Gesamtmittelwert so niedrigen BMI? Diese Frage soll die Varianzzerlegung klären:

1. **Varianz zwischen den Gruppen (erklärte Varianz)**
   In der Abbildung wurde nicht nur der Gesamtmittelwert des BMI eingezeichnet, sondern auch die Mittelwerte dieser Variable in jeder einzelnen Altersgruppe. Es ist ersichtlich, dass in jeder Gruppe der Mittelwert unterschiedlich stark vom Gesamtmittelwert abweicht. Konkret auf die erste Altersgruppe der bis 29-Jährigen bezogen bedeutet das, dass die Personen dieser Gruppe einen durchschnittlichen BMI von 22,2 Punkten aufweisen, welcher deutlich kleiner ist als der Gesamtmittelwert von 25,1 Punkten. Der Bereich, der nun zwischen 25,1 und 22,2 liegt, kann als Varianz zwischen den Gruppen definiert werden. Es handelt sich dabei um jenen Anteil der Streuung, der dadurch zu erklären ist, dass sich die Personen genau in

dieser Altersgruppe befinden. Die Beispielperson mit einem BMI von ca. 14,9 Punkten streut also zum Teil negativ vom Gesamtmittelwert, weil sie in die jüngste Altersgruppe fällt und diese Gruppe durchschnittlich einen geringeren BMI hat.

2. **Varianz innerhalb der Gruppen (nicht erklärte Varianz)**
   Die restliche Streuung, die noch über den Gruppenmittelwert hinausgeht, kann allerdings nicht durch das Alter erklärt werden. Für unser Beispiel bedeutet das, dass die restliche Abweichung der Person von ca. 7 BMI-Punkten nicht durch das Alter zu erklären ist, sondern andere Gründe haben muss. Es handelt sich bei dieser Varianz innerhalb der Gruppen daher auch um die sogenannte nicht erklärte Varianz. Man spricht bei diesem Varianzanteil außerdem von den „Residuen".

Die Gesamtstreuung der Variable „BMI" wird also in die Varianz zwischen und innerhalb der Gruppen zerlegt. Dies gilt nicht nur für den einen beschriebenen Beispielpunkt in der Abbildung oben, sondern für alle Personen.

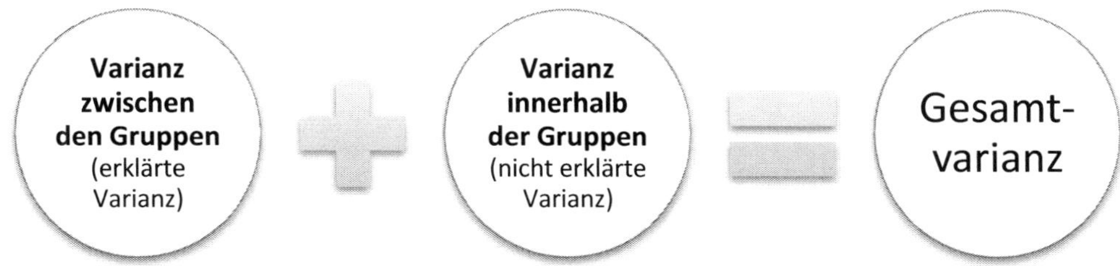

Abb. 102: Varianzzerlegung Varianzanalyse

Im Hinblick auf die Fragestellung der Varianzanalyse, nämlich, ob es hinsichtlich des Mittelwertes einen Unterschied zwischen den Untersuchungsgruppen gibt, soll die erklärte Varianz natürlich möglichst groß sein. Je größer die Varianz zwischen den Gruppen – und dementsprechend je kleiner die Varianz innerhalb der Gruppen –, desto wahrscheinlicher wird es, dass man auch einen Gruppenunterschied annehmen kann. Das ***Prüfmaß F*** für die Varianzanalyse wird dementsprechend folgendermaßen berechnet:

$$F = \frac{Quadratsumme\ erklärte\ Varianz/(g-1)}{Quadratsumme\ nicht\ erklärte\ Varianz\ /(n-g)}$$

Die erklärte Varianz wird quadriert und mit der Gruppenanzahl *(g)* ins Verhältnis gesetzt. Man erhält also die durchschnittliche Varianz zwischen den Gruppen. Die quadrierte, nicht erklärte Varianz wird hingegen durch die um die Gruppenanzahl *(g)* verminderte Personenanzahl *(n)* geteilt. Man erhält dadurch die durchschnittliche, nicht erklärte Streuung. Das so entstandene „Mittel der Quadrate" der erklärten Varianz wird schließlich mit dem „Mittel der Quadrate" der nicht erklärten Varianz ins Verhältnis gesetzt. Je größer die erklärte Varianz ausfällt, desto höher wird auch das Prüfmaß F und desto wahrscheinlicher ein signifikanter Gruppenunterschied. Die konkrete Berechnung, ob es signifikante Unterschiede in den Altersgruppen hinsichtlich des durchschnittlichen BMI gibt, soll direkt in SPSS demonstriert werden.

Beispiel in SPSS

Zunächst muss getestet werden, ob die Variable BMI in allen Altersgruppen einer Normalverteilung folgt, da dies eine Voraussetzung für die Durchführung dieses Tests darstellt. Dies kann in SPSS im Menü Explorative Datenanalyse umgesetzt werden, das sowohl grafische Darstellungen als auch Formmaße und den Kolmogorov-Smirnov-Test ausgeben kann (vgl. Kapitel 11).

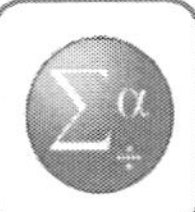

Daten => Deskriptive Statistiken => Explorative Datenanalyse

Die Tabellen unten zeigen die Ergebnisse der Normalverteilungstestung (auf die grafischen Darstellungen musste verzichtet werden, um den Rahmen nicht zu sprengen). Betrachtet man zunächst die Formmaße Schiefe und Kurtosis, so ist erkennbar, dass sich in fast allen Altersgruppen deutliche Abweichungen der Verteilung des BMI zur Normalverteilung zeigen. Es handelt sich jeweils um rechtsschiefe Verteilungen, die steiler als die Normalverteilung ausfallen. Nur die BMI-Verteilung der Personen ab 70 Jahren ähnelt ansatzweise einer Normalverteilung.

Deskriptive Statistik

	Alter		Statistik
BMI	bis 29	Schiefe	1,477
		Kurtosis	3,128
	30-49	Schiefe	1,258
		Kurtosis	2,851
	50-69	Schiefe	,809
		Kurtosis	1,099
	70+	Schiefe	,475
		Kurtosis	,676

Tests auf Normalverteilung

	Alter	Kolmogorov-Smirnov[a]		
		Statistik	df	Signifikanz
BMI	bis 29	,127	190	,000
	30-49	,092	273	,000
	50-69	,060	332	,006
	70+r	,073	205	,010

a. Signifikanzkorrektur nach Lilliefors

Abb. 103: Testung der Normalverteilung für die vier Altersgruppen

Dieses Ergebnis wird durch den Kolmogorov-Smirnov-Test bestätigt. Für alle Altersgruppen ergibt sich ein $p < alpha$, wodurch die H_1 angenommen werden muss. Es gibt demnach signifikante Abweichungen der Verteilung des BMI von der Normalverteilung.

Durch dieses Testergebnis ist es nicht seriös möglich, eine Varianzanalyse zu rechnen. Eigentlich wäre hier dem Kruskal-Wallis-Test der Vorzug zu geben. Zu Anschauungszwecken soll allerdings dennoch die Varianzanalyse durchgeführt werden.

Nun wird die Varianzanalyse über das Menü „Mittelwerte vergleichen" durchgeführt. Der auszuwählende Menüpunkt wird als „Einfaktorielle Varianzanalyse" bezeichnet. „Einfaktoriell" bedeutet, dass nur Mittelwertsunterschiede eines Faktors, also der Kategorien einer unabhängigen Variable, untersucht werden.

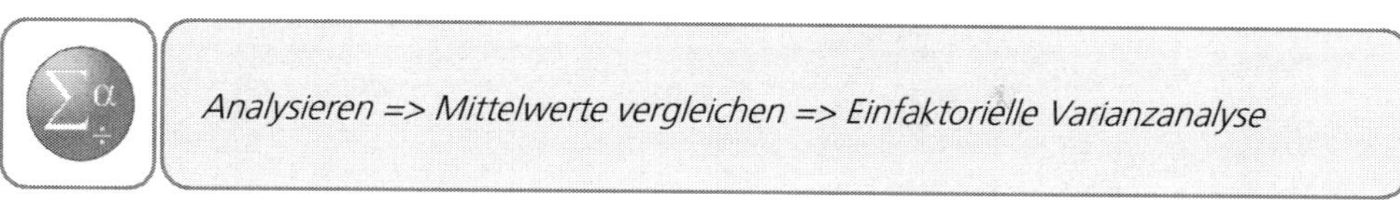

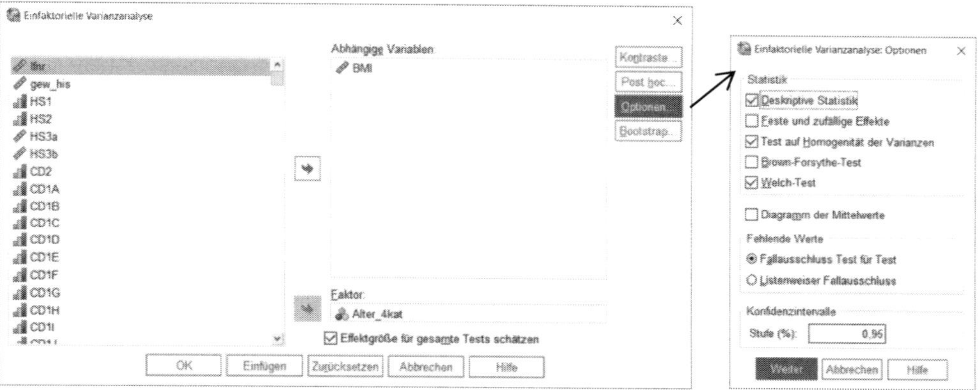

Abb. 104: Menü „Einfaktorielle ANOVA"

Als abhängige Variable wird im Menü in unserem Beispiel der BMI verwendet, als Faktor – also unabhängige Variable – das Alter in vier Kategorien. Im Menüpunkt „Optionen" empfiehlt es sich, die „Deskriptive Statistik" auszuwählen, da dann im Output eine eigene Tabelle ausgegeben wird, die die Mittelwerte und Standardabweichungen der Gruppen zeigt. Unbedingt erforderlich ist auch die Auswahl des „Tests auf Homogenität der Varianzen", da die Varianzanalyse eigentlich nur gerechnet werden darf, wenn die Bedingung der Varianzhomogenität erfüllt ist. Sicherheitshalber kann zusätzlich in diesem Menü auch der Welch-Test angeklickt werden. Dieser könnte als Korrektur zur Anwendung kommen, wenn die Varianzhomogenität verletzt wäre.

Außerdem wird empfohlen, im Hauptmenü „Effektgröße für gesamte Tests schätzen" auszuwählen, um im Output nicht nur Informationen zur Signifikanz des Tests, sondern auch über die Stärke, also die inhaltliche Bedeutsamkeit möglicher Unterschiede, zu erhalten.

Die Ausgabe zeigt zunächst die Tabelle zur „deskriptiven Statistik". Hier kann die Bedingung überprüft werden, ob in jeder Untersuchungsgruppe mindestens 30 Personen zu finden sind. In der Spalte „N" ist ersichtlich, dass diese Voraussetzung erfüllt ist. Weiters können die Mittelwerte in den einzelnen Gruppen abgelesen werden, die zeigen, dass der durchschnittliche BMI tendenziell mit dem Alter ansteigt. Man erkennt also für die Stichprobe Unterschiede in den Mittelwerten der Altersgruppen, kann aber noch nicht sagen, ob diese auch signifikant sind, also auch für die Grundgesamtheit gelten.

ONEWAY deskriptive Statistiken

	N	Mittel-wert	Std.-Abwei-chung	Std.-Feh-ler	95%-KI für den Mittelwert		Mini-mum	Maximum
					UG	OG		
bis 29 Jahre	190	23,6	4,7	,341	22,9	24,3	16,6	45,3
30-49 Jahre	273	25,8	4,9	,296	25,2	26,4	16,6	49,4
50-69 Jahre	332	26,8	4,7	,256	26,3	27,4	17,3	44,2
70 Jahre und älter	205	26,9	4,1	,286	26,3	27,5	15,9	41,2
Gesamt	1.000	25,9	4,8	,151	25,7	26,2	15,9	49,4

Tab. 62: Varianzanalyse – Deskriptive Statistik

Die Tabelle weist außerdem ein Konfidenzintervall des Mittelwertes aus. Hier kann abgelesen werden, in welchem Intervall die Mittelwerte mit 95%iger Wahrscheinlichkeit in der Grundgesamtheit liegen. Der Vergleich zwischen den Intervallen und die Überprüfung von möglichen Überschneidungen würden bereits zeigen, welche Gruppen sich signifikant unterscheiden und welche nicht (vgl. zum Konfidenzintervall Kapitel 8).

Bevor das eigentliche Testergebnis betrachtet werden kann, muss noch eine weitere Modellbedingung überprüft werden. Die Varianzanalyse kann nur sinnvoll interpretiert werden, wenn die Varianzen in den Untersuchungsgruppen homogen sind, d. h. die durchschnittliche Streuung muss in diesem Beispiel in den vier Altersgruppen gleich sein. Diese Bedingung wird mit einem Levene-Test überprüft, dem die folgenden Hypothesen zugrunde liegen:

H_0 – Nullhypothese:	Die Varianzen sind homogen.
H_1 – Alternativhypothese:	Die Varianzen sind heterogen.

SPSS liefert im Output insgesamt vier verschiedene Varianten der Testung auf Varianzhomogenität. Die für die Interpretation relevante Testung findet sich aber in der ersten Zeile der Tabelle „Basiert auf dem Mittelwert". Der durchgeführte Levene-Test zeigt, dass bei der Annahme von H_1 eine Irrtumswahrscheinlichkeit von 31,0 % gegeben wäre. Da dieser Wert größer ist als 5 %, muss H_0 beibehalten werden. Das bedeutet, dass die Varianzen homogen sind, d. h. die Varianzanalyse kann seriös interpretiert werden.[30]

[30] Hätte das Ergebnis hier heterogene Varianzen gezeigt, müsste in weiterer Folge der p-Wert des Tests statt aus der ANOVA-Tabelle aus der Tabelle des Welch-Tests abgelesen werden. Der Welch-Test testet, ob es signifikante Mittelwertsunterschiede gibt und korrigiert dabei heterogene Varianzen.

Tests der Varianzhomogenität

		Levene-Statistik	df1	df2	Sig.
BMI	Basiert auf dem Mittelwert	1,195	3	996	,310
	Basiert auf dem Median	,942	3	996	,419
	Basierend auf dem Median und mit angepaßten df	,942	3	958	,420
	Basiert auf dem getrimmten Mittel	1,021	3	996	,382

Tab. 63: Varianzanalyse – Test der Homogenität der Varianzen

In der eigentlichen Testtabelle der Varianzanalyse „Einfaktorielle ANOVA" (*analysis of variance*) findet sich die Logik der Varianzzerlegung wieder, die weiter oben beschrieben wurde. Es wird die Quadratsumme der Varianzen zwischen den Gruppen der Quadratsumme der Varianzen innerhalb der Gruppen gegenübergestellt. Durch Division der beiden „Mittel der Quadrate" wird das Prüfmaß F berechnet. Die Wahrscheinlichkeit unter Annahme der H_0 („Es gibt keine Mittelwertsunterschiede") einen F-Wert von 22,95 zu erhalten, liegt bei annähernd 0 % (laut Spalte „Signifikanz"). Da die Irrtumswahrscheinlichkeit kleiner ist als 5 %, kann die H_0 verworfen und die H_1 angenommen werden. Das bedeutet, dass sich mindestens zwei Altersgruppen hinsichtlich des durchschnittlichen BMI signifikant (also in der Grundgesamtheit) voneinander unterscheiden.

Einfaktorielle ANOVA

BMI

	Quadratsumme	df	Mittel der Quadrate	F	Signifikanz
Zwischen den Gruppen	1476,131	3	492,044	22,95	,000
Innerhalb der Gruppen	21352,831	996	21,439		
Gesamt	22828,962	999			

Tab. 64: Varianzanalyse – ANOVA

In den neuesten Versionen von SPSS kann auch automatisch die Effektstärke Eta-Quadrat (η^2) im Rahmen der ANOVA ausgegeben werden. Diese zeigt, wie stark die gefundenen Mittelwertsunterschiede bzw. der Erklärungsbeitrag der unabhängigen Variable für die abhängige Variable sind. Die ausgegebene Tabelle „ANOVA-Effektgrößen" zeigt ein Eta-Quadrat von $\eta^2 = 0{,}065$. Dieser Wert kann wie das Bestimmtheitsmaß r^2 (vgl. Kapitel 14 zur Regression) interpretiert werden und besagt demensprechend, dass 6,5% der Varianz des BMI durch die Varianz des Alters der Befragten erklärt werden kann. Nach Cohen (1988) kann ab einem Wert von 0,01 von einem kleinen, ab 0,06 von einem mittleren und ab 0,14 von einem starken Effekt gesprochen werden. Im vorliegenden Beispiel können die signifikanten Mittelwertsunterschiede also als mittelstark eingeordnet werden.

Nun weiß man also, dass es mittelstarke, signifikante Mittelwertsunterschiede gibt. Man weiß aber 1. nicht, wie viele Gruppen sich voneinander unterscheiden, und 2. auch nicht, welche Gruppen dies betrifft. Das Spektrum kann hier von zwei sich unterscheidenden Gruppen bis hin zu Unterschieden zwischen allen Gruppen reichen. Um herauszufinden, wo die Gruppenunterschiede liegen, ist es daher notwendig, einen sogenannten Post-hoc-Test durchzuführen. Im Menü zur Varianzanalyse gibt es ein Untermenü namens „Post hoc", das die Auswahl eines Tests zur Findung der Gruppenunterschiede ermöglicht. Die Abbildung unten zeigt, dass es hier eine große Fülle an unterschiedlichen Möglichkeiten eines Post-hoc-Tests gibt, die allerdings alle das gleiche Ziel verfolgen.

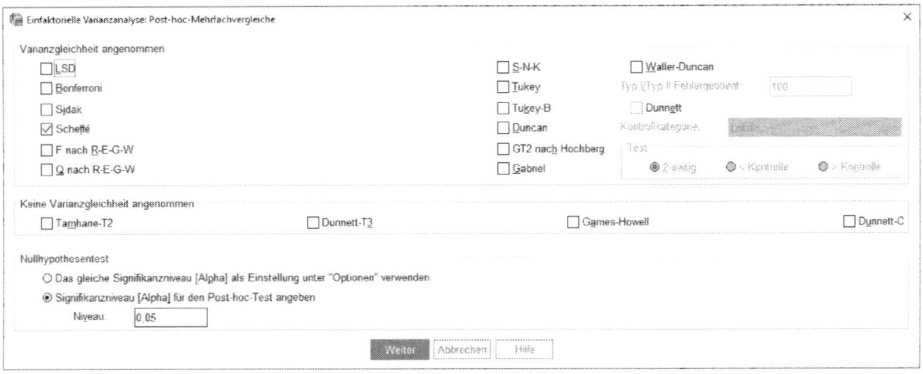

Abb. 105: Menü „Post-Hoc-Mehrfachvergleiche"

VERFAHREN	EIGENSCHAFTEN
LSD-Test	• Rechnet paarweise T-Tests für alle Gruppen • Die Alpha-Fehler-Inflation bei multiplem Testen[31] wird nicht beachtet. • Der Test ist sehr liberal und liefert eher zu viele signifikante Ergebnisse.
Bonferroni-Test	• Rechnet paarweise T-Tests für alle Gruppen • Wendet eine Bonferroni-Korrektur[32] an, die die Alpha-Fehler-Inflation ausgleicht • Sollte nur bei ähnlichen Stichprobengrößen verwendet werden
Scheffé-Test	• Vergleich von Mittelwertskombinationen • Sehr konservativer Test –> Tendenz zur Beibehaltung der H_0 • Kann auch bei sehr ungleich großen Gruppen verwendet werden
Tukey	• Paarweiser Mittelwertsvergleich • Gilt weder als konservativ noch als liberal

Tab. 65: Übersicht Post-hoc-Tests

[31] Durch die Durchführung von vielen Signifikanztests in einem Schritt, wie es hier der Fall ist, steigt die Wahrscheinlichkeit, fälschlicherweise die H1 anzunehmen, sehr stark an. Die Wahrscheinlichkeit, einen Alpha-Fehler zu begehen, wird dadurch also immer höher. Daher spricht man von Alpha-Fehler-Inflation.

[32] Unter Bonferroni-Korrektur versteht man eine Korrektur des Alpha-Niveaus, um eine Erhöhung der fälschlich angenommenen Alternativhypothesen auszugleichen. Dazu wird das ursprüngliche Alpha-Niveau von 5 % durch die Anzahl der durchgeführten Tests dividiert und dieses neue Alpha* als Signifikanzniveau verwendet. Dadurch wird es schwieriger, ein signifikantes Ergebnis zu erhalten.

Einige der bekanntesten Post-hoc-Tests werden in der Tabelle oben beschrieben.[33] Für das hier untersuchte Beispiel soll ein Scheffé-Test dargestellt werden, da die Gruppengrößen der untersuchten Altersgruppen nicht gleich sind. Die Erfahrung zeigt aber, dass die verschiedenen Post-hoc-Tests mit sehr wenigen Ausnahmen sehr ähnliche Ergebnisse liefern. Der Output eines Post-hoc-Tests sieht unabhängig vom ausgewählten Verfahren immer sehr ähnlich aus. Es wird in jeder Zeile jeweils eine Altersgruppe mit allen anderen verglichen. Durch diese paarweisen Vergleiche kommen alle Werte in der Tabelle doppelt vor.

Mehrfachvergleiche

Abhängige Variable: BMI
Scheffé-Prozedur

(I) Alter	(J) Alter	Mittlere Differenz (I-J)	Std.-Fehler	Signifikanz	95%-Konfidenzintervall UG	OG
bis 29 Jahre	30-49 Jahre	-2,13084*	,43745	,000	-3,3558	-,9059
	50-69 Jahre	-3,21355*	,42120	,000	-4,3930	-2,0341
	70 Jahre und älter	-3,25351*	,46628	,000	-4,5592	-1,9478
30-49 Jahre	bis 29 Jahre	2,13084*	,43745	,000	,9059	3,3558
	50-69 Jahre	-1,08272*	,37829	,043	-2,1420	-,0234
	70 Jahre und älter	-1,12267	,42791	,076	-2,3209	,0756
50-69 Jahre	bis 29 Jahre	3,21355*	,42120	,000	2,0341	4,3930
	30-49 Jahre	1,08272*	,37829	,043	,0234	2,1420
	70 Jahre und älter	-,03996	,41128	1,000	-1,1917	1,1117
70 Jahre und älter	bis 29 Jahre	3,25351*	,46628	,000	1,9478	4,5592
	30-49 Jahre	1,12267	,42791	,076	-,0756	2,3209
	50-69 Jahre	,03996	,41128	1,000	-1,1117	1,1917

* Die Differenz der Mittelwerte ist auf dem Niveau 0.05 signifikant.

Tab. 66: Post-hoc-Test

Die Spalte „mittlere Differenz" zeigt zunächst, um wie viele BMI-Punkte sich die beiden Altersgruppen jeweils in der Stichprobe unterscheiden. So erkennt man z. B., dass die „bis 29-Jährigen" einen Durchschnitts-BMI aufweisen, der um 2,1 Punkte unter jenem der „30–49-Jährigen" liegt. Man kann außerdem einschätzen, in welchem Bereich die Differenz zwischen zwei Gruppen in der Grundgesamtheit liegen wird. Das 95%-Konfidenzintervall der Differenz am Ende der Tabelle zeigt dies an. Der Unterschied zwischen den bis 29-Jährigen und den 30–49-Jährigen wird demnach z. B. in der Grundgesamtheit zwischen -3,35 und -0,91 Punkten liegen.

Ob nun ein signifikanter Unterschied zwischen zwei Gruppen hinsichtlich des Durchschnitts-BMI besteht, zeigt die Spalte „Signifikanz". Hier wird die H_0 getestet, dass es keinen signifikanten Unterschied zwischen zwei Gruppen gibt. Liegt der Wahrscheinlichkeitswert unter 0,05, kann man davon ausgehen, dass ein signifikanter Unterschied besteht. In der Tabelle oben wurden alle signifikanten Unterschiede grau markiert. Es zeigt sich demnach, dass sich bezüglich des BMI alle Gruppen signifikant voneinander

[33] Eine detaillierte Übersicht über verschiedene Post-hoc-Tests in SPSS findet sich z. B. in Janssen & Laatz, 2017.

unterscheiden. Eine Ausnahme stellt die Gruppe „70 Jahre und älter" dar, die sich hinsichtlich des durchschnittlichen BMI nicht signifikant von den „30-49-jährigen" und den „50-69-jährigen" unterscheidet.

Ausblick zweifaktorielle Varianzanalyse

Im vorangegangenen Beispiel wurde eine einfaktorielle Varianzanalyse dargestellt. Es wurde berechnet, ob eine kategoriale unabhängige Variable Einfluss auf ein metrisches abhängiges Merkmal hat. Dieses Modell kann auch noch um weitere unabhängige Variablen erweitert werden; es handelt sich dann um eine mehrfaktorielle Varianzanalyse. Dieses Verfahren fällt in den Bereich der multivariaten statistischen Verfahren, die die Beziehung zwischen mehr als zwei Variablen untersuchen. Diese Verfahren können im Rahmen dieses Buches nur in Form eines Ausblicks kurz umrissen werden. Tatsächlich bietet die Varianzanalyse noch viele Erweiterungsmöglichkeiten, wie z. B. die Hinzunahme einer weiteren abhängigen Variable oder den Vergleich von Mittelwerten zwischen mehr als zwei Messzeitpunkten (Janssen & Laatz, 2017; Backhaus et al., 2011.).

Es soll analysiert werden, ob sich der durchschnittliche BMI nicht nur hinsichtlich der verschiedenen Altersgruppen, sondern auch zwischen Männern und Frauen unterscheidet.

Das Beispiel kann mit einer zweifaktoriellen Varianzanalyse gelöst werden, da eine abhängige metrische Variable (BMI) durch zwei kategoriale unabhängige Variablen (Altersgruppen, Geschlecht) erklärt werden soll. Für die Hinzunahme einer weiteren unabhängigen Variable in das zuvor beschriebene Modell (BMI nach Altersgruppen) ist der Aufruf des Menüs „Allgemeines lineares Modell" notwendig. Dort wählt man die Variante „Univariat" aus, was bedeutet, dass es nur eine abhängige Variable gibt.

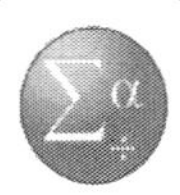

Analysieren => Allgemeines Lineares Modell => Univariat
Diagramme => Profilplots
Optionen => Schätzungen der Effektgröße

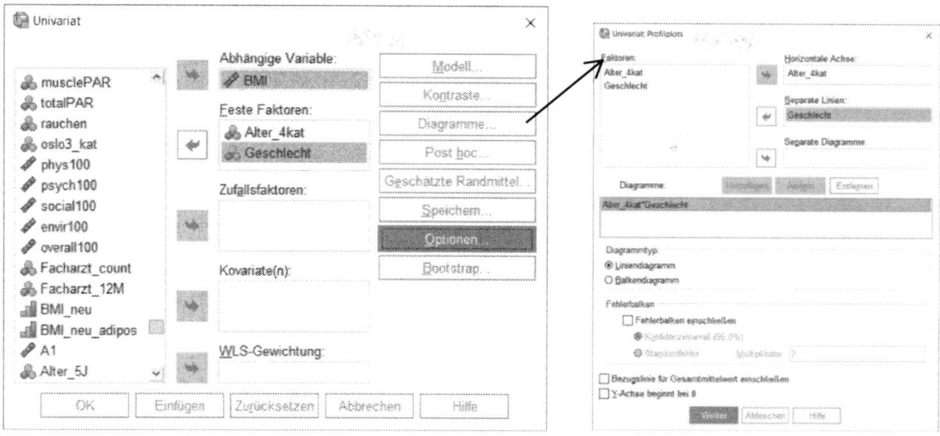

Abb. 106: Menü „Allgemeines lineares Modell – Univariat"

Die ausgegebene Tabelle „Tests der Zwischensubjekteffekte" zeigt zunächst in der ersten Zeile „Korrigiertes Modell" an, ob das berechnete Modell insgesamt signifikant ist. Das bedeutet, es kann anhand des Signifikanzwertes in der ersten Zeile entschieden werden, ob mindestens eine unabhängige Variable einen signifikanten Einfluss auf die abhängige Variable hat. Mit einem Wahrscheinlichkeitswert von p = 0,000 ist das Signifikanzniveau von 5 % unterschritten und damit kann davon ausgegangen werden, dass das Modell signifikante Gruppenunterschiede misst.

Was die Stärke des Erklärungsbeitrages betrifft, den das vorliegende ANOVA-Modell hat, kann in der Fußnote der Tabelle das Bestimmtheitsmaß r^2 (= η^2) abgelesen werden. Diese Kennzahl gibt an, wie viel Prozent der Varianz der abhängigen Variable durch die unabhängigen Variablen im Modell erklärt wird. In diesem Beispiel erhält man $r^2 = 0{,}123$, was einen mittleren Erklärungsbeitrag des Modells von 12,3% zeigt.

Weiters werden die beiden unabhängigen Variablen Alter und Geschlecht darauf getestet, ob sie eine signifikante Auswirkung auf Mittelwertsunterschiede bei der Variable BMI haben. Blickt man auf die Signifikanz in den Zeilen für Alter und Geschlecht, so ist ebenfalls eine Irrtumswahrscheinlichkeit von annähernd 0 % abzulesen. Daher ist davon auszugehen, dass beide Variablen einen signifikanten Unterschied ausmachen bzw. einen signifikanten Einfluss auf den BMI haben. Man spricht dabei auch davon, dass beide getesteten Haupteffekte gegeben sind.

Die Stärke der einzelnen Effekte kann anhand des partiellen Eta-Quadrats am Ende der Tabelle ermittelt werden. Dabei zeigt sich, dass der Einfluss des Alters mit $\eta^2 = 0{,}068$ als mittelstark, jener des Geschlechts mit $\eta^2 = 0{,}026$ als leicht eingestuft werden kann.[34]

---

[34] Laut Cohen (1988) kann bei der Effektstärke partielles Eta-Quadrat ab einem Wert von 0,01 von einem kleinen, ab einem Wert von 0,06 von einem mittleren und ab 0,140 von einem großen Effekt gesprochen werden.

Tests der Zwischensubjekteffekte

Abhängige Variable: BMI

Quelle	Quadratsumme vom Typ III	df	Mittel der Quadrate	F	Sig.	Partielles Eta-Quadrat
Korrigiertes Modell	2235,48[a]	7	319,35	15,38	,000	,098
Konstanter Term	632617,37	1	632617,37	30473,55	,000	,968
Alter_4kat	1511,61	3	503,87	24,27	,000	,068
Geschlecht	555,11	1	555,11	26,74	,000	,026
Alter_4kat * Geschlecht	95,58	3	31,86	1,53	,204	,005
Fehler	20593,47	992	20,76			
Gesamt	696303,38	1000				
Korrigierte Gesamtvariation	22828,96	999				

a. R-Quadrat = ,129 (korrigiertes R-Quadrat = ,123)

Tab. 67: Zweifaktorielle Varianzanalyse

Die Besonderheit der mehrfaktoriellen Varianzanalyse ist allerdings, dass nicht nur getestet wird, ob der Haupteffekt Alter und der Haupteffekt Geschlecht einen signifikanten Einfluss haben, sondern auch, ob der Zusammenhang zwischen diesen beiden Variablen ebenfalls eine Auswirkung auf den BMI hat. Man stellt sich also die Frage, ob es eine sogenannte „Interaktion" bzw. „Wechselwirkung", also eine gegenseitige Beeinflussung zwischen den beiden unabhängigen Variablen gibt, und wenn ja, ob sich diese auch auf die abhängige Variable auswirkt. Die Darstellung unten soll dies verdeutlichen.

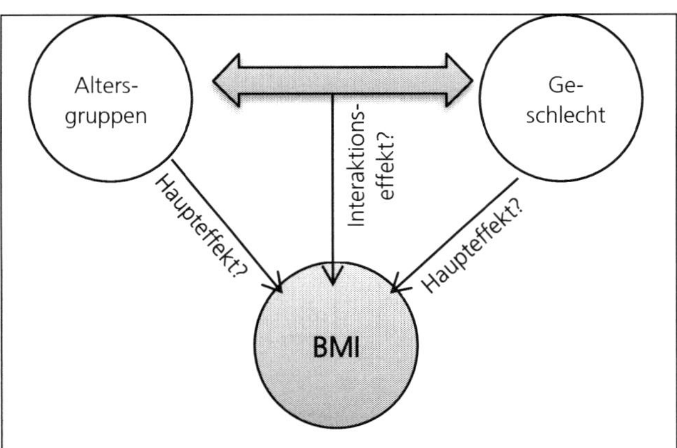

Abb. 107: Ergebnisinterpretation Varianzanalyse

Die Überprüfung des Interaktionseffektes (= Wechselwirkungseffektes) zwischen den unabhängigen Variablen auf die abhängige Variable findet sich in einer eigenen Zeile in der ausgebebenen Tabelle (Alter_4kat*Geschlecht). Es zeigt sich mit einer Irrtumswahrscheinlichkeit von 20,4 %, dass es keinen signifikanten Interaktionseffekt in diesem Modell gibt. Normalerweise sieht man sich bei der Analyse der Ergebnisse der zweifaktoriellen Varianzanalyse immer zunächst den Wechselwirkungseffekt an, und erst wenn dieser nicht signifikant ist, betrachtet man die möglichen Haupteffekte. Ist der

Wechselwirkungseffekt aber signifikant, wird das Augenmerk hauptsächlich darauf gelegt.

Eine mögliche Wechselwirkung zwischen den unabhängigen Variablen kann im Rahmen der zweifaktoriellen ANOVA auch grafisch in Form von sogenannten Profilplots dargestellt werden. Hier werden die geschätzten Randmittel (= Mittelwert) der abhängigen Variable für alle Gruppen der unabhängigen Variablen dargestellt. Für unser Beispiel wurden zwei separate Linien für Männer und Frauen angezeigt und die Kategorie Alter in der X-Achse dargestellt.

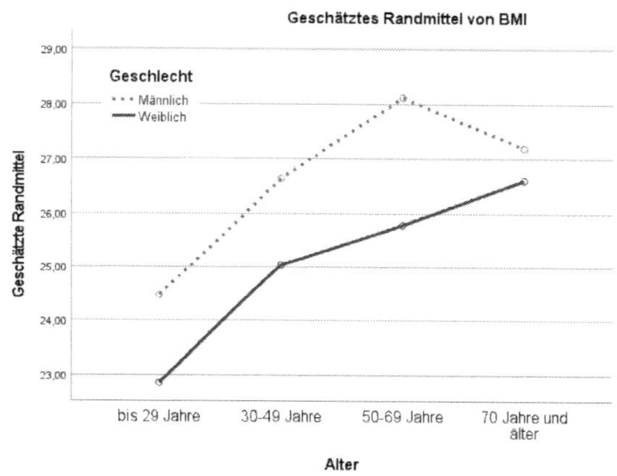

Abb. 108: Grafische Darstellung von Wechselwirkungseffekten

Bezüglich der Interpretation dieses Profilplots ist zu sagen, dass ein annähernd paralleler Verlauf der Linien bedeutet, dass es keine Interaktion zwischen den beiden Variablen gibt. Wären die Linien nicht parallel, ist davon auszugehen, dass sich die Variablen gegenseitig beeinflussen. Ein Wechselwirkungseffekt ist vor allem dann gesichert, wenn sich die beiden Linien an einer Stelle kreuzen würden. Zwischen Alter und Geschlecht dürfte es in den vorliegenden Daten keine Wechselwirkung geben. Allerdings kann man die beiden gefundenen Haupteffekte sehr gut erkennen. Mit steigendem Alter steigt der durchschnittliche BMI und in allen Altersgruppen haben Männer einen höheren Mittelwert als Frauen.

Insgesamt kann aus dem Profilplot herausgelesen werden, welche Haupteffekte es geben könnte bzw. ob ein Wechselwirkungseffekt auftrifft. Es kann daran auch die Beschaffenheit einer möglichen Wechselwirkung zwischen den Variablen abgelesen werden. Die Darstellung unten zeigt typische Profilplots und ihre Bedeutung.

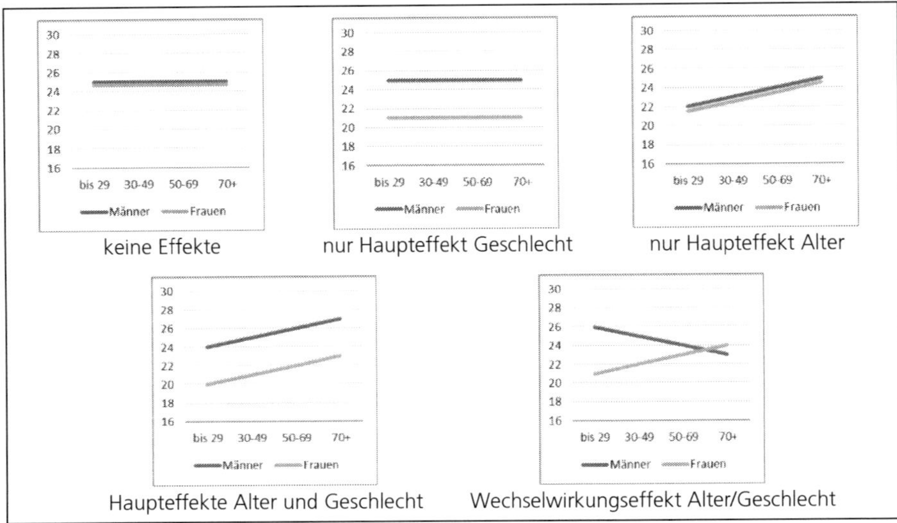

Abb. 109: Profilplots

12.3.2 Kruskal-Wallis-Test

Der Kruskal-Wallis-Test ist ein nichtparametrisches Testverfahren, das zum Vergleich von mehr als zwei Untersuchungsgruppen angewandt wird. Der Test ist damit das Pendant zur Varianzanalyse, für die eine Fülle von Voraussetzungen erfüllt sein muss. Der Kruskal-Wallis-Test verwendet für die Berechnung hingegen keine Parameter – also Mittelwert oder Standardabweichung – und kann daher auch bei Verletzung von mindestens einer Voraussetzung der Varianzanalyse angewandt werden.

KURZÜBERSICHT KRUSKAL-WALLIS-TEST	
FRAGE-STELLUNG	⇨ Unterscheiden sich mehr als zwei Gruppen von Befragten hinsichtlich der Verteilung eines Merkmals? ⇨ Gibt es einen Verteilungsunterschied zwischen mehr als zwei Gruppen von Befragten?
BEISPIEL	Unterscheidet sich die Verteilung der subjektiven Einschätzung der Gesundheit zwischen Menschen aus Niederösterreich, Wien und dem Burgenland? NÖ → G, Wien → G, Bgld. → G, Bgld. → G, NÖ → G, NÖ → G, Wien → G, Wien → G VERTEILUNG GESUNDHEIT NÖ ?= VERTEILUNG GESUNDHEIT WIEN ?= VERTEILUNG GESUNDHEIT BURGENLAND
DATEN-NIVEAUS	*abhängige Variable:* mindestens ordinales Datenniveau *unabhängige Variable:* kategoriales Datenniveau (nominal/ordinal)
VORAUS-SETZUNGEN	mehr als zwei Vergleichsgruppen
HYPOTHESEN	Nullhypothese (H_0): Es gibt *keinen* signifikanten Verteilungsunterschied zwischen den Untersuchungsgruppen in der Grundgesamtheit. Alternativhypothese (H_1): Es *gibt* einen signifikanten Verteilungsunterschied zwischen den Untersuchungsgruppen in der Grundgesamtheit.
SPSS-PFAD	Analysieren => Nichtparametrische Tests => Unabhängige Stichproben *ODER* Analysieren => Nichtparametrische Tests => Klassische Dialogfelder => K unabhängige Stichproben

Logik des Kruskal-Wallis-Tests

Wie andere nichtparametrische Verfahren arbeitet auch der Kruskal-Wallis-Test mit der Vergabe und dem Vergleich von Rangplätzen zwischen den untersuchten Gruppen. Je nach Messwert der abhängigen Variable werden alle Befragten in eine Rangreihung gebracht. Das würde z. B. bedeuten, dass man die Personen nach ihrem Gesundheitszustand in eine Reihe bringt, beginnend mit jener Person mit dem besten Gesundheitszustand bis hin zu jener mit dem schlechtesten Wert. Anschließend wird jeder Person ein Rangplatz zugeordnet. Schließlich werden für die Gruppen separat Rangsummen und mittlere Ränge berechnet (vgl. dazu auch die Darstellung im Kapitel 12.1.2 über den U-Test).

Die Prüfgröße H wird schließlich aus den einzelnen Rangsummen für jede Untersuchungsgruppe berechnet. Man kann den Kruskal-Wallis-Test dementsprechend auch als „Varianzanalyse für Rangziffern" (Janssen & Laatz, 2017) bezeichnen. Die einzelnen Rangsummen *(Ti)* werden durch die jeweilige Gruppengröße *(n_i)* dividiert. Die Werte dieser Prüfgröße H sind Chi-Quadrat-verteilt. Die Entscheidung für H_0 oder H_1 fällt also dementsprechend aufgrund der Wahrscheinlichkeit der berechneten Prüfgröße H in der Chi-Quadrat-Wahrscheinlichkeitsverteilung.

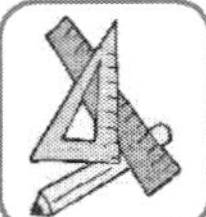

$$H = \frac{12}{n * (n+1)} * \sum \frac{T_i^2}{n_i} - 3 * (n+1)$$

Beispiel in SPSS

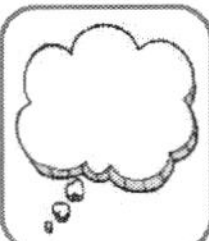

Es soll untersucht werden, ob die Verteilung der subjektiven Einschätzung der eigenen Gesundheit in allen untersuchten Altersgruppen gleich ist oder ob es signifikante Unterschiede gibt.

Da es sich bei der abhängigen Variable um ein ordinal skaliertes Merkmal handelt (1 „sehr gesund" bis 5 „gar nicht gesund") und da mehr als zwei Untersuchungsgruppen – nämlich vier verschiedene Altersgruppen – miteinander verglichen werden sollen, empfiehlt es sich, den Kruskal-Wallis-Test für die oben beschriebene Fragestellung zu verwenden. Dieser Test kann in SPSS über folgenden Pfad aufgerufen werden:

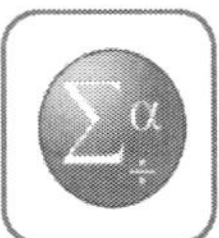

Analysieren => Nichtparametrische Tests => Unabhängige Stichproben
ODER
Analysieren => Nichtparametrische Tests => Klassische Dialogfelder => K unabhängige Stichproben

Über das Menü „Nichtparametrische Tests => Unabhängige Stichproben" können sowohl der U-Test als auch der Kruskal-Wallis-Test durchgeführt werden. Die SPSS-Menüs in diesem Bereich entscheiden anhand der Daten automatisch, welcher Test berechnet werden soll. Dementsprechend wird bei unabhängigen Variablen mit nur zwei Ausprägungen ein U-Test, bei Variablen mit mehr als zwei Ausprägungen automatisch ein Kruskal-Wallis-Test ausgewählt. Durch Eingabe der Variable „subjektive Gesundheit" ins Fenster „Testvariable" und der Variable „Alter" in das Feld „Gruppen" wird der Kruskal-Wallis-Test ausgeführt.[35]

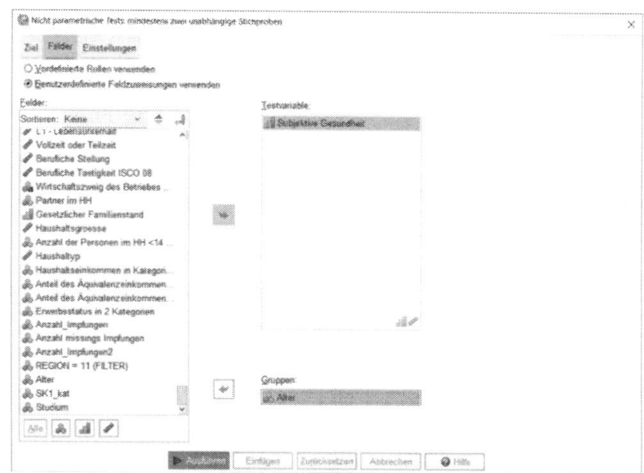

Abb. 110: Menü „Nichtparametrische Tests – Unabhängige Stichproben"

Der produzierte Output zeigt, dass aufgrund der eingegebenen Daten ein Kruskal-Wallis-Test berechnet wurde. Es wird getestet, ob die Verteilung von Gesundheit in allen Altersgruppen identisch ist. Mit einer Irrtumswahrscheinlichkeit von annähernd 0 % kann die H_0, welche die Gleichheit der Gruppen bedeutet hätte, abgelehnt werden. Da das Prüfmaß mit einer Wahrscheinlichkeit von weniger als 5 % unter Annahme der H_0 auftreten würde, kann H_1 angenommen werden.

Hypothesentestübersicht

	Nullhypothese	Test	Sig.[a,b]	Entscheidung
1	Die Verteilung von subjektiver Gesundheit ist über die Kategorien von Alter identisch.	Kruskal-Wallis-Test bei unabhängigen Stichproben	,000	Nullhypothese ablehnen

a. Das Signifikanzniveau ist ,050.
b. Asymptotische Signifikanz wird angezeigt.

Abb. 111: Kruskal-Wallis-Test (1)

[35] Es gäbe auch die Möglichkeit, im Reiter „Einstellungen" den Kruskal-Wallis-Test oder einen anderen Test selbst auszuwählen. Dies kann in manchen Fällen notwendig sein, wenn SPSS aufgrund der Datenniveaus nicht automatisch erkennt, welcher Test sinnvoll ist oder eine Fehlermeldung im Output produziert – was relativ häufig der Fall ist. Dann müsste unter „Test anpassen" die „Einfaktorielle ANOVA nach Kruskal-Wallis" ausgewählt werden.

⇨ **Daher kann man behaupten, dass es in der Verteilung des Gesundheitszustandes zwischen mindestens zwei Altersgruppen in der Grundgesamtheit signifikante Unterschiede gibt.**

Die zusätzliche manuelle Berechnung der Effektstärke Cohens d (Lenhard & Lenhard, o.D.) zeigt außerdem mit einem Wert von $d = 0{,}802$, dass es sich um starke Unterschiede zwischen den Altersgruppen handelt.

Neben der Tabelle, die die Hauptergebnisse des Tests zusammenfasst, wird auch eine Tabelle mit den statistischen Detailergebnissen und eine Boxplot-Grafik angezeigt, die die Verteilungsunterschiede der Gesundheit in den Altersgruppen zeigt. Die Gesundheit wurde auf einer 5-stufigen Skala von „1 – sehr gut" bis „5 – sehr schlecht" gemessen. Die Grafik lässt demnach vermuten, dass mit steigendem Alter die subjektive Einschätzung der eigenen Gesundheit tendenziell abnimmt (vgl. die Interpretation eines Boxplots in Kapitel 6.2.2).

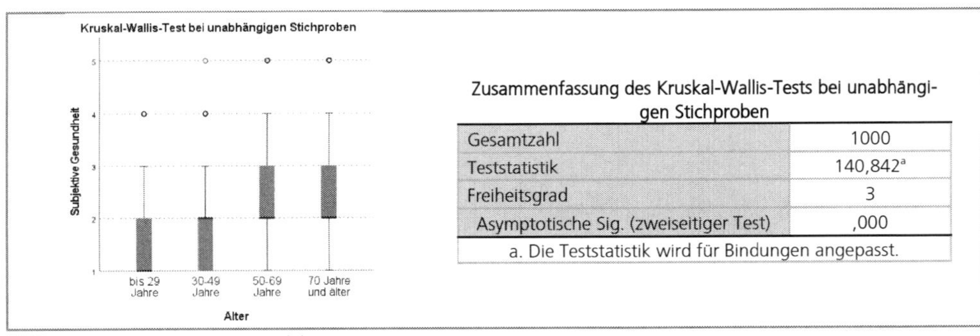

Zusammenfassung des Kruskal-Wallis-Tests bei unabhängigen Stichproben

Gesamtzahl	1000
Teststatistik	140,842[a]
Freiheitsgrad	3
Asymptotische Sig. (zweiseitiger Test)	,000

a. Die Teststatistik wird für Bindungen angepasst.

Abb. 112: Kruskal-Wallis-Test (2)

Diese grafische Analyse allein erlaubt aber noch keine Aussage darüber, welche Altersgruppen sich signifikant, also in der Grundgesamtheit unterscheiden. Um diese Unterschiede bestimmen zu können, ist ein separater Signifikanztest notwendig, der die einzelnen Gruppen miteinander vergleicht. Diese paarweise Testung wird zur vorliegenden Auswertung in SPSS automatisch mitgeliefert.

Paarweise Vergleiche von Alter

Sample 1 - Sample 2	Teststatistik	Standardfehler	Standard-teststatistik	Sig.	Anp. Sig.[a]
bis 29 Jahre -30-49 Jahre	-76,7	25,6	-2,98	,003	,017
bis 29 Jahre -50-69 Jahre	-197,9	24,7	-8,00	,000	,000
bis 29 Jahre -70 Jahre und älter	-288,5	27,3	-10,53	,000	,000
30-49 Jahre -50-69 Jahre	-121,2	22,2	-5,45	,000	,000
30-49 Jahre -70 Jahre und älter	-211,7	25,1	-8,42	,000	,000
50-69 Jahre -70 Jahre und älter	-90,5	24,1	-3,74	,000	,001

Jede Zeile prüft die Nullhypothese, dass die Verteilungen in Stichprobe 1 und Stichprobe 2 gleich sind. Asymptotische Signifikanzen (zweiseitige Tests) werden angezeigt. Das Signifikanzniveau ist ,050.

a. Signifikanzwerte werden von der Bonferroni-Korrektur für mehrere Tests angepasst.

Abb. 113: Paarweise Vergleiche Kruskal-Wallis-Test

In der Tabelle „paarweise Vergleiche von Alter" werden die einzelnen Altersgruppen auf signifikante Unterschiede überprüft. In der Spalte „Sig." wird die Signifikanz des Gruppenvergleichstests angeführt. Alle Werte liegen eindeutig unter dem Signifikanzniveau von $\alpha = 0{,}05$. Daher kann zunächst davon ausgegangen werden, dass sich alle Altersgruppen hinsichtlich der Einschätzung der Gesundheit in der Grundgesamtheit unterscheiden.

Allerdings muss hier ein wichtiger Aspekt beachtet werden: Hier wurden sechs einzelne Signifikanztests in einem Schritt durchgeführt, um eine einzige Fragestellung zu beantworten – nämlich zwischen welchen Gruppen es signifikante Unterschiede gibt. Daher spricht man hier von „multiplem Testen". Wir haben demnach sechsmal die Gelegenheit, ein Ergebnis zu finden, bei dem H_0 verworfen wird, und nicht nur einmal. Durch dieses mehrfache Testen wird auch die Wahrscheinlichkeit höher, fälschlicherweise die H_1 anzunehmen, als bei einem einfachen Test. Der Alpha-Fehler, der besagt, dass H_1 angenommen wird, obwohl eigentlich H_0 gelten würde, erhöht sich dadurch mit jedem weiteren Test. Man spricht daher von der Gefahr einer Alpha-Fehler-Inflation, die durch multiples Testen hervorgerufen wird.

Um dieser Alpha-Fehler-Inflation entgegenzuwirken und seriös interpretierbare Ergebnisse zu erhalten, muss die Irrtumswahrscheinlichkeit deutlich höher angesetzt werden als das normalerweise verwendete Alpha-Niveau von 5 %. Dazu wurde zum Beispiel die sogenannte „Bonferroni-Korrektur" entwickelt, die das ursprüngliche Signifikanzniveau durch die Anzahl der Tests dividiert und damit ein neues Alpha-Niveau generiert.

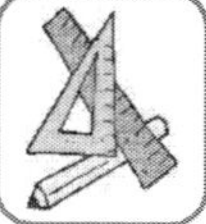

Bonferroni-Korrektur: $Alpha^* = \frac{Alpha}{Anzahl\ Tests}$

Im Rahmen der hier vorliegenden paarweisen Vergleiche wurde die Korrektur der Signifikanz in der Spalte „Anp. Sig." (angepasste Signifikanz) bereits automatisch durchgeführt. Daher können diese Signifikanzwerte seriös interpretiert werden. Es ist ersichtlich, dass es durch die Korrektur der Wahrscheinlichkeitswerte schwieriger wird, H_0 zu verwerfen. Dennoch zeigt die Auswertung, dass sich alle Altersgruppen hinsichtlich der Selbsteinschätzung der Gesundheit signifikant unterscheiden.

13 KORRELATIONSANALYSE

Als Korrelationskoeffizienten bezeichnet man Maßzahlen, die dabei helfen, die Richtung und Stärke von Zusammenhängen zwischen zwei ordinalen oder metrischen Variablen darzustellen. Je nachdem welches Datenniveau vorliegt, muss die Entscheidung für einen der beiden Korrelationskoeffizienten getroffen werden. Möchte man zwei metrisch skalierte Variablen in Beziehung setzen, ist die Korrelation nach Pearson zu verwenden. Sollen hingegen ordinal skalierte Variablen miteinbezogen werden, wendet man die Korrelation nach Spearman an. Beide Korrelationskoeffizienten sollen in der Folge näher beschrieben werden.

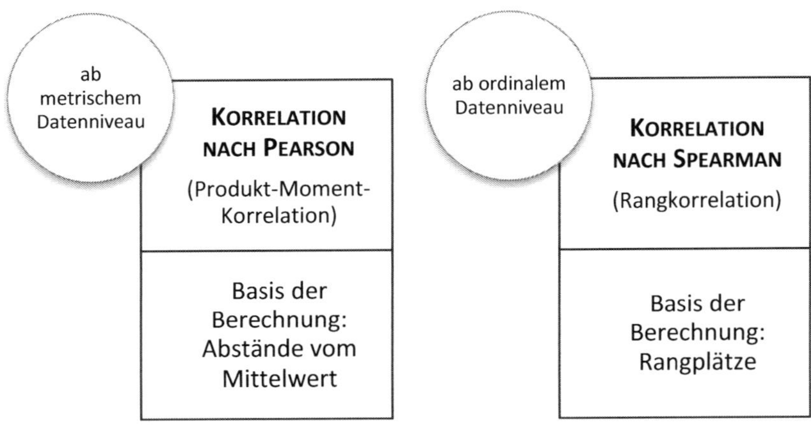

Abb. 114: Übersicht Korrelationskoeffizienten

13.1 Korrelation nach Pearson

Wie schon oben erwähnt, kann die Pearson-Korrelation dann verwendet werden, wenn zwei metrische Variablen in Beziehung gesetzt werden sollen. Voraussetzung dafür ist außerdem, dass man einen linearen Zusammenhang zwischen den beiden Items vermuten kann.

KURZÜBERSICHT KORRELATION NACH PEARSON		
FRAGE-STELLUNG	⇨ Gibt es einen Zusammenhang zwischen zwei metrischen Variablen? ⇨ Wie stark ist der Zusammenhang zwischen zwei metrischen Variablen? ⇨ In welche Richtung geht der Zusammenhang zwischen zwei metrischen Variablen?	
BEISPIEL	Gibt es einen Zusammenhang zwischen der Körpergröße und dem Körpergewicht? KÖRPERGRÖßE → ? → KÖRPERGEWICHT	
DATEN-NIVEAUS	*abhängige Variable:* *unabhängige Variable:*	metrisches Datenniveau metrisches Datenniveau
VORAUS-SETZUNGEN	Ein linearer Zusammenhang zwischen den Variablen wird angenommen.	
HYPOTHESEN	Nullhypothese (H_0): Alternativhypothese (H_1):	Ein linearer Zusammenhang zwischen den beiden Variablen kann für die Grundgesamtheit *nicht* angenommen werden. Ein linearer Zusammenhang zwischen den beiden Variablen *kann* für die Grundgesamtheit angenommen werden (r ist signifikant von 0 verschieden).
SPSS-PFAD	Analysieren => Korrelation => Bivariat (Auswahl Pearson)	

Logik der Pearson-Korrelation

Die rechnerische Logik der Pearson-Korrelation soll anhand eines konkreten Beispiels erklärt werden.

Wie stark hängen Körpergröße und Körpergewicht zusammen? In welche Richtung geht ein möglicher Zusammenhang zwischen den Merkmalen?

In einem ersten Schritt kann eine grafische Analyse der beiden Variablen helfen, einen Eindruck zu gewinnen. Man kann die Größe und das Gewicht z. B. in einem Streudiagramm darstellen, in dem jede Person in Form eines Punktes abgebildet ist. Es wird dabei ersichtlich, dass es anscheinend eine lineare Abhängigkeit zwischen den beiden

Merkmalen gibt. Die Punktwolke zeigt die Tendenz, dass mit steigender Körpergröße auch das Gewicht zunimmt.[36]

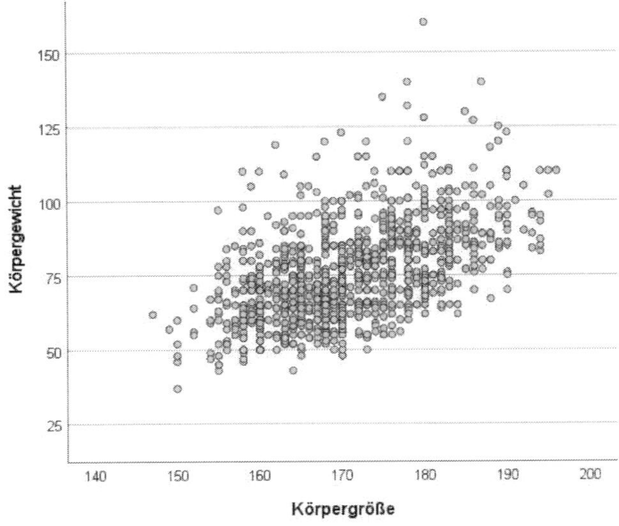

Abb. 115: Streudiagramm Körpergröße – Körpergewicht

Der im Streudiagramm erkannte mögliche Zusammenhang zwischen Körpergröße und Körpergewicht soll nun in Form einer Maßzahl genauer erfasst werden: des Pearson-Korrelationskoeffizienten. Da anhand des Diagrammes ein linearer Zusammenhang zwischen den beiden Merkmalen zu vermuten ist, eignet sich die Anwendung dieses Koeffizienten.

Um den Pearson-Korrelationskoeffizienten zu berechnen, wird die folgende rechnerische Logik angewandt: Zunächst geht es darum, die Mittelwerte der beiden Variablen zu berechnen. Diese sind auch im Streudiagramm unten als schwarze Linien dargestellt. Man erkennt, dass die Befragten im Durchschnitt 171 cm groß und 76 kg schwer sind. Durch das Einzeichnen der Mittelwerte wird die Punktwolke in vier Teilbereiche geteilt. Die Personen, die sich in diesen Bereichen befinden, haben jeweils zwei Gemeinsamkeiten. Betrachtet man z. B. die Personen rechts oben, so erkennt man, dass sie mehr wiegen und größer sind als der Durchschnitt.

In einem weiteren Schritt wird nun für jede Person (also jeden Punkt) sowohl der Abstand vom Mittelwert der Körpergröße als auch der Abstand vom Mittelwert des Körpergewichts gemessen. Um den Korrelationskoeffizienten zu berechnen, werden dann

[36] Das Streudiagramm kann auch dazu verwendet werden, mögliche Ausreißer zu identifizieren. Gibt es Personen, die besonders weit von allen anderen abweichen, ist zu überlegen, diese aus der Analyse auszuschließen, weil sie den Zusammenhang zwischen den Variablen abschwächen könnten. Von dieser Möglichkeit sollte allerdings nur Gebrauch gemacht werden, wenn der Ausschluss theoretisch gut begründet werden kann.

diese Abstände vom Mittelwert multipliziert. Man nennt diese Idee der multiplizierten Abstände vom Mittelwert auch Kovarianz.

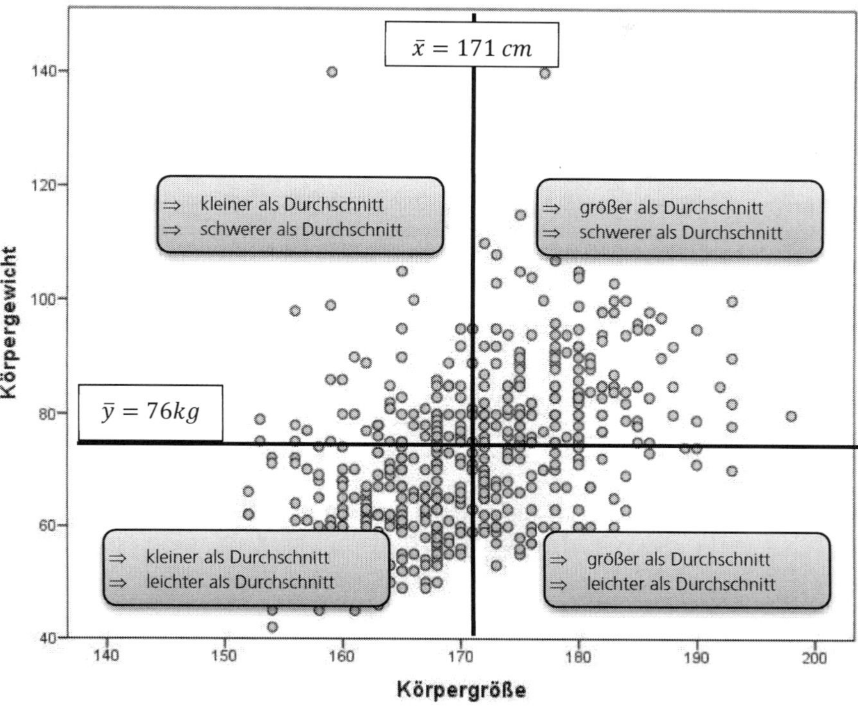

Abb. 116: Logik der Pearson-Korrelation (1)

Kommen wir nun wieder darauf zurück, dass sich die Personen in den vier entstandenen Teilbereichen hinsichtlich ihrer Abstände von den beiden Mittelwerten sehr ähnlich sind. Wir können dies nun noch konkretisieren und sagen, dass die Abstände vom Mittelwert für alle Personen in einem Bereich die gleichen Vorzeichen haben. Die Personen rechts oben z. B. haben zwei positive Abstände von den Mittelwerten. Multipliziert man diese beiden Abstände miteinander, erhält man einen positiven Wert. Ebenso verhält es sich bei der Multiplikation von zwei negativen Abständen (Personen links unten). Für die Personen links oben und rechts unten ergibt die Berechnung des Produkts der Abstände von den Mittelwerten hingegen jeweils einen negativen Wert, da jeweils ein negativer Abstand mit einem positiven Abstand multipliziert wird (vgl. Abbildung unten).

Zur Berechnung der Kovarianz, die die Grundlage für die Pearson-Korrelation liefert, werden also nun für alle Personen die Abstände von den Mittelwerten miteinander multipliziert und zusammengezählt. Jetzt kann man sich anhand der Abbildung unten sehr gut vorstellen, dass der Korrelationskoeffizient sowohl positive als auch negative Werte annehmen kann. Befinden sich besonders viele Personen in den beiden positiven Bereichen, wird auch die Kovarianz und damit der Korrelationskoeffizient einen positiven Wert annehmen. Liegen allerdings mehr Personen in den beiden negativen Bereichen, so wird auch das Endergebnis ein negatives Vorzeichen haben.

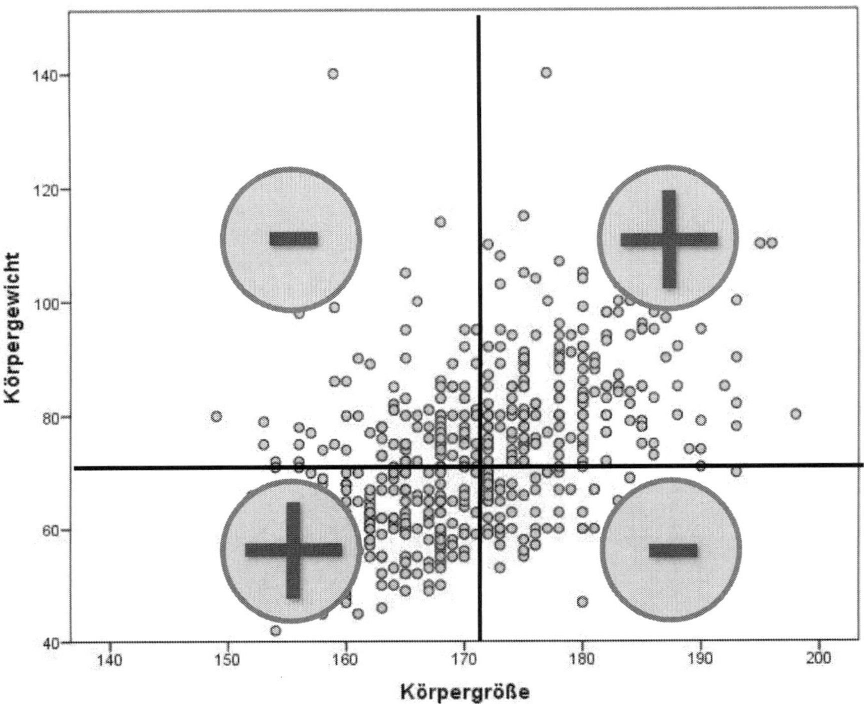

Abb. 117: Logik der Pearson-Korrelation (2)

Was würde es nun für unser Beispiel bedeuten, wenn sich besonders viele Personen in den beiden positiven Bereichen finden ließen (was ja auch tatsächlich der Fall ist)? Wir könnten davon ausgehen, dass mit steigender Körpergröße auch das Körpergewicht ansteigt. Angenommen, wir hätten aber in den beiden negativen Bereichen mehr Personen: Dann wäre anzunehmen, dass mit steigender Körpergröße das Gewicht abnimmt. Verallgemeinert ausgedrückt kann daher das Vorzeichen des Korrelationskoeffizienten folgendermaßen interpretiert werden:

- ⇨ Positives Vorzeichen: Je mehr => desto mehr (je weniger => desto weniger)
- ⇨ Negatives Vorzeichen: Je mehr => desto weniger (je weniger => desto mehr)

Neben dem Vorzeichen hat aber auch die Höhe des Messwertes beim Korrelationskoeffizienten Aussagekraft. Dieser ist in einem Bereich von -1 bis +1 normiert. Der Wert 0 bedeutet, dass es keinerlei Zusammenhang zwischen zwei Merkmalen gibt. Alle Punkte wären in einem solchen Fall gleichmäßig auf alle Bereiche des Streudiagramms verteilt und die negativen und positiven Kovarianz-Werte würden einander aufheben.

Der Wert 1 bzw. -1 hat hingegen die Bedeutung, dass der höchstmögliche negative oder positive Zusammenhang erreicht wurde. Grafisch dargestellt würde das bedeuten, dass alle Punkte auf einer Linie liegen. Je näher die Punkte also aneinander liegen, desto höher wird der Korrelationswert. Der Bereich zwischen 0 und 1 (auch im negativen Bereich) kann in etwa so definiert werden, dass man bei Werten bis ca. 0,3 von einem leichten Zusammenhang zwischen zwei Variablen spricht. Liegt der Wert zwischen 0,3 und ca. 0,5, ist von einem mittelstarken Zusammenhang auszugehen. Werte über 0,5 deuten schließlich auf einen starken Zusammenhang hin.[37]

Die folgende Abbildung fasst die eben beschriebenen Interpretationsmöglichkeiten des Pearson-Korrelationskoeffizienten – nämlich die Richtung und Stärke eines Zusammenhanges – zusammen:

Richtung

Negatives Vorzeichen: *Je höher der Messwert der einen Variable, desto niedriger der Messwert der anderen Variable. (oder: Je niedriger, desto höher.)*

Positives Vorzeichen: *Je höher der Messwert der einen Variable, desto höher der Messwert der anderen Variable. (oder: je niedriger, desto niedriger.)*

Stärke

0	*kein Zusammenhang*
< 0,1	*sehr schwacher Zusammenhang*
0,1-0,3	*schwacher Zusammenhang*
0,3-0,5	*mittelstarker Zusammenhang*
> 0,5	*starker Zusammenhang*

Abb. 118: Interpretation des Korrelationskoeffizienten

Die Berechnung des Korrelationskoeffizienten soll hier auch noch in Form einer Formel dargestellt werden. Zunächst wird die Kovarianz berechnet (im Zähler), die sich aus den multiplizierten Abständen der Personen zu den Mittelwerten zusammensetzt. Diese wird dann noch durch das Produkt der beiden Standardabweichungen dividiert, wodurch man den Korrelationskoeffizienten „r" erhält.

[37] Die hier genannten Grenzen nach Cohen (1988) können nur als Richtwerte verstanden werden. Teilweise gibt es in unterschiedlichen Wissenschaftsdisziplinen auch andere Grenzen. In der Psychologie wird z. B. eher erst ab einem Wert von 0,7 von einem starken Zusammenhang gesprochen. Außerdem muss bei der Interpretation der Stärke des Zusammenhanges (Effektstärke) auch immer die inhaltliche Relevanz des Ergebnisses anhand von bisherigen Studien genauer beleuchtet werden.

$$r = \frac{\frac{1}{n} * \sum(x_i - \bar{x}) * (y_i - \bar{y})}{s_x * s_y}$$

Diese Formel soll nun an einem konkreten Beispiel angewandt werden:

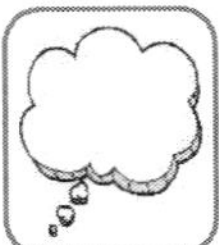

Gibt es einen Zusammenhang zwischen einem durchgeführten Ausdauertest und einem danach durchgeführten Krafttest?

Angenommen, wir hätten acht Personen hinsichtlich Ausdauer und Kraft getestet und möchten nun wissen, ob diese beiden Tests miteinander zusammenhängen. Bei beiden Tests konnten bis zu 100 Punkte erreicht werden. Die Werte der acht Personen sind in der Tabelle unten in den ersten beiden Spalten dargestellt. Der Mittelwert beim Ausdauertest beträgt 55 Punkte, jener beim Krafttest 61 Punkte. Nun kann der Abstand jeder Person sowohl zum Ausdauer- als auch zum Kraft-Mittelwert berechnet werden. Anschließend werden die beiden Abstände miteinander multipliziert und summiert, um die Kovarianz zu berechnen (vgl. die Tabelle unten).

Punkte Ausdauer x_i	Punkte Krafttest y_i	Abstand zum Mittelwert Ausdauer $(x_i - \bar{x})$	Abstand zum Mittelwert Kraft $(y_i - \bar{y})$	Kovarianz $(x_i - \bar{x}) * (y_i - \bar{y})$
53	71	-2	10	-20
23	19	-32	-42	1344
62	61	7	0	0
88	99	33	38	1254
74	79	19	18	342
19	29	-36	-32	1152
66	51	11	-10	-110
55	82	0	21	0
			SUMME:	3962

Tab. 68: Berechnung der Korrelation nach Pearson (Kovarianz)

Die so berechnete Summe der multiplizierten Abstände von den Mittelwerten ($s_{xy} = 3962$) wird nun noch durch die Anzahl der Fälle ($n = 8$) dividiert, wodurch man die Kovarianz erhält. Diese Kovarianz wird abschließend durch das Produkt der beiden Standardabweichungen dividiert. So erhält man einen Pearson-Korrelationskoeffizienten von $r = 0{,}875$.

$$r = \frac{\frac{1}{8} * 3962}{22{,}2 * 25{,}5} = 0{,}875$$

Das Ergebnis kann in zwei Stufen interpretiert werden.

⇨ Der Wert 0,875 zeigt, dass es sich um einen sehr starken Zusammenhang zwischen Ausdauer- und Krafttest handelt, weil er größer ist als 0,5.

⇨ Das positive Vorzeichen zeigt: Je besser das Ergebnis beim Ausdauertest ausgefallen ist, umso besser war es auch beim Krafttest.

Ein wesentlicher Aspekt für die Interpretation von Korrelationskoeffizienten soll hier noch beschrieben werden. Hat man das Ergebnis einer Korrelationsanalyse vor sich, wird man sich meist überlegen, welche der beiden Variablen nun welche beeinflusst hat. Allerdings muss man sich immer dessen bewusst sein, dass Korrelation nur bedeutet, dass ein Merkmal sehr hoch ist, wenn auch das andere hoch bzw. (bei einer negativen Korrelation) niedrig ist. Es bedeutet aber nicht, dass das eine Merkmal die Ursache für die Ausprägung des anderen Merkmals ist. Korrelation ist also nicht immer gleichbedeutend mit Kausalität!

Beispiel in SPSS

Möchte man nun den Zusammenhang zwischen den schon oben dargestellten Variablen Größe und Gewicht in Form einer Korrelationsanalyse in SPSS berechnen, wählt man das Menü „Korrelation – Bivariat" aus. Bivariat bedeutet, dass zwei Variablen miteinander in Beziehung gesetzt werden.

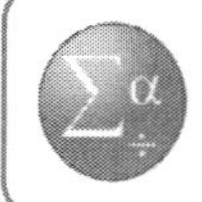

Analysieren => Korrelation => Bivariat (Pearson einstellen)

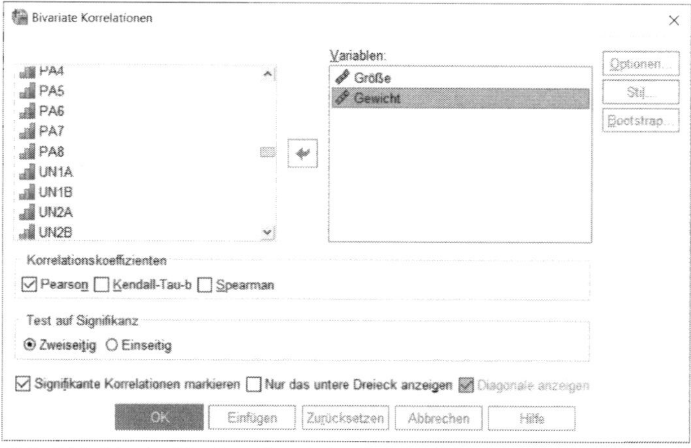

Abb. 119: Menü „Bivariate Korrelation"

In diesem Menü kann nach Eingabe der zu korrelierenden Variablen in das Feld „Variablen" unter dem Punkt „Korrelationskoeffizient" die Pearson-Korrelation ausgewählt werden.

Die ausgegebene Korrelationsmatrix liefert einen paarweisen Vergleich zwischen den beiden ausgewählten Variablen Körpergröße und Körpergewicht. Dadurch werden die Variablen zweimal aus unterschiedlichen Richtungen miteinander verglichen, wodurch in der Tabelle zweimal die gleichen Werte erscheinen. Körpergröße im Vergleich mit Körpergewicht ergibt natürlich das gleiche Ergebnis wie Körpergewicht im Vergleich mit Körpergröße. In der Diagonale der Tabelle findet sich jeweils der Wert „1", was dadurch zustande kommt, dass die Variablen hier mit sich selbst in Beziehung gesetzt werden.

Korrelationen

		Körpergröße in cm	Körpergewicht in kg
Körpergröße in cm	Korrelation nach Pearson	1	,526**
	Signifikanz (2-seitig)		,000
	N	1.000	1.000
Körpergewicht in kg	Korrelation nach Pearson	,526**	1
	Signifikanz (2-seitig)	,000	
	N	1.000	1.000

** Die Korrelation ist auf dem Niveau von 0,01 (2-seitig) signifikant.

Tab. 69: Korrelation Größe/Gewicht

Die drei Zeilen der Korrelationsmatrix können folgendermaßen analysiert werden:

⇨ In der letzten Zeile ist jeweils die Fallzahl der befragten Personen (N) dargestellt. Die Betrachtung dieser Zeile ist wichtig, da bei der Korrelation immer nur jene Personen miteinbezogen werden können, die auch beide analysierte Fragen beantwortet haben. Dadurch können schnell kleine Fallzahlen auftreten, die eine sinnvolle Interpretation erschweren (Fallzahlen unter 30 Personen). In unserem Beispiel finden wir jeweils 1.000 Personen.

⇨ In der zweiten Zeile ist ein Signifikanzwert zu finden. Dieser sagt aus, ob der Korrelationskoeffizient sinnvoll auf die Grundgesamtheit übertragen werden kann bzw. sich signifikant von 0 unterscheidet. Ist hier eine Wahrscheinlichkeit von kleiner 5 % abzulesen, so wie in unserem Beispiel, kann man davon ausgehen, dass der Koeffizient nicht zufällig zustande gekommen ist, sondern für die Grundgesamtheit Gültigkeit hat.

⇨ In der ersten Zeile schließlich ist der Korrelationskoeffizient nach Pearson abzulesen. Dieser gibt Auskunft über die Stärke und Richtung eines Zusammenhanges. In unserem Beispiel finden wir einen Wert von $r = 0{,}526$, was darauf hindeutet, dass es einen starken Zusammenhang zwischen Größe und Gewicht gibt. Je größer man ist, desto mehr wiegt man auch (= positive Korrelation). Die Vermutung, die anhand der Betrachtung des Streudiagramms entstanden ist, konnte also mithilfe der Pearson-Korrelation bestätigt werden.

Eine Korrelationsanalyse in SPSS ermöglicht nicht nur den Vergleich zwischen zwei Variablen, sondern auch die Erstellung einer Matrix mit mehreren verschiedenen Items. Dazu ist es lediglich nötig, alle gewünschten Variablen ins Feld „Variablen" zu verschieben. SPSS vergleicht dann jede Frage mit jeder anderen. Dies soll am folgenden Beispiel sogleich gezeigt werden.

Wie hängen verschiedene Aspekte der Lebensqualität miteinander zusammen? Gibt es einen Zusammenhang zwischen körperlicher, psychischer, sozialer und umweltbedingter Lebensqualität?

Bei allen hier verwendeten Variablen handelt es sich um Indizes, die das Ausmaß der Lebensqualität auf einer Skala von 0-100 messen. Durch Eingabe der Variablen in die Korrelationsanalyse entsteht die untenstehende Korrelationsmatrix. Man kann daran ablesen, welche Variablen wie miteinander in Beziehung stehen. Daraus kann dann ein Modell abgeleitet werden, das die gegenseitigen Einflüsse abbildet. Insgesamt hängen die verschiedenen Dimensionen der Lebensqualität signifikant, mittelstark bis stark zusammen. Es kann festgehalten werden, dass, je höher die Lebensqualität in einem Bereich eingeschätzt wird, desto höher diese auch in den anderen Bereichen ist. Am stärksten ist der Zusammenhang zwischen der körperlichen und psychischen Lebensqualität.

Korrelationen

		LQ körperlich	LQ psychisch	LQ soziale Beziehungen	LQ Umwelt
LQ körperlich	Korr. nach Pearson	1	,693**	,421**	,528**
	Sig. (2-seitig)		,000	,000	,000
	N	1.000	1.000	1.000	1.000
LQ psychisch	Korr. nach Pearson	,693**	1	,447**	,574**
	Sig. (2-seitig)	,000		,000	,000
	N	1.000	1.000	1.000	1.000
LQ soziale Beziehungen	Korr. nach Pearson	,421**	,447**	1	,467**
	Sig. (2-seitig)	,000	,000		,000
	N	1.000	1.000	1.000	1.000
LQ Umwelt	Korr. nach Pearson	,528**	,574**	,467**	1
	Sig. (2-seitig)	,000	,000	,000	
	N	1.000	1.000	1.000	1.000

** Die Korrelation ist auf dem Niveau von 0,01 (2-seitig) signifikant.

Tab. 70: Korrelationsanalyse nach Pearson

13.2 Korrelation nach Spearman

KURZÜBERSICHT KORRELATION NACH SPEARMAN	
FRAGE-STELLUNG	⇨ Gibt es einen Zusammenhang zwischen zwei ordinalen/metrischen Variablen? ⇨ Wie stark ist der Zusammenhang zwischen zwei ordinalen/metrischen Variablen? ⇨ In welche Richtung geht der Zusammenhang zwischen zwei ordinalen/metrischen Variablen?
BEISPIEL	Gibt es einen Zusammenhang zwischen der höchsten abgeschlossenen Bildung und dem Gesundheitszustand? BILDUNG → ? → GESUNDHEIT
DATEN-NIVEAUS	*abhängige Variable:* mindestens ordinales Datenniveau *unabhängige Variable:* mindestens ordinales Datenniveau
VORAUS-SETZUNGEN	keine
HYPO-THESEN	Nullhypothese (H_0): Ein Zusammenhang zwischen den beiden Variablen kann für die Grundgesamtheit *nicht* angenommen werden. Alternativhypothese (H_1): Ein Zusammenhang zwischen den beiden Variablen *kann* für die Grundgesamtheit angenommen werden (rho ist signifikant von 0 verschieden und kann verwendet werden).
SPSS-PFAD	Analysieren => Korrelation => Bivariat (Auswahl Spearman)

Die Korrelation nach Spearman, die mit *rho* abgekürzt wird, wird ebenso wie die Pearson-Korrelation verwendet, um den Zusammenhang zwischen zwei Merkmalen messbar zu machen. Allerdings kann die Spearman-Korrelation bereits für ordinale Daten verwendet werden. Es ist also sowohl die Berechnung eines Zusammenhanges zwischen zwei ordinalen Merkmalen möglich als auch die Kombination von ordinalen und metrischen Items. Die Spearman-Korrelation kann auch dann verwendet werden, wenn weniger als 30 Personen befragt wurden. Während aufgrund des anderen Datenniveaus eine andere Berechnung dieser Korrelation notwendig ist (es darf kein Mittelwert und keine Standardabweichung miteinbezogen werden), erfolgt die Interpretation der Spearman-Korrelationswerte vollkommen identisch wie bei der Pearson-Korrelation (vgl. Abb. 118).

Logik der Spearman-Korrelation

Die rechnerische Logik der Spearman-Korrelation kann anhand des folgenden Beispiels demonstriert werden:

Angenommen, man möchte die körperliche Fitness von Personen messen: Wie stark hängen die bei einem Ausdauertest und die bei einem Krafttest erreichten Punkte miteinander zusammen?

Angenommen, wir hätten mit acht Personen jeweils einen Ausdauer- und einen Krafttest durchgeführt, wobei jeweils bis zu 100 Punkte erreicht werden konnten (vgl. Tabelle unten). Nun wollen wir wissen, wie stark und in welche Richtung die beiden Tests miteinander korrelieren.

Punkte Ausdauertest	Punkte Krafttest	Rangplatz Ausdauertest	Rangplatz Krafttest	Differenz Rangplätze	Quadrierte Differenz Rangplätze
53	71	6	4	2	4
23	19	7	8	-1	1
62	61	4	5	-1	1
88	99	1	1	0	0
74	79	2	3	-1	1
19	29	8	7	1	1
66	51	3	6	-3	9
55	82	5	2	3	9
			Summe der quadrierten Differenzen:		26

Tab. 71: Berechnung Spearman-Korrelation

Um eine Spearman-Korrelation zu berechnen, wird – wie bei anderen nichtparametrischen Verfahren auch – die Vergabe von Rangplätzen als Grundlage verwendet. Deswegen wird die Spearman-Korrelation auch als Rangkorrelation bezeichnet. Für beide Variablen werden die Personen separat ranggereiht und die Rangplätze vergeben. Jede Person erhält also zwei Werte bzw. zwei Rangplätze zugeordnet. Die erste Person in unserem Beispiel oben erreichte z. B. beim Ausdauertest den 6. Rang und beim Krafttest den 4. Rang (die Ränge wurden hier beginnend mit dem besten Ergebnis bis hin zum schlechtesten vergeben).

Nun wird in einem nächsten Schritt berechnet, wie viel Unterschied bei jeder Person zwischen dem Rangplatz beim ersten und beim zweiten Test zu finden ist. Es wird also die Differenz der Rangplätze berechnet, um zu sehen, wie stark sich die beiden Tests unterscheiden. Würde bei allen Personen die Differenz der Rangplätze 0 betragen, würde auch der höchstmögliche Zusammenhang erreicht.

Um nun den Korrelationskoeffizienten nach Spearman berechnen zu können, soll die Differenz der Rangplätze summiert werden. Dies kann allerdings nur erfolgen, wenn die Werte zunächst noch quadriert werden, da ansonsten die Summe immer den Wert 0 ergeben würde.

Die gebildete Summe der quadrierten Abweichungen „d_i^2" (in unserem Beispiel „26") wird schließlich in die Formel zur Berechnung der Spearman-Korrelation eingesetzt, mit 6 multipliziert und an der Fallzahl (hier $n = 8$) relativiert. Danach wird das Ergebnis vom Wert 1 abgezogen.

$$rho = 1 - \frac{6 * \sum d_i^2}{n * (n^2 - 1)}$$

Setzt man das oben angeführte Beispiel in die Formel ein, so erhält man das folgende Ergebnis:

$$rho = 1 - \frac{6 * 26}{8 * (8^2 - 1)} = 0{,}690$$

Mit einem Spearman-Korrelationskoeffizienten von 0,690 ist ersichtlich, dass der Ausdauer- und der Krafttest einen starken Zusammenhang aufweisen. Je besser die Befragten beim ersten Test abschneiden, desto besser fällt auch das Ergebnis des zweiten Tests aus. Die Interpretation erfolgt also auf die gleiche Weise wie bei der Pearson-Korrelation (vgl. Abb. 118: Interpretation des Korrelationskoeffizienten).

Hierzu ist noch zu sagen, dass die oben dargestellte, sehr einfache Formel leider nur dann angewandt werden darf, wenn es keine verbundenen Ränge gibt. Sie kommt also nur dann zum Einsatz, wenn allen Personen bei beiden Variablen jeweils ein eigener Rangplatz zugeordnet werden kann. Hätten allerdings zwei Personen aufgrund z. B. des gleichen Testergebnisses den gleichen Rang und müssten ihnen demnach verbundene Ränge zugeordnet werden, würde die Formel zur Berechnung der Spearman-Korrelation deutlich komplizierter ausfallen.

$$rho = \frac{2*\left(\frac{n*(n^2-1)}{12}\right)-T-U-\sum_{i=1}^{n} d_i^2}{2*\sqrt{\left(\frac{n*(n^2-1)}{12}-T\right)*\left(\frac{n*(n^2-1)}{12}-U\right)}}$$

Beispiel in SPSS

Angenommen, man möchte den Zusammenhang zwischen mehreren ordinalen oder metrischen Variablen in SPSS berechnen, ist das gleiche Menü auszuwählen wie für die Pearson-Korrelation. Es ist unter „Korrelationskoeffizienten" lediglich Spearman zu verwenden. Auch die ausgegebene Korrelationsmatrix ist genauso aufgebaut wie schon im Abschnitt über die Pearson-Korrelation erklärt. Der einzige Unterschied liegt in der Art der Berechnung der Koeffizienten.

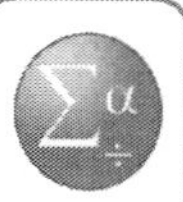

Analysieren => Korrelation => Bivariat (Spearman einstellen)

Wie hängen die Variablen Gesundheit, Alter, Lebensqualität und Akzeptanz des eigenen Aussehens miteinander zusammen?

Die in der Frage oben angeführten Variablen sollen also mithilfe der Spearman-Korrelation in Beziehung gesetzt werden. Sieht man sich die Wertelabels der Fragen in der Tabelle unten an, wird klar, warum die Wahl hier auf Spearman und nicht auf Pearson fallen muss: Alle Variablen haben ordinales Datenniveau.

Gesundheit	Alter	Lebensqualität	Akzeptanz Aussehen
1 – sehr gut	1 – 15–19	1 – sehr schlecht	1 – überhaupt nicht
2 – gut	2 – 20–24	2 – schlecht	2 – eher nicht
3 – mittelmäßig	...	3 – mittelmäßig	3 – halbwegs
4 – schlecht	...	4 – gut	4 – überwiegend
5 – sehr schlecht	15–85+	5 – sehr gut	5 – völlig

Tab. 72: Übersicht über die für Korrelation verwendeten Variablen

Nach Eingabe der vier Variablen in das SPSS-Menü „Bivariate Korrelation" erscheint die folgende Korrelationsmatrix im Viewer-Fenster. Neben dem Korrelationskoeffizienten werden auch die Signifikanz der Werte bzw. die Fallzahl *(N)* angegeben, um zu überprüfen, ob der jeweilige Koeffizient sinnvoll interpretiert werden kann.

Korrelationen

			subjektive Gesundheit	Altersgruppen	Lebensqualität	Akzeptanz Aussehen
Spearman-Rho	Subjektive Gesundheit	Korrelationskoeff.	1,000	,384**	-,462**	-,251**
		Sig. (2-seitig)	.	,000	,000	,000
		N	1.000	1.000	1.000	1.000
	Altersgruppen	Korrelationskoeff.	,384**	1,000	-,203**	-,083**
		Sig. (2-seitig)	,000	.	,000	,009
		N	1.000	1.000	1.000	1.000
	Lebensqualität	Korrelationskoeff.	-,462**	-,203**	1,000	,273**
		Sig. (2-seitig)	,000	,000	.	,000
		N	1.000	1.000	1.000	1.000
	Akzeptanz Aussehen	Korrelationskoeff.	-,251**	-,083**	,273**	1,000
		Sig. (2-seitig)	,000	,009	,000	.
		N	1.000	1.000	1.000	1.000

** Die Korrelation ist auf dem 0,01 Niveau signifikant (zweiseitig).

Tab. 73: Korrelation nach Spearman

Einige Ergebnisse sollen exemplarisch herausgegriffen werden, obwohl es sicher möglich wäre, diese Tabelle sehr intensiv zu interpretieren:

- Gesundheit und Alter weisen einen mittelstarken, signifikanten Zusammenhang auf. Aufgrund der Codierung der Fragen (siehe Tabelle oben) bedeutet das positive Vorzeichen: Je älter man ist, desto schlechter wird die eigene Gesundheit tendenziell eingeschätzt ($rho = 0{,}384,\ p = 0{,}000$).
- Die allgemeine Einschätzung der Gesundheit beeinflusst die Lebensqualität dahingehend, dass mit besserer Gesundheit auch die Lebensqualität besser eingeschätzt wird. Hier ist ein mittelstarker, signifikanter Zusammenhang für die Grundgesamtheit erkennbar ($rho = -0{,}462,\ p = 0{,}000$).
- Je besser die Akzeptanz des eigenen Aussehens ausfällt, desto höher wird auch die eigene Lebensqualität eingeschätzt. Dieser Zusammenhang gilt für die Grundgesamtheit und ist als leicht einzuschätzen ($rho = 0{,}273,\ p = 0{,}000$).

14 Lineare Regression

<table>
<tr><th colspan="3">Kurzübersicht Lineare Regression</th></tr>
<tr><td>Fragestellung</td><td colspan="2">⇨ Wie gut kann eine abhängige Variable durch eine (oder mehrere) unabhängige Variable(n) erklärt werden?
⇨ Wie gut kann anhand einer (oder mehrerer) unabhängiger Variablen eine abhängige Variable geschätzt werden?</td></tr>
<tr><td>Beispiel</td><td colspan="2">Wie gut kann das Körpergewicht durch die Körpergröße erklärt werden?
Wie gut kann man aufgrund der Körpergröße das Gewicht schätzen?
Körpergröße → ? → Körpergewicht</td></tr>
<tr><td>Datenniveaus</td><td colspan="2">abhängige Variable: metrisches Datenniveau
unabhängige Variable(n): metrisches Datenniveau</td></tr>
<tr><td>Voraussetzungen</td><td colspan="2">⇨ linearer Zusammenhang zwischen den Variablen
⇨ alle Variablen sollten normalverteilt sein
⇨ keine Autokorrelation der abhängigen Variable
⇨ keine Multikollinearität der unabhängigen Variablen
⇨ normalverteilte Residuen
⇨ Homoskedastizität</td></tr>
<tr><td rowspan="2">Hypothesen</td><td>F-Test</td><td>Nullhypothese (H_0): Die unabhängige(n) Variable(n) liefern in der Grundgesamtheit keinen Erklärungsbeitrag zur abhängigen Variable ($r^2 = 0$; das Modell kann nicht auf die Grundgesamtheit übertragen werden).
Alternativhyp. (H_1): Die unabhängige(n) Variable(n) liefern in der Grundgesamtheit einen Erklärungsbeitrag zur abhängigen Variable ($r^2 \neq 0$; das Modell kann auf die Grundgesamtheit übertragen werden).</td></tr>
<tr><td>T-Test</td><td>Nullhypothese (H_0): Eine unabhängige Variable liefert in der Grundgesamtheit keinen Erklärungsbeitrag zur abhängigen Variable (Koeffizient = 0).
Alternativhyp. (H_1): Eine unabhängige Variable liefert in der Grundgesamtheit einen Erklärungsbeitrag zur abhängigen Variable (Koeffizient ≠ 0).</td></tr>
<tr><td>SPSS-Pfad</td><td colspan="2">Analysieren => Regression => Linear</td></tr>
</table>

Im vorangegangenen Kapitel wurden zwei verschiedene Arten von Korrelationskoeffizienten dargestellt. Aufbauend auf dem Konzept der Pearson-Korrelation, die misst, wie stark und in welche Richtung zwei metrische Variablen miteinander zusammenhängen, soll nun die lineare Regression erklärt werden. Dieses Verfahren dient dazu, die Form des Zusammenhangs zwischen zwei oder mehr metrischen Variablen zu berechnen.[38] Es geht dabei darum, zu analysieren, wie gut eine abhängige Variable durch eine oder mehrere unabhängige Variablen erklärt werden kann, bzw. hilft die Regressionsanalyse dabei, die abhängige Variable durch die Berechnung eines Modells zu schätzen.

Voraussetzung, um ein lineares Regressionsmodell berechnen zu können, ist die Annahme, dass zwischen den Variablen ein linearer Zusammenhang besteht.

Logik der linearen Regression

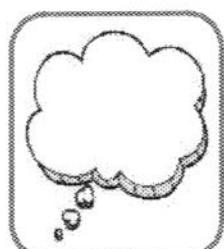

Wie gut kann das Körpergewicht durch die Körpergröße geschätzt/erklärt werden?

Anhand dieses Beispiels soll das Konzept der linearen Regression erklärt werden. Schon zur Berechnung der Korrelation diente ein Streudiagramm als Ausgangspunkt, um festzustellen, ob ein linearer Zusammenhang zwischen zwei Variablen besteht. Dies ist auch vor der Berechnung eines Regressionsmodells sinnvoll, da hier auch Linearität vorausgesetzt wird.[39]

Betrachtet man das Streudiagramm der Variablen Größe und Gewicht, so erkennt man, dass die Punktewolke die Tendenz zeigt, dass mit steigender Körpergröße auch das Gewicht ansteigt. Zur Berechnung eines Regressionsmodells versucht man nun, eine Gerade in diesen Punkteschwarm zu legen. Ziel ist es, die Beziehung zwischen zwei Items in Form einer Linie darzustellen. Dadurch soll einerseits die Form des Zusammenhangs zwischen zwei Variablen überprüft, gleichzeitig aber auch die Möglichkeit generiert werden, Prognosen bzw. Schätzwerte zu berechnen.

Nun stellt sich allerdings die Frage, nach welchem Konzept diese Gerade, die in der Abbildung unten zu sehen ist, in ein Streudiagramm gelegt wird. Es wird die am besten passende Gerade gesucht, die zu allen Punkten den kleinsten möglichen Abstand hat. Dies erfolgt nach dem Gauß'schen Prinzip der kleinsten Quadrate. Die Gerade soll so

[38] Die lineare Regressionsanalyse ist nur eine Variante einer ganzen Fülle von Regressionsmodellen. Allein SPSS bietet 13 verschiedene Arten der Modellberechnung. Weitere bekannte Verfahren sind z. B. die binär logistische Regression oder die ordinale Regression (Backhaus, 2011; Moosbrugger, 2011).

[39] Das Streudiagramm ist außerdem gut dazu geeignet, mögliche Ausreißer zu identifizieren. Gibt es Personen, die besonders weit weg von der allgemeinen Tendenz liegen, empfiehlt es sich, diese auszuschließen. Das sollte allerdings nur gut begründet, bei starken Abweichungen und nur für eine sehr geringe Anzahl an Personen erfolgen, da man sonst Gefahr läuft, sich Zusammenhänge „zu basteln", die es in Wahrheit gar nicht gibt.

gezeichnet werden, dass die quadrierten vertikalen Abstände der Punkte zur Geraden minimal ausfallen. Dadurch gibt es genau eine Gerade, die am besten passt.

In SPSS kann die Regressionsgerade im Diagramm-Editor (zu öffnen durch Doppelklick auf die Grafik) unter „Elemente => Anpassungslinie bei Gesamtsumme" eingefügt werden.

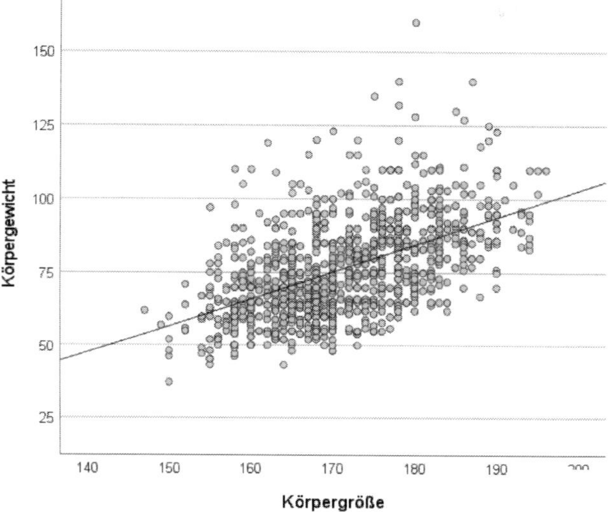

Abb. 120: Regressionsgerade

Möchte man die Regressionsgerade noch genauer beschreiben, so verwendet man dazu die Gleichung für eine lineare Funktion, die man z. B. als „y = k*x+d" kennt. Im Rahmen der Regressionsanalyse wird genau diese Funktion verwendet, allerdings etwas anders angeschrieben, wie unten ersichtlich ist.

$$\hat{y} = b_0 + b_1 * x_i$$

$$b_0 = \bar{y} - (b_1 * \bar{x}) \qquad b_1 = r * \frac{s_y}{s_x}$$

Die oben angeführte Formel ist folgendermaßen zu verstehen: $\hat{y}$ (gesprochen: „Ypsilon Dach") steht für die abhängige Variable, wobei das „Dach" ein Symbol dafür ist, dass ein Wert geschätzt werden soll. Der Ausgangspunkt der Berechnung von $\hat{y}$ ist der Koeffizient b_0, der als Basis der Regressionsgeraden verstanden werden kann. In einem weiteren Schritt wird die Steigung (b_1) mit dem Wert der unabhängigen Variable (x_i) multipliziert und zur Basis addiert. Zur Berechnung von b_0 und b_1 werden der Korrelationskoeffizient nach Pearson (r) und die Standardabweichungen der beiden Variablen verwendet.

Somit entsteht eine Formel, die es einerseits ermöglicht, einzuschätzen, wie stark die abhängige Variable mit der Erhöhung der unabhängigen Variable ansteigt oder abnimmt. Gleichzeitig erlaubt die Formel aber auch, anhand der unabhängigen Variable die abhängige vorherzusagen. Für unser Beispiel würde das bedeuten, dass das geschätzte Gewicht sich folgendermaßen berechnen lässt:

$$\widehat{Gewicht} = b_0 + b_1 * Größe$$

Geht man nun noch einen Schritt weiter, könnte man sich fragen, wie gut es nun möglich ist, z. B. das Gewicht durch die Körpergröße zu schätzen, denn man muss sich immer dessen bewusst sein, dass die Darstellung eines Zusammenhanges in Form einer Linie nie einen 100%igen Erklärungsbeitrag liefern kann. Das Gewicht kann z. B. nicht einzig und allein durch die Körpergröße erklärt werden. Es ist auch am Streudiagramm ersichtlich, dass fast alle Punkte nicht direkt auf der Linie liegen – was für einen 100%igen Zusammenhang sprechen würde –, sondern von dieser abweichen. Man verschätzt sich also bei den meisten Personen.

Das Ziel, zu berechnen, wie gut die abhängige Variable durch die unabhängige geschätzt werden kann, kann nun durch die folgende Logik erreicht werden: Zusätzlich zur Regressionsgeraden wird auch noch der Mittelwert der abhängigen Variable ins Streudiagramm eingezeichnet (vgl. strichlierte Linie in der Abb. unten). Es ist erkennbar, dass es eine gewisse Streuung um diesen Mittelwert gibt. Nicht alle Personen wiegen gleich viel. Diese Streuung zu erklären, ist ein wesentliches Ziel der Regression. In diesem Fall wurde ein Erklärungsversuch mithilfe der Körpergröße angestellt.

Betrachtet man nun eine exemplarische Person (= markierter Punkt im Diagramm unten), so ist ersichtlich, dass diese Person mit ca. 135 kg Körpergewicht sehr weit vom Mittelwert von ca. 70 kg abweicht. Nun stellt sich die Frage, wie man dies erklären kann? Eine mögliche Antwort darauf liefert die Regressionsgerade, die die Abweichung dieser Person in zwei Teile teilt:

1) Der erste Teil der Streuung liegt zwischen dem Gewichtsmittelwert und dem geschätzten Wert für diese Person. Denn man kann die Gerade auch so interpretieren, dass sie es möglich macht, das Gewicht der Person anhand der Größe zu schätzen. Für die Beispielperson würde das etwa bedeuten, dass sie bei einer Körpergröße von 190 cm geschätzt ca. 88 kg wiegen müsste. Dieser Teil der Varianz ist also laut dem Regressionsmodell auf die Körpergröße der Person zurückzuführen. Sie wiegt um ca. 18 kg mehr als der Durchschnitt, da sie eben besonders groß ist. Man nennt diesen Teil der Streuung die ***erklärte Varianz***, da wir sie anhand unseres Modells erklären können.

2) Der zweite Teil der Varianz liegt über der Regressionsgeraden. Wir sehen, dass wir die Beispielperson mit unserer Schätzung von 88 kg deutlich unterschätzt haben.

In Wahrheit wiegt diese Person noch viel mehr, nämlich um die 135 kg. Wir können diesen Teil der Streuung vom Mittelwert allerdings nicht durch die Größe der Person erklären. Es muss andere Einflussfaktoren geben, die diese Abweichung erklären. Man nennt diesen Teil der Varianz daher ***nicht erklärte Varianz*** oder ***Residualvarianz***.

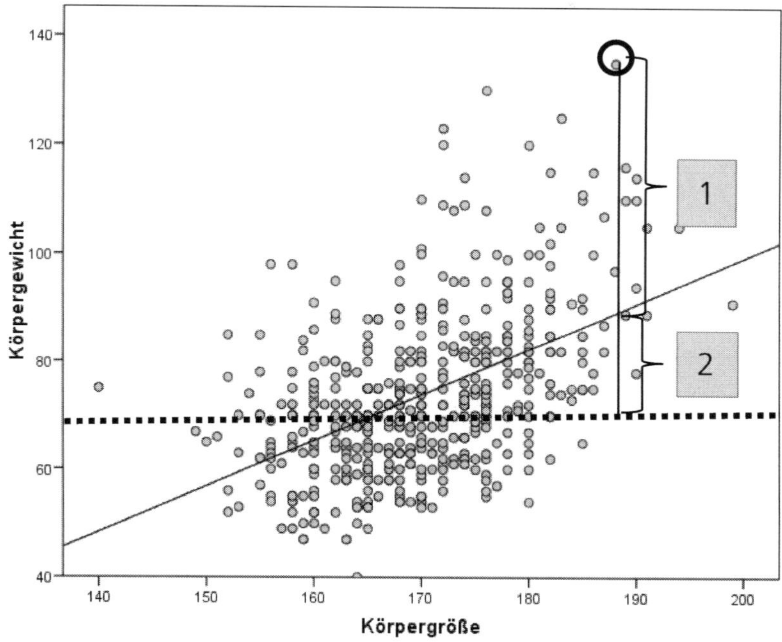

Abb. 121: Varianzzerlegung Regression (1)

Im Rahmen der Regression wird die Gesamtvarianz also in zwei Teile geteilt (ähnlich der Varianzzerlegung im Rahmen der Varianzanalyse). Sie setzt sich aus der im Modell erklärten Varianz und der nicht erklärten Varianz, also den Residuen, zusammen.

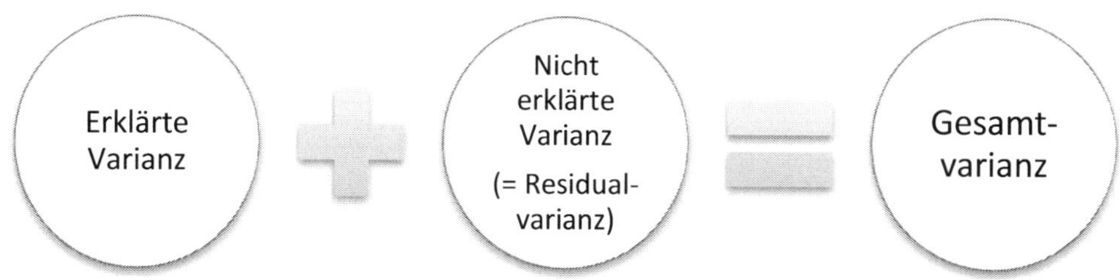

Abb. 122: Varianzzerlegung Regression (2)

Das Ziel dabei ist natürlich, so viel Varianz wie möglich durch das Regressionsmodell zu erklären. Eine Maßzahl dafür, wie gut dies gelingt, ist das sogenannte Bestimmtheitsmaß (r^2). Es misst den Anteil der erklärten Varianz an der Gesamtvarianz, sagt also aus, wie viel Prozent der gesamten Streuung einer abhängigen Variable durch eine unabhängige Variable erklärt werden können.[40]

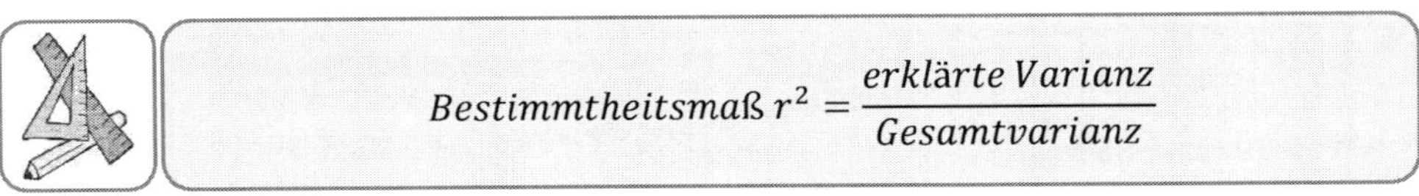

$$Bestimmtheitsmaß\ r^2 = \frac{erklärte\ Varianz}{Gesamtvarianz}$$

Beispiel in SPSS

Nachdem die Logik der Regression nun anhand eines Streudiagrammes beschrieben wurde, soll nun mithilfe von SPSS eine Regressionsanalyse für den Einfluss der Variable „Körpergröße" auf das Körpergewicht gerechnet werden.

Analysieren => Regression => Linear

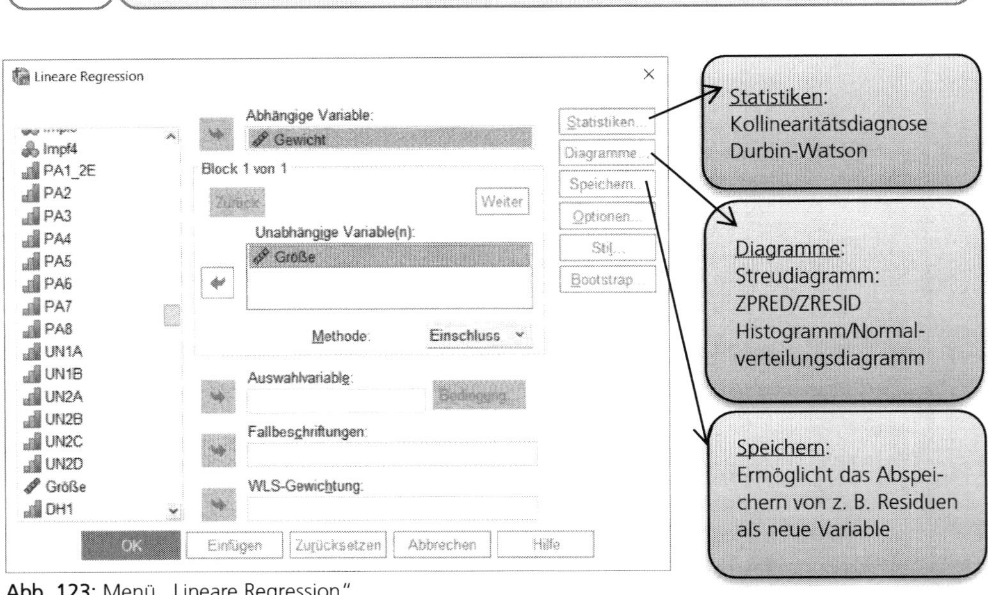

Abb. 123: Menü „Lineare Regression"

[40] Das Bestimmtheitsmaß trägt nicht etwa zufällig den Namen „r^2", sondern kann tatsächlich berechnet werden, indem man den Pearson-Korrelationskoeffizienten „r" quadriert.

Im Menü „Lineare Regression" wird nun die Variable „Gewicht" ins Feld „Abhängige Variable" verschoben und die Variable „Größe" in das Feld „Unabhängige Variable(n)". Die in der Abbildung unten beschriebenen Zusatzeinstellungen in den Menüs „Statistiken" und „Diagramme" dienen der Überprüfung der Modellvoraussetzungen der Regression, die weiter unten beschrieben werden.

Nach fertiger Eingabe liefert die Regressionsanalyse einen Output, der aus einer Fülle von Tabellen und Grafiken besteht. Diese sollen nun systematisch – je nach Zweck der Interpretation – dargestellt werden.

1) Prüfen der Modellgüte

In einem ersten Schritt ist es notwendig, zu überprüfen, wie gut das berechnete Regressionsmodell ist. Es stellt sich die Frage, ob die unabhängige Variable einen Erklärungsbeitrag zur abhängigen liefert bzw. wie hoch dieser ausfällt. Dazu gibt es drei verschiedene Parameter:

Bestimmtheitsmaß: In der Tabelle „Modellzusammenfassung" ist das r^2 abzulesen, das den Anteil der erklärten Varianz an der Gesamtvarianz anzeigt. In unserem Beispiel kann abgelesen werden, dass die Varianz des Körpergewichts zu 27,7 % ($r^2 = 0{,}277$) durch die Varianz der Körpergröße erklärt werden kann. Dies ist schon ein sehr guter Erklärungsbeitrag, wenn man bedenkt, dass hier nur ein Einflussfaktor ins Modell aufgenommen wurde.

Der ***Standardfehler des Schätzers*** in der „Modellzusammenfassung" ist ebenfalls eine Maßzahl für die Güte des Modells. Je kleiner dieser Wert, umso besser ist das Modell einzustufen. Dieser Wert kann vor allem dann herangezogen werden, wenn mehrere Modelle miteinander verglichen werden sollen. Dann kann man darauf achten, in welchem Modell der Schätzfehler am geringsten ausfällt.

Modellzusammenfassung[b]

Modell	R	R-Quadrat	Korrigiertes R-Quadrat	Standardfehler des Schätzers	Durbin-Watson-Statistik
1	,526[a]	,277	,276	13,974	1,770

a. Einflußvariablen: (Konstante), Körpergröße in cm
b. Abhängige Variable: Körpergewicht in kg

Tab. 74: Regression – Modellzusammenfassung

F-Test (Goodness-of-Fit-Test): In der „ANOVA"-Tabelle wurde ein F-Test auf Basis der Varianzzerlegung in die erklärte Varianz („Regression") und nicht erklärte Varianz („nicht standardisierte Residuen") berechnet. Dieser Test überprüft die H_0, ob die unabhängige Variable *keinen* signifikanten Erklärungsbeitrag zur abhängigen Variable liefert bzw. ob r^2 sich *nicht* signifikant von 0 unterscheidet. Mit einer Irrtumswahrscheinlichkeit von annähernd 0 % – also einem Wert, der kleiner als 5 % ist –, kann man davon ausgehen, dass es sich um ein signifikantes Modell handelt. Die unabhängige Variable „Größe" hat einen signifikanten Einfluss auf das „Gewicht".

ANOVA[a]

Modell		Quadrat-summe	df	Mittel der Quadrate	F	Sig.
1	Regression	74559,392	1	74559,392	381,838	,000[b]
	Nicht standardisierte Residuen	194873,708	998	195,264		
	Gesamt	269433,100	999			

a. Abhängige Variable: Körpergewicht in kg
b. Einflußvariablen: (Konstante), Körpergröße in cm

Tab. 75: Regression – ANOVA (1)

Die Modellgüte kann man insgesamt als gut bezeichnen. Es handelt sich um ein signifikantes Modell, bei dem rund 28 % der Varianz der abhängigen Variable erklärt werden können.

2) Prüfen des Regressionskoeffizienten und Aufstellen der Regressionsgeraden

In einem weiteren Schritt geht es darum, zu überprüfen, wie sich der Einfluss der unabhängigen Variable konkret darstellt. Außerdem soll die Regressionsgleichung auf Basis der „Konstanten" (b_0) und der Steigung nach Körpergröße (b_1) aufgestellt werden. Dies kann in folgenden Schritten vor sich gehen:

Zunächst muss überprüft werden, ob die beiden Koeffizienten $(b_0\ und\ b_1)$ signifikant sind. Nur wenn diese Bedingung erfüllt ist, können sie auch in die Regressionsgleichung eingesetzt werden. Ansonsten müsste stattdessen der Wert 0 verwendet werden. In der Spalte ***„Sig."*** der Koeffizienten-Tabelle kann man ablesen, dass mit einer Irrtumswahrscheinlichkeit von annähernd 0 % die H_1 („Die Koeffizienten sind signifikant.") angenommen werden kann. Beide dürfen demnach verwendet werden. Zur Berechnung der Signifikanz wird hier ein T-Test verwendet.

Koeffizienten[a]

Modell		Nicht standardisierte Koeffizienten		Standard. Koeff.			Kollinearitäts-statistik	
		Regressions-Koeffizient B	Std.-Fehler	Beta	T	Sig.	Toleranz	VIF
1	(Konstante)	-82,253	8,122		-10,127	,000		
	Körpergröße in cm	,926	,047	,526	19,541	,000	1,000	1,000

a. Abhängige Variable: Körpergewicht in kg

Tab. 76: Regression – ANOVA (2)

Bei der Verwendung von mehr als zwei unabhängigen Variablen zur Erklärung der abhängigen Variable (vgl. Ausblick weiter unten) kann der ***Beta-Wert*** herangezogen werden. Dabei handelt es sich um einen standardisierten Koeffizienten, der anzeigt, welche unabhängige Variable den größten Erklärungsbeitrag zum Modell liefert. Je höher der Wert beim Beta-Koeffizienten ausfällt, desto höher der Erklärungsbeitrag.

Schließlich liefert die erste Spalte der Tabelle „***Regressionskoeffizient B***" jene Werte, die zur Bildung der Regressionsgeraden herangezogen werden können. Da beide Koeffizienten bereits auf Signifikanz überprüft wurden, kann nun die Gleichung folgendermaßen aufgestellt werden:

$$\widehat{Gewicht} = -82{,}25 + 0{,}93 * Größe$$

Das Ausgangsgewicht liegt also bei einem Wert von rund -82 kg für eine Person, die 0 cm groß wäre. Mit jedem Zentimeter Körpergröße steigt das Gewicht um 0,93 kg an. Mithilfe dieser Formel wird es nun möglich, bei einem Wissen über die Körpergröße das Gewicht zu schätzen. Demnach könnte z. B. für eine Person mit einer Körpergröße von 179 cm und für eine andere mit einer Größe von 156 cm das geschätzte Gewicht folgendermaßen berechnet werden:

$$\widehat{Gewicht} = -82{,}25 + 0{,}93 * 179 \quad = 83{,}5$$

$$\widehat{Gewicht} = -82{,}25 + 0{,}93 * 156 \quad = 62{,}2$$

Nach unserer Schätzung müsste also die erste Person 83,5 kg wiegen. Für die zweite ergibt sich ein geschätzter Wert von 62,2 kg.

3) Überprüfung der Modellbedingungen

Schließlich soll auch noch beschrieben werden, wie die Modellbedingungen für die lineare Regression überprüft werden können. Die Berechnung einer linearen Regressionsanalyse erfordert die Erfüllung von sehr vielen Voraussetzungen (Hatzinger & Nagel, 2013), die anhand der durchgeführten Regressionsanalyse näher beschrieben werden sollen. Eigentlich sollte dieser Schritt vor der Interpretation der eigentlichen Ergebnisse erfolgen.

Linearer Zusammenhang zwischen den Variablen

Zur Berechnung eines linearen Regressionsmodells ist es wichtig, zu überprüfen, ob man auch annehmen kann, dass die beiden Variablen in einem linearen Zusammenhang stehen. Durch Darstellung in einem Streudiagramm kann festgestellt werden, ob es sinnvoll ist, die Beziehung von zwei Variablen in Form einer Linie zu erfassen. Dagegensprechen würde z. B. eine U-förmige oder eine wellenförmige Verteilung der Punkte. Für die Variablen Größe und Gewicht zeigte das Streudiagramm, dass ein linearer Zusammenhang gegeben ist.

Normalverteilung der abhängigen Variable

Im Idealfall sind alle Variablen, die in ein Regressionsmodell einbezogen werden, normalverteilt. In der Praxis ist die Erfüllung dieser Voraussetzung allerdings aus Mangel an normalverteilten Variablen nur selten möglich. Daher sollte vor allem darauf geachtet werden, dass die abhängige Variable einer Normalverteilung ähnelt bzw. zumindest eingipfelig und symmetrisch ist. Das Histogramm der abhängigen Variable Körpergewicht zeigt leichte Abweichungen von der Idealform, die Verteilung ist leicht rechtsschief. Auch die Formmaße Schiefe und Kurtosis bestätigen leichte Abweichungen von der Normalverteilung ($Schiefe = 0{,}732$; $Kurtosis = 0{,}953$). Ein zusätzlich durchgeführter Kolmogorov-Smirnov-Test zeigt, dass die Verteilung keiner Normalverteilung folgt ($p = 0{,}000$). Bedenkt man aber, wie streng der K-S-Test die Normalverteilung bewertet, so kann die Verteilung tendenziell als normalverteilt gesehen werden.

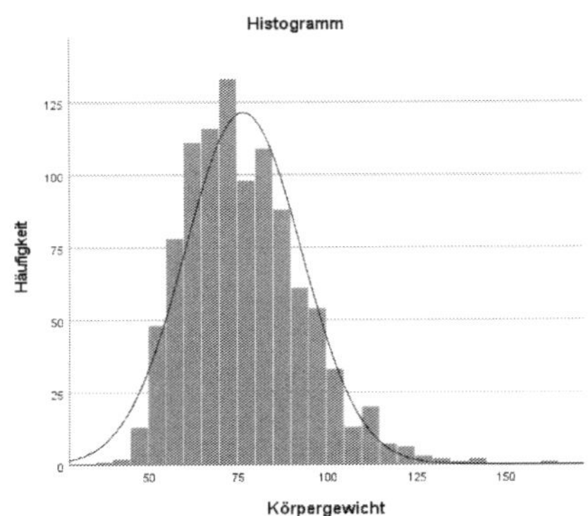

Abb. 124: Überprüfung Normalverteilung abhängige Variable

Keine Autokorrelation der abhängigen Variable

Eine weitere Bedingung für die Regression ist, dass keine Autokorrelation erkennbar sein darf. Das bedeutet, dass die abhängige Variable nicht mit sich selbst korreliert sein darf. Die Werte der abhängigen Variable dürfen also nicht voneinander abhängig sein. Eine Möglichkeit, die Autokorrelation zu überprüfen, ist die Durbin-Watson-Statistik. Die Ergebnisse dieser Überprüfung können in einem Wertebereich von 0–4 liegen. Der Wert 2 ist dabei als Idealwert zu verstehen und kann als „keine Autokorrelation" interpretiert werden. Sind die Werte deutlich kleiner als 2, spricht man von positiver Autokorrelation, sind sie deutlich größer, von negativer Autokorrelation. Werte zwischen 1,5 und 2,5 werden als akzeptabel bezeichnet. Abzulesen ist die Durbin-Watson-Statistik in der Tabelle „Modellzusammenfassung", wo auch das r^2 angeführt ist. In unserem Beispiel wurde ein Wert von 1,770 berechnet. Damit besteht keine Autokorrelation, diese Modellbedingung ist erfüllt.

Keine Multikollinearität der unabhängigen Variablen

Die Bedingung, dass keine Multikollinearität feststellbar sein darf, wird erst beim Miteinbeziehen von mehr als einer unabhängigen Variable ins Modell wichtig. Es geht dabei nämlich darum, dass die unabhängigen Variablen untereinander nicht zu stark korrelieren dürfen, da dies sonst negative Auswirkungen auf das Modell haben könnte bzw. weil einzelne Einflüsse dann nicht mehr ausreichend abgegrenzt werden können.

Ob die Korrelation unter den unabhängigen Variablen niedrig genug ist, kann mithilfe von drei Maßzahlen festgestellt werden:

- Toleranz: Dieser Wert kann in der Koeffizienten-Tabelle abgelesen werden. Je geringer der Toleranz-Wert, desto größer die Abhängigkeit der unabhängigen Variablen. Der Höchstwert und auch gleichzeitig Idealwert, der hier erreicht werden kann, ist „1". Ab einem Wert von unter 0,25 spricht man davon, dass Multikollinearität gegeben ist, und sollte das Regressionsmodell verwerfen bzw. einzelne Variablen ausschließen, die zu hoch mit anderen korrelieren. Bei Werten unter 0,1 wird die Abhängigkeit sehr eindeutig.
- Der VIF-Wert ist die Umkehrung der Toleranz. Dieser Wert sollte keinen Wert größer 5 erreichen.
- Der Konditionsindex schließlich beschreibt bei einem Wert von 10–30 eine moderate Kollinearität. Liegt der Wert über 30, kann von starker Kollinearität gesprochen werden.

Für das vorliegende Beispiel wurden diese Werte nicht berechnet, da nur eine unabhängige Variable ins Modell miteinbezogen wurde.

Normalverteilung der Residuen

Die Residuen sind jene Werte, die angeben, wie sehr man sich bei jeder Person im Regressionsmodell verschätzt hat. Es sind also die Werte der nicht erklärten Varianz. Dieses Verschätzen sollte im Idealfall nicht systematisch, sondern zufällig passieren. Daher sollten die Residuen einer Normalverteilung folgen. Außerdem sollte der Gipfel der Verteilung der Residuen beim Wert 0 zu finden sein, da ja das Ziel ist, sich bei so vielen Personen wie möglich nicht zu verschätzen. Die positiven Residuen (unterschätzte Personen) und negativen Residuen (überschätzte Personen) sollten sich dann gleichmäßig rund um „0" verteilen.

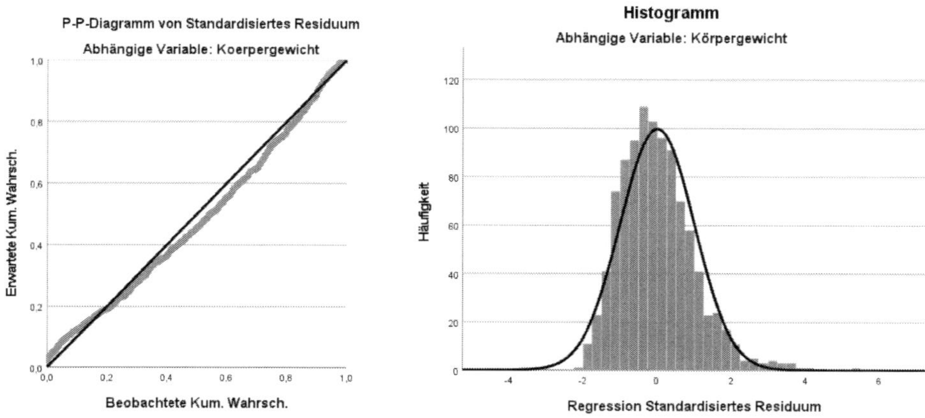

Abb. 125: Überprüfung Normalverteilung der Residuen

Die beiden Grafiken zeigen, dass von einer Normalverteilung der Residuen im vorliegenden Beispiel zumindest annähernd ausgegangen werden kann. Es zeigen sich nur leichte Abweichungen von der Normalverteilung. Man könnte auch hier als Ergänzung einen Kolmogorov-Smirnov-Test berechnen, nachdem die Residuen als eigene Variable abgespeichert wurden.

Homoskedastizität

Als letzte Bedingung für das Regressionsmodell ist es wichtig, zu überprüfen, ob die Varianz der Residuen unabhängig von der Höhe des vorhergesagten Wertes gleich verteilt ist. Man spricht in diesem Fall von Homoskedastizität. Um dies zu überprüfen, kann ein Streudiagramm verwendet werden, das die geschätzten Werte mit den Residuen in Beziehung setzt. Die Abbildung unten zeigt, dass in unserem Beispiel die Punktwolke in allen Bereichen der geschätzten Werte in der X-Achse eine ähnliche Streuung der Residuen zeigt. Negativ wäre hier z. B. eine Verteilung in Form eines Trichters („Heteroskedastizität") oder eines „U".

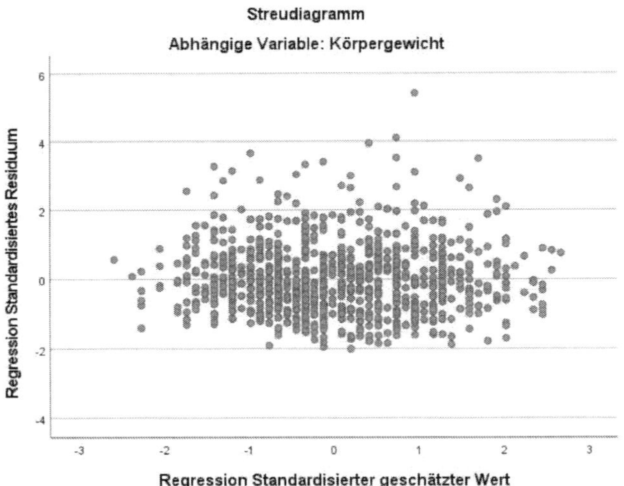

Abb. 126: Überprüfung Homoskedastizität

Ausblick multiple lineare Regression

Wie schon mehrfach angedeutet, erlaubt die Regressionsanalyse auch das Miteinbeziehen von mehr als einer unabhängigen Variable. Mit unserem bisherigen Modell konnten 28 % der Varianz des Körpergewichts erklärt werden. Das Ziel wäre nun, durch das Miteinbeziehen von weiteren Variablen noch mehr erklären zu können. Es sollen daher noch die Variablen „Minuten körperliche Aktivität" und „Geschlecht" ins Modell aufgenommen und ein multiples lineares Regressionsmodell berechnet werden.

Wie gut kann das Körpergewicht durch die Körpergröße, körperliche Aktivität und das Geschlecht geschätzt/erklärt werden?

Zusätzlich zur Variable Körpergröße sollen nun also auch die Aktivität und das Geschlecht ins Modell aufgenommen werden. Die Regressionsgleichung wird dadurch um die zusätzlichen Variablen erweitert:

$$\hat{y} = b_0 + b_1 * x_1 + b_2 * x_2 + b_3 * x_3$$

$$\widehat{Gewicht} = b_0 + b_1 * Größe + b_2 * Aktivität + b_3 * Geschlecht$$

Bevor die Analyse aber durchgeführt werden kann, muss noch auf einen wesentlichen Punkt hingewiesen werden. In ein Regressionsmodell dürfen grundsätzlich nur metrisch skalierte Variablen aufgenommen werden. Das Geschlecht als mögliche erklärende Variable hat aber eindeutig nominales Datenniveau. Ein Weg, kategoriale Variablen in ein Regressionsmodell zu integrieren, sind sogenannte Dummy-Variablen. Diese Variablen haben nur zwei Ausprägungen mit den Werten 0 und 1. Der Wert 1 steht dabei dafür, dass ein Merkmal vorhanden ist, 0 bedeutet, dass ein Merkmal nicht vorhanden ist. Durch diese Ausprägungen kann eine metrische Variable „vorgetäuscht" werden. Im Fall des Geschlechts, das ursprünglich mit 1 „männlich" und 2 „weiblich" kodiert war, wurde daher die Variable „Frau" mit den Ausprägungen „1" weiblich und 0 „nicht weiblich = männlich" gebildet (über den SPSS-Menübefehl „umcodieren in andere Variablen"). Somit kann die Variable „Frau" ins Modell aufgenommen werden.[41]

Die so durchgeführte Regressionsanalyse liefert das folgende Ergebnis:

Modellzusammenfassung[b]

Modell	R	R-Quadrat	Korrigiertes R-Quadrat	Standardfehler des Schätzers	Durbin-Watson-Statistik
1	,562[a]	,316	,314	13,6	1,805

a. Einflußvariablen: (Konstante), FRAU, Gesamt Minuten körperl. Aktivität in Freizeit, Körpergröße cm
b. Abhängige Variable: Körpergewicht in kg

Tab. 77: Multiple Regression – Modellzusammenfassung

Zunächst ist erkennbar, dass der Erklärungsbeitrag zur Varianz des Körpergewichts auf 31,4 % gesteigert werden konnte. Hier ist es wichtig, nicht das r^2, sondern das korrigierte r^2 zu verwenden. Bei multiplen Regressionsmodellen steigt r^2 schon alleine dadurch, dass mehr Variablen miteinbezogen wurden, und nicht automatisch deswegen, weil der Erklärungsbeitrag auch zugenommen hat. Daher muss der Wert des r^2

[41] Angenommen, man hätte eine kategoriale Variable mit mehr als zwei Ausprägungen, so müsste für jede einzelne Ausprägung eine eigene Dummy-Variable erstellt werden.

korrigiert werden, sodass man ihn seriös interpretieren kann. 31,4 % der Varianz des Körpergewichts können also durch Größe, körperliche Aktivität und Geschlecht erklärt werden.

Der F-Test in der Tabelle „ANOVA" zeigt, dass es sich um ein signifikantes Modell handelt. Mit einer Irrtumswahrscheinlichkeit von annähernd 0% kann die H_0 ($r^2 = 0$) verworfen und H_1 angenommen werden. Das bedeutet in der multiplen linearen Regression, dass mindestens eine der unabhängigen Variablen einen signifikanten Erklärungsbeitrag zur abhängigen Variable leistet.

ANOVA[a]

Modell		Quadratsumme	df	Mittel der Quadrate	F	Sig.
1	Regression	85222,767	3	28407,589	153,596	,000[b]
	Nicht standard. Residuen	184210,333	996	184,950		
	Gesamt	269433,100	999			

a. Abhängige Variable: Körpergewicht in kg
b. Einflußvariablen: (Konstante), FRAU, Gesamt Minuten körperl. Aktivität in Freizeit, Körpergröße cm

Tab. 78: Multiple Regression – ANOVA

Welche Variablen und wie viele nun einen signifikanten Erklärungsbeitrag zum Modell liefern, kann in der Tabelle „Koeffizienten" abgelesen werden.

Koeffizienten[a]

Modell		Nicht standardisierte Koeffizienten		Standard. Koeff.			Kollinearitätsstatistik	
		Regressions-koeffizientB	Std.-Fehler	Beta	T	Sig.	Toleranz	VIF
1	(Konstante)	-19,019	11,785		-1,614	,107		
	Körpergröße in cm	,590	,066	,335	8,931	,000	,488	2,050
	körperliche Aktivität in Freizeit	-,001	,000	-,062	-2,349	,019	,998	1,002
	FRAU	-8,922	1,234	-,271	-7,231	,000	,488	2,048

a. Abhängige Variable: Körpergewicht in kg

Tab. 79: Multiple Regression – Koeffizienten

Es wurde nun zusätzlich zur Konstante für jede unabhängige Variable ein Koeffizient berechnet. Der Blick richtet sich aber zunächst auf das Ende der Tabelle, auf die Spalte „Sig.". Es zeigt sich, dass alle drei unabhängigen Variablen einen p-Wert kleiner als 5 % aufweisen und sich daher signifikant auf die Variable Gewicht auswirken.

Möchte man nun auch noch feststellen, welche der signifikanten unabhängigen Variablen einen stärkeren Erklärungsbeitrag liefert, so kann der Beta-Koeffizient Aufschluss geben. Es ist daran ersichtlich, dass die Größe mit einem Koeffizienten von 0,335 einen stärkeren Beitrag liefert als die Variable „Frau" mit einem Wert von -0,271. Das negative

Vorzeichen beim Beta der Dummy-Variable deutet außerdem darauf hin, dass der Faktor, weiblich zu sein, das Gewicht reduziert, während die Körpergröße das Gewicht erhöht (positives Vorzeichen). Die körperliche Aktivität in der Freizeit hat schließlich den geringsten Einfluss auf das Körpergewicht.

Möchte man nun die Regressionsgleichung für das geschätzte Körpergewicht aufstellen, so kann diese allgemein folgendermaßen formuliert werden:

$$\widehat{Gewicht} = b_0 + b_1 * Größe + b_2 * Aktivität + b_3 * FRAU$$

Die Koeffizienten können nun in diese Formel eingesetzt werden. Es ist ersichtlich, dass mit jeder Steigerung der Körpergröße um einen Zentimeter das Gewicht um 0,59 kg ansteigt. Die Steigung der Dummy-Variable „Frau" ist so zu verstehen, dass, wenn jemand weiblich ist, das Gewicht um den Faktor 8,9 kg reduziert wird, und dass, wenn jemand ein Mann ist, diese Gewichtsreduktion nicht durchgeführt wird. Für einen Dummy wird also je nach Ausprägung der Wert 0 oder 1 eingesetzt. Jede Minute der körperlichen Aktivität in der Freizeit führt schließlich dazu, dass das Gewicht um 0,001 kg geringer ausfällt.

$$\widehat{Gewicht} = -19 + 0{,}59 * Größe - 0{,}001 * Aktivität - 8{,}9 * FRAU$$

Mithilfe dieser Formel könnte nun das Gewicht anhand von drei unabhängigen Variablen geschätzt werden. Die Schätzung würde durch die weiteren Variablen Geschlecht und Aktivität verfeinert werden.

15 AUSBLICK

In den vorangegangenen Kapiteln wurden verschiedensten Verfahren der deskriptiven und schließenden Statistik vorgestellt. Es wurden dazu die für die Praxis – zumindest aus meiner bisherigen Erfahrung – wichtigsten Verfahren anhand von Beispielen im Statistik-Programm SPSS dargestellt. Ziel war es eine Entscheidungshilfe zu geben, welches Verfahren mit welchem Ziel und welchen Variablen durchgeführt werden kann. Immer wieder wurden Schemata verwendet, die dazu dienen sollten, die statistischen Tests in eine Ordnung zu bringen. Eine letzte Einordnung erfolgt hier im Rahmen eines Ausblicks. Denn es muss festgehalten werden, dass es neben den beschriebenen Verfahren natürlich noch eine Fülle von weiteren Tests gibt.

Eine erste Gruppe an statistischen Tests sind die ***univariaten Methoden***. Hierbei handelt es sich um statistische Tests, die zum Ziel haben, eine abhängige Variable zu erklären. Dazu zählen z. B. die Regression, aber auch die verschiedenen Gruppenvergleichs-Tests. ***Bivariate Methoden*** haben hingegen zum Ziel, den Zusammenhang zwischen zwei (relativ) gleichberechtigten Variablen zu erkennen. Obwohl es sich zu Beginn der Analyse empfiehlt, eine abhängige und eine unabhängige Variable zu bestimmen, basieren die Tests dennoch auf der Logik, dass sich die Variablen gleichrangig gegenüberstehen. Dazu wurden etwa der Chi-Quadrat-Test oder die Korrelation vorgestellt.

Eine letzte Gruppe von statistischen Tests sind die ***multivariaten Verfahren***, die in diesem Manual sicher viel zu kurz gekommen sind. Im Rahmen dieser Verfahren werden mehr als zwei Variablen in Beziehung gesetzt. In Form von kurzen Ausblicken wurde z. B. die zweifaktorielle Varianzanalyse oder die multiple Regression vorgestellt. Hier gäbe es aber noch eine Fülle an spannenden Verfahren mit eher explorativem, also entdeckendem Charakter. Die Faktoranalyse macht es z. B. möglich, Bündel von Variablen zu finden, die eine gemeinsame Dimension messen. Weiters zählt auch die Clusteranalyse zu den multivariaten Analysemethoden, die Gruppen von Fällen findet, die durch gemeinsame Eigenschaften besonders gut zusammenpassen.

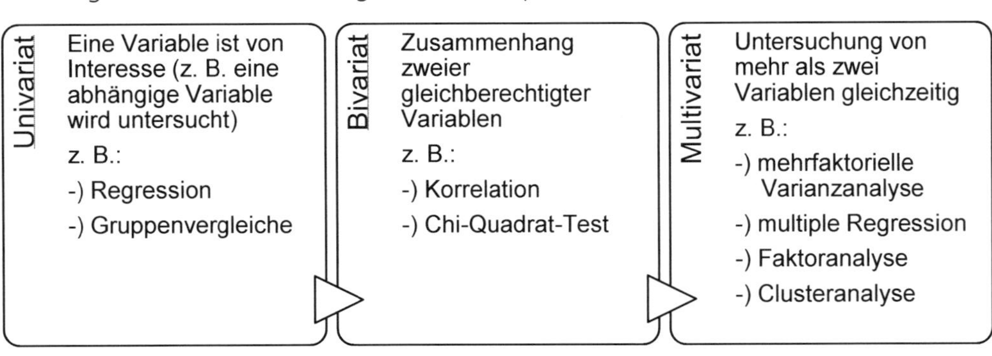

Abb. 127: Überblick statistische Verfahren

Die statistischen Methoden sind also sehr vielfältig und bieten eine Fülle an Möglichkeiten, zu Beginn trocken wirkendem Zahlenmaterial Leben einzuhauchen und interessante Ergebnisse zu erzielen. Und wahrscheinlich beginnt die wirklich spannende Arbeit ohnehin erst nach der statistischen Analyse, nämlich wenn es darum geht, sich zu überlegen, was die gefundenen Ergebnisse eigentlich zu bedeuten haben und welche Schlüsse man daraus ziehen kann. Dieses Manual hatte zum Ziel, den Weg dorthin ein wenig zu ebnen und zu begradigen, um sich nicht im Dschungel der statistischen Möglichkeiten zu verirren.

IV. Anhang

16 Literaturverzeichnis

In der folgenden Literaturliste befinden sich einerseits die im Text zitierten Werke, andererseits aber auch Bücher, die für die vertiefende Auseinandersetzung mit verschiedenen Verfahren verwendet werden können.

Backhaus, Klaus, Erichson, Bernd, Plinke, Wulff & Weiber, Rolf (2011): *Multivariate Analysemethoden. Eine anwendungsorientierte Einführung*. Springer.

Bartholomeyczik, Eike (2014): *Arbeitsbelastung in der Krankenpflege*. In: GESIS – Leibniz-Institut für Sozialwissenschaften in Mannheim: *ZIS. Open Access Repositorium für Messinstrumente*. Verfügbar unter zis.gesis.org (Stand: 26.2.2022).

Bartholomeyczik, Sabine, Linhart, Monika, Mayer, Hanna & Mayer, Herbert (2008): *Lexikon der Pflegeforschung. Begriffe aus Forschung und Theorie*. urban & fischer.

Bortz, Jürgen & Döring, Nicola (2016): *Forschungsmethoden und Evaluation in den Sozial- und Humanwissenschaften* (5). Springer.

Bortz, Jürgen (2005): *Statistik für Human- und Sozialwissenschaftler* (6). Springer.

Bortz, Jürgen & Schuster, Christof (2010): *Statistik für Human- und Sozialwissenschaftler* (7). Springer.

Braunecker, Claus (2016): *How to do Empirie, how to do SPSS. Eine Gebrauchsanweisung*. facultas.

Cohen, Jacob (1988): *Statistical power analysis for the behavioral sciences* (2). Erlbaum.

Diekmann, Andreas (2021): *Empirische Sozialforschung. Grundlagen, Methoden, Anwendungen*. Rowohlt Taschenbuch Verlag.

Eder, Anselm (2007): Statistik für Sozialwissenschaftler (3). facultas.

Faul, Franz, Erdfelder, Edgar, Lang, Albert-Georg & Buchner, Axel (2007): *G*Power 3: A flexible statistical power analysis program for the social, behavioral, and biomedical sciences*. Behavior Research Methods 39, 175–191.

Field, Andy (2018): *Discovering statistics using IBM SPSS Statistics* (5). SAGE.

GESIS – Leibniz-Institut für Sozialwissenschaften in Mannheim: *ZIS. Open Access Repositorium für Messinstrumente*. Verfügbar unter zis.gesis.org (Stand: 26.2.2022).

Hager, Isabella (2019): *Statistik für die Pflegewissenschaft. Teil 1: Grundbegriffe und wichtigste Testverfahren*. myMorawa.

Hartwig Michael (2009): *Brauchen Pflegekräfte Statistik? Handwerkszeug zum Verstehen und Durchführen wissenschaftlicher Studien*. Pflegezeitschrift, 62, Heft 8, S. 491–494.

Hatzinger, Reinhold & Nagel, Herbert (2013): *Statistik mit SPSS. Fallbeispiele und Methoden*. Pearson.

Janssen, Jürgen & Laatz, Wilfried (2017): *Statistische Datenanalyse mit SPSS. Eine anwendungsorientierte Einführung in das Basissystem und das Modul Exakte Tests (9)*. Springer Gabler.

Kopp, Johannes & Lois Daniel (2014): *Sozialwissenschaftliche Datenanalyse. Eine Einführung* (2). Springer.

Krämer Walter (2011): *Statistik verstehen. Eine Gebrauchsanweisung (11).* piper.

Krämer, Walter (2015a): *So lügt man mit Statistik.* Campus Verlag.

Krämer, Walter (2015b): *Statistik für alle. Die 101 wichtigsten Begriffe anschaulich erklärt.* Springer Spektrum.

Lenhard, Wolfgang & Lenhard, Alexandra (o.D.). *Berechnung von Effektstärken.* Verfügbar unter: www.psychometrica.de/effektstaerke.html. (Stand: 28.2.2022).

Mayer, Hanna (2019): *Pflegeforschung anwenden. Elemente und Basiswissen für Studium und Weiterbildung (5).* facultas.

Moosbrugger, Helfried (2011): *Lineare Modelle. Regressions- und Varianzanalysen.* Huber.

Müller, Marianne (2011): *Statistik für die Pflege. Handbuch für Pflegeforschung und -wissenschaft.* Huber.

Ostermann, Rüdiger & Wolf-Ostermann, Karin (2012): *Statistik in Sozialer Arbeit und Pflege.* Oldenbourg.

Ports, Rolf (2014): *Fragebogen. Ein Arbeitsbuch* (4). Springer.

Quatember, Andreas (2011): *Statistik ohne Angst vor Formeln. Das Studienbuch für Wirtschafts- und Sozialwissenschaftler.* Pearson.

Schumann, Siegfried (2019): *Repräsentative Umfrage. Praxisorientierte Einführung in empirische Methoden und statistische Analyseverfahren* (7). Walter de Gruyter.

Statistik Austria (2020): *Österreichische Gesundheitsbefragung 2019. Hauptergebnisse des Austrian Health Interview Survey (ATHIS) und methodische Dokumentation.* Wien. download unter: www.statistik.at/web_de/services/publikationen/4/index.html?includePage=detailedView§ionName=Gesundheit&pubId=794 (Stand: 26.02.2022).

Zöfel, Peter (2008): *Statistik verstehen. Ein Begleitbuch zur computerunterstützten Anwendung.* Addison-Wesley.

17 Abbildungsverzeichnis

Abb. 1: Zusammenhang zwischen Grundgesamtheit und Stichprobe ... 16
Abb. 2: Einfache Zufallsstichprobe ... 17
Abb. 3: Mehrstufige Zufallsstichprobe ... 18
Abb. 4: Klumpenstichprobe ... 19
Abb. 5: Geschichtete Stichprobe ... 20
Abb. 6: Gelegenheitserhebung ... 22
Abb. 7: Theoretische Stichprobe ... 22
Abb. 8: Quotenstichprobe ... 23
Abb. 9: Berechnung der Stichprobengröße mit dem Programm G*Power ... 28
Abb. 10: Operationalisierung des Begriffs „Caring-Bedürfnisse" ... 32
Abb. 11: ZIS – „Zusammenstellung sozialwissenschaftlicher Items und Skalen" ... 34
Abb. 12: Übersicht Datenniveaus ... 39
Abb. 13: Statistische Methoden nach Datenniveaus der abhängigen Variable ... 43
Abb. 14: Codierung eines Fragebogens ... 48
Abb. 15: Übersicht SPSS-Ansichten ... 50
Abb. 16: Menüleiste in der SPSS-Syntax ... 51
Abb. 17: Leere Datenmatrix in SPSS ... 51
Abb. 18: Variablendefinition in SPSS ... 51
Abb. 19: Dateneingabe in SPSS ... 53
Abb. 20: Optionen – Benutzerdefinierte Einstellung von SPSS ... 54
Abb. 21: Auffinden von fehlerhaften Daten ... 56
Abb. 22: Menü „Umcodieren in andere Variablen" (1) ... 60
Abb. 23: Menü „Umcodieren in andere Variablen" (2) ... 61
Abb. 24: Menü „Variable berechnen" ... 63
Abb. 25: Menü „Werte in Fällen zählen" (1) ... 65
Abb. 26: Menü „Werte in Fällen zählen" (2) ... 65
Abb. 27: Ausschluss fehlender Werte im Menü „Werte in Fällen zählen" ... 67
Abb. 28: Beispiel Excel-Datenmatrix ... 69
Abb. 29: Öffnen von Excel-Datensätzen in SPSS ... 69
Abb. 30: Export von SPSS-Outputs über „Kopieren" ... 70
Abb. 31: Menü „Datei aufteilen" ... 72
Abb. 32: Menü „Fälle auswählen" ... 73
Abb. 33: Output nach Filtersetzung ... 74
Abb. 34: Hinweise auf Filtersetzung bzw. aufgeteilte Datei ... 74
Abb. 35: Menü „Häufigkeiten" ... 79
Abb. 36: Übersicht gültige Fälle ... 79
Abb. 37: Menü „Benutzerdefinierte Tabellen" (1) ... 81

Abb. 38: Menü „Benutzerdefinierte Tabellen" (2) ... 83
Abb. 39: Unabhängige und abhängige Variable ... 84
Abb. 40: Menü „Kreuztabellen" ... 88
Abb. 41: Übersicht Lagemaße ... 89
Abb. 42: Beispiel Berechnung Mittelwert ... 90
Abb. 43: Beispiel Berechnung Median (1) ... 91
Abb. 44: Beispiel Berechnung Median (2) ... 92
Abb. 45: Beispiel Berechnung Modus ... 95
Abb. 46: Bedeutung von Streuungsmaßen ... 95
Abb. 47: Übersicht Streuungsmaße ... 96
Abb. 48: Beispiel Berechnung Standardabweichung ... 96
Abb. 49: Beispiel Quartilabstand ... 100
Abb. 50: Standardnormalverteilung ... 101
Abb. 51: Symmetrische Verteilung ... 102
Abb. 52: Rechtsschiefe Verteilung ... 102
Abb. 53: Linksschiefe Verteilung ... 103
Abb. 54: Vergleich Verteilungsformen ... 104
Abb. 55: Statistische Kennzahlen im Menü „Häufigkeiten" ... 105
Abb. 56: Statistische Kennzahlen im Menü „Explorative Datenanalyse" ... 106
Abb. 57: Statistische Kennzahlen im Menü „Benutzerdefinierte Tabellen" ... 107
Abb. 58: Übersicht über die wichtigsten Grafikarten ... 109
Abb. 59: Manipulation bei Säulendiagrammen ... 111
Abb. 60: Manipulation bei Liniendiagrammen ... 112
Abb. 61: Histogramm ... 113
Abb. 62: Boxplot ... 114
Abb. 63: Gegenüberstellung Histogramm – Boxplot ... 114
Abb. 64: Boxplot – Körpergewicht nach Alter und Geschlecht ... 115
Abb. 65: Form einer Verteilung bei Boxplots ... 116
Abb. 66: Grafiken im Menü „Häufigkeiten" ... 117
Abb. 67: Grafikbearbeitung in SPSS ... 117
Abb. 68: Grafiken im Menü Diagrammerstellung ... 118
Abb. 69: Gruppiertes Säulendiagramm ... 119
Abb. 70: Übersicht über die wichtigsten Testverfahren der schließenden Statistik .. 123
Abb. 71: Eigenschaften der Normalverteilung ... 126
Abb. 72: Darstellung Ergebnis Konfidenzintervall für den Anteilswert ... 129
Abb. 73: Darstellung Konfidenzintervall für den Mittelwert ... 132
Abb. 74: Wesentliche Schritte eines Signifikanztests ... 134
Abb. 75: Wahrscheinlichkeitsverteilung eines Prüfmaßes ... 135
Abb. 76: Entscheidung für H_0 oder H_1 in einem Signifikanztest ... 136
Abb. 77: Logik des Chi-Quadrat-Tests ... 141

Abb. 78: Chi-Quadrat-Verteilung ... 144
Abb. 79: Kritische Werte (Grenzwerte) der Chi-Quadrat-Verteilung ... 145
Abb. 80: Chi-Quadrat-Test in SPSS ... 148
Abb. 81: Überprüfung der Normalverteilung mit Formmaßen ... 152
Abb. 82: Grafische Überprüfung der Normalverteilung ... 153
Abb. 83: Output Tests auf Normalverteilung in SPSS ... 155
Abb. 84: Übersicht Vergleichstests für unabhängige Stichproben ... 158
Abb. 85: F-Verteilung, T-Verteilung ... 163
Abb. 86: Grenzwerttabelle T-Verteilung ... 164
Abb. 87: Überprüfung der Normalverteilung in beiden Untersuchungsgruppen ... 164
Abb. 88: Menü „T-Test bei unabhängigen Stichproben" ... 165
Abb. 89: Logik des U-Tests ... 169
Abb. 90: Menü „Nichtparametrische Tests – Unabhängige Stichproben" ... 172
Abb. 91: U-Test in SPSS (1) ... 172
Abb. 92: U-Test in SPSS (2) ... 173
Abb. 93: Übersicht Vergleichstests für abhängige Stichproben ... 174
Abb. 94: Berechnung der Differenz zweier Merkmale ... 178
Abb. 95: Überprüfung der Normalverteilung ... 179
Abb. 96: Menü „Gepaarte Stichproben" ... 179
Abb. 97: Menü – „Nichtparametrische Tests – Verbundene Stichproben" ... 185
Abb. 98: Wilcoxon-Vorzeichen-Rang-Test in SPSS (1) ... 186
Abb. 99: Wilcoxon-Vorzeichen-Rang-Test in SPSS (2) ... 186
Abb. 100: Übersicht Vergleichstests für mehr als zwei Gruppen ... 187
Abb. 101: Grafische Darstellung Logik Varianzanalyse ... 190
Abb. 102: Varianzzerlegung Varianzanalyse ... 191
Abb. 103: Testung der Normalverteilung für die vier Altersgruppen ... 192
Abb. 104: Menü „Einfaktorielle ANOVA" ... 193
Abb. 105: Menü „Post-Hoc-Mehrfachvergleiche" ... 196
Abb. 106: Menü „Allgemeines lineares Modell – Univariat" ... 199
Abb. 107: Ergebnisinterpretation Varianzanalyse ... 200
Abb. 108: Grafische Darstellung von Wechselwirkungseffekten ... 201
Abb. 109: Profilplots ... 202
Abb. 110: Menü „Nichtparametrische Tests – Unabhängige Stichproben" ... 205
Abb. 111: Kruskal-Wallis-Test (1) ... 205
Abb. 112: Kruskal-Wallis-Test (2) ... 206
Abb. 113: Paarweise Vergleiche Kruskal-Wallis-Test ... 206
Abb. 114: Übersicht Korrelationskoeffizienten ... 208
Abb. 115: Streudiagramm Körpergröße – Körpergewicht ... 210
Abb. 116: Logik der Pearson-Korrelation (1) ... 211
Abb. 117: Logik der Pearson-Korrelation (2) ... 212

Abb. 118: Interpretation des Korrelationskoeffizienten 213
Abb. 119: Menü „Bivariate Korrelation" 215
Abb. 120: Regressionsgerade 225
Abb. 121: Varianzzerlegung Regression (1) 227
Abb. 122: Varianzzerlegung Regression (2) 227
Abb. 123: Menü „Lineare Regression" 228
Abb. 124: Überprüfung Normalverteilung abhängige Variable 232
Abb. 125: Überprüfung Normalverteilung der Residuen 233
Abb. 126: Überprüfung Homoskedastizität 234
Abb. 127: Überblick statistische Verfahren 238

18 Tabellenverzeichnis

Tab. 1: Beispiel Berechnung Poweranalyse ... 27
Tab. 2: Antwortverhalten bei einem Pretest ... 45
Tab. 3: Fehlende Werte bei einem Pretest ... 46
Tab. 4: Beispiel Datenmatrix ... 49
Tab. 5: Datenkontrolle (1) ... 56
Tab. 6: Datenkontrolle (2) ... 57
Tab. 7: Plausibilitätskontrolle ... 58
Tab. 8: Überblick Rekodierung ... 59
Tab. 9: Kontrolle Rekodierung ... 61
Tab. 10: Einzelitems Impfschutz ... 64
Tab. 11: Gegenüberstellung: Einzelvariablen und gezählter Index ... 66
Tab. 12: Gezählter Index – Fehlende Werte Impfungen ... 66
Tab. 13: Gezählter Index Impfungen nach Ausschluss fehlender Werte ... 68
Tab. 14: Gesundheit allgemein nach Geschlecht ... 72
Tab. 15: Berechnung von Häufigkeiten ... 78
Tab. 16: Häufigkeitsauszählung Gesundheit ... 80
Tab. 17: Benutzerdefinierte Tabelle – Beschreibung der Personen ... 82
Tab. 18: Benutzerdefinierte Tabelle – Übersicht Zufriedenheit ... 83
Tab. 19: Beispiel Kreuztabelle ... 85
Tab. 20: Beispiel Kreuztabelle – Zeilenprozent ... 86
Tab. 21: Beispiel Kreuztabelle – Spaltenprozent ... 86
Tab. 22: Beispiel Kreuztabelle – Gesamtprozent (1) ... 87
Tab. 23: Beispiel Kreuztabelle – Gesamtprozent (2) ... 87
Tab. 24: Kreuztabelle – Zeilenprozent ... 88
Tab. 25: Berechnung Median (1) ... 92
Tab. 26: Berechnung Median (2) ... 93
Tab. 27: Berechnung Standardabweichung ... 97
Tab. 28: Berechnung Variationskoeffizient ... 98
Tab. 29: Berechnung Spannweite ... 99
Tab. 30: Interpretation der Schiefe ... 101
Tab. 31: Interpretation der Kurtosis ... 104
Tab. 32: Benutzerdefinierte Tabelle – Statistische Kennzahlen ... 108
Tab. 33: Übersicht Auswahl des richtigen Grafiktyps ... 110
Tab. 34: Beispiel Berechnung Konfidenzintervall für den Anteilswert ... 129
Tab. 35: Beispiel Berechnung Konfidenzintervall für den Mittelwert ... 131
Tab. 36: Konfidenzintervall für den Mittelwert in SPSS ... 133
Tab. 37: Kreuztabelle Geschlecht/Zufriedenheit mit dem Körper ... 140
Tab. 38: Indifferenztabelle (1) ... 141
Tab. 39: Indifferenztabelle (2) ... 142
Tab. 40: Indifferenztabelle (3) ... 142
Tab. 41: Kreuztabelle mit beobachteten und erwarteten Werten ... 143

Tab. 42: Beispiel Berechnung von Chi² ... 144
Tab. 43: Beispiel Berechnung Zusammenhangsmaße ... 147
Tab. 44: Kreuztabelle Chi-Quadrat-Test ... 149
Tab. 45: Chi-Quadrat-Test-Statistik ... 150
Tab. 46: Zusammenhangsmaße – Chi-Quadrat-Test ... 151
Tab. 47: Überblick Test für Gruppenvergleiche ... 157
Tab. 48: Beispiel T-Test für unabhängige Stichproben ... 160
Tab. 49: Beispiel Berechnung F-Test ... 161
Tab. 50: Übersicht Formeln T-Test für unabhängige Stichproben ... 162
Tab. 51: Beispiel Berechnung T-Test ... 162
Tab. 52: Tabelle Gruppenstatistik – T-Test für unabhängige Stichproben ... 166
Tab. 53: T-Test bei unabhängigen Stichproben ... 166
Tab. 54: Effektstärke T-Test bei unabhängigen Stichproben ... 167
Tab. 55: Beispiel Berechnung T-Test für abhängige Stichproben ... 176
Tab. 56: Grenzwerttabelle T-Verteilung ... 177
Tab. 57: T-Test bei gepaarten Stichproben (1) ... 180
Tab. 58: T-Test bei gepaarten Stichproben (2) ... 180
Tab. 59: T-Test bei gepaarten Stichproben (3) ... 180
Tab. 60: T-Test bei gepaarten Stichproben (4) ... 181
Tab. 61: Beispiel Berechnung Wilcoxon-Vorzeichen-Rang-Test ... 183
Tab. 62: Varianzanalyse – Deskriptive Statistik ... 194
Tab. 63: Varianzanalyse – Test der Homogenität der Varianzen ... 195
Tab. 64: Varianzanalyse – ANOVA ... 195
Tab. 65: Übersicht Post-hoc-Tests ... 196
Tab. 66: Post-hoc-Test ... 197
Tab. 67: Zweifaktorielle Varianzanalyse ... 200
Tab. 68: Berechnung der Korrelation nach Pearson (Kovarianz) ... 214
Tab. 69: Korrelation Größe/Gewicht ... 216
Tab. 70: Korrelationsanalyse nach Pearson ... 217
Tab. 71: Berechnung Spearman-Korrelation ... 219
Tab. 72: Übersicht über die für Korrelation verwendeten Variablen ... 221
Tab. 73: Korrelation nach Spearman ... 222
Tab. 74: Regression – Modellzusammenfassung ... 229
Tab. 75: Regression – ANOVA (1) ... 230
Tab. 76: Regression – ANOVA (2) ... 230
Tab. 77: Multiple Regression – Modellzusammenfassung ... 235
Tab. 78: Multiple Regression – ANOVA ... 236
Tab. 79: Multiple Regression – Koeffizienten ... 236

19 Stichwortverzeichnis

A

abhängige Stichprobe 26, 156f. 174-185
abhängige Variable 84f., 123f.
absolute Häufigkeiten 77f.
Ad-hoc-Stichprobe (siehe Gelegenheitserhebung) 21f.
Alpha-Fehler 196, 207
Alpha-Fehler-Inflation 196, 207f.
Alpha-Niveau 25f., 196, 207
Alternativhypothese 25f., 134-137
Autokorrelation 223, 232

B

benutzerdefinierte Tabellen 45f., 80-83, 107f.
Bestimmtheitsmaß (siehe R-Quadrat) 195, 199, 227-229
Beta-Fehler 25-27, 135
Beta-Koeffizient 230, 236
Bewusste Auswahl 17, 21
Bonferroni-Korrektur 196, 207
Bonferroni-Test 196
Boxplot 109f., 113-116, 206

C

Chi-Quadrat-Test 139-151
Cohens d-Koeffizient 137, 167, 173, 181, 186, 206
Cramers V-Koeffizient 137, 146-148, 151

D

Dateneingabe 49-54
Datenimport 68ff.
Datenkontrolle 49, 56-58
Datenmatrix 48-51, 68f., 74
Datenniveau (siehe Skalenniveau, Messniveau) 13, 39-43, 53, 80
Datenselektion 55-58, 71-74
Deskriptive Statistik 77f.

E

Effektgröße (Effektstärke) 25f., 137, 146, 167, 173, 181, 186, 195, 206
einseitige Testung 163f., 171, 184
erwartete Werte (erwartete Häufigkeiten) 141, 150
Eta-Quadrat (partielles Eta-Quadrat) 195, 199
explorative Datenanalyse 106, 132, 152, 164, 192

F

fehlende Werte 46, 53, 66ff., 79
Formmaße 101-104
Fragebogenkonstruktion 7, 9, 13, 30-43
Fragenformulierung 35-39
Freiheitsgrade 144f., 150, 161f., 177
F-Test 161f., 166, 223, 229, 236

G

Gelegenheitserhebung 21f.
Gesamtprozent 85ff.
geschichtete Stichprobe 20f.
gezielte Auswahl (siehe theoretische Stichprobe) 22f.
Grafiken 109-119
Grundgesamtheit (siehe Population) 13-23, 77, 121, 123-137

H

Häufigkeitsauszählung 77-83
Histogramm 109f., 112-116, 152f., 178, 186, 232
Homogenität der Varianzen (siehe Varianzhomogenität) 159ff., 166, 188, 193ff.
Homoskedastizität 223, 234

Inferenzstatistik (siehe schließende Statistik) 9, 123f.

I

Indifferenztabelle 141f.
Interquartilbereich (siehe Quartilabstand) 43, 94, 99f.
Intervallskala 39-42
Irrtumswahrscheinlichkeit 26, 29, 136f.

K

kategoriale Daten 39f., 84
Klumpenstichprobe 19f.
Kolmogorov-Smirnov-Test 153ff.
Konfidenzintervall
- für den Anteilswert 127-130
- für den Mittelwert 130-133
konzeptionelle Definition 31, 33
Korrelation
- nach Pearson 207, 208-217
- nach Spearman 207, 218-222
Kovarianz 211-214
Kreuztabelle 57f., 61, 84-88, 139-150
Kruskal-Wallis-Test 123, 157, 187, 202-207
kumulierte Häufigkeiten 77f., 80
Kurtosis 101, 103-105

L

Lagemaße 89, 95, 102
Levene-Test 161f., 166, 194
Lineare Regression 223-237
linksschief (linksschiefe Verteilung) 101ff., 116

M

Mann Whitney-U-Test (siehe U-Test) 157f., 168-173
Median 89, 91-94, 99f., 105-108, 113f.
Messniveau (siehe Datenniveau, Skalenniveau) 13, 39-43, 53, 80
metrische Daten 39, 42, 110
Mittelwert 89ff., 93ff., 98, 102f., 105ff., 125ff., 130-133
Mittelwertsvergleich 156, 174, 187
mittlerer Rang/mittlere Ränge 169, 184, 204
Modalwert (siehe Modus) 89, 94, 102f.
Modellgüte 229f.
Modus (siehe Modalwert) 89, 94, 102f.
Multikollinearität 223, 232f.

N

nichtparametrische Verfahren (nichtparametrische Tests) 156ff., 168-175, 183, 187, 202ff.
Nominalskala 39f.
Normalverteilung 101-106., 125f., 152-156
Nullhypothese 26, 134

O

Operationalisierung 30-34
Ordinalskala 39ff.

P

parametrische Verfahren (parametrische Tests) 156ff.
Plausibilitätskontrolle 57f.
Population (siehe Grundgesamtheit) 13-23, 77, 121, 123-137
Post-Hoc-Test 189, 196f.
Power (siehe Teststärke) 25-27
Poweranalyse 24-27
Pretest 43-46
probabilistische Stichproben (siehe Zufallsstichproben) 17-21
Prüfmaß 134ff.

Q

Q-Q-Plot 152f.
Quartilabstand (siehe Interquartilbereich) 43, 94, 99f.
Quotenstichprobe 23

R

random sample (siehe Zufallsstichprobe) 17-21
Range (siehe Spannweite) 94, 99
Rangsumme 169f., 183f., 204
Rationalskala 39f., 42
rechtsschief (rechtsschiefe Verteilung) 101f., 116
Rekodierung (siehe Umcodieren) 59-62
Regression, linear 223-237
Regressionsgerade 225ff., 230f.
Regressionskoeffizient 230f.
relative Häufigkeit 77, 128
Repräsentativität 14ff.
Residualvarianz 227
Residuum (Residuen) 143f., 149f., 191, 227
R-Quadrat (siehe Bestimmtheitsmaß) 195, 199, 227-229

S

Sample (siehe Stichprobe) 13-23
Scheffé-Test 196f.
Schließende Statistik (siehe Inferenzstatistik) 9, 123f.
Schiefe 101-103, 105f., 152
Signifikanz 9, 134f.
Signifikanzniveau 25, 135f.
Signifikanztest 134-138
Skalenniveau (siehe Datenniveau, Messniveau) 13, 39-43, 53, 80
Spaltenprozent 84, 86
Spannweite (siehe Range) 94, 99
Standardabweichung 94-98, 213f., 225
Standardisierte Residuen 149f.
Stichprobe (siehe Sample) 13-23
Stichprobengröße 24-29, 128, 131, 137
Streuungsmaße 95-100
Syntax 50f.

T

Teststärke (siehe Power) 25-27
theoretische Stichprobe (siehe gezielte Auswahl) 22f.
T-Test für abhängige Stichproben 157, 175-181
T-Test für unabhängige Stichproben 157, 158-167

U

Umcodieren (siehe Rekodierung) 59-62
unabhängige Stichprobe 26f., 156f.
unabhängige Variable 84f.
U-Test (siehe Mann-Whitney-U-Test) 157, 168-173

V

Variable berechnen 62f.
Varianz 96ff.
- erklärte Varianz 190ff., 226f.
- nicht erklärte Varianz 190f., 226f.
- zwischen den Gruppen 190f.
- innerhalb der Gruppen 191
Varianzanalyse 157, 189-202, 232
Varianzhomogenität (siehe Homogenität der Varianzen) 159ff., 166, 188, 193ff.
Varianzzerlegung 190f., 195, 227, 229
Variationskoeffizient 96, 98
Vollerhebung 14f., 123

W

Welch-Test 193f.
Wertelabels 48, 52f., 61
Werte in Fällen zählen 63-68
Wilcoxon-Vorzeichen-Rang-Test 157, 174, 182-187

Z

Zeilenprozent 84ff., 149
Zufallsstichprobe (siehe probabilistische Stichprobe) 17-21
- einfache 17f.
- mehrstufige 18f.
Zweiseitige Testung 163f.